U0213256

后浪出版公司

明年更年轻

欧美精英人士逆转生理时钟的关键法则

［美］
克里斯·克劳利（CHRIS CROWLEY）
亨利·洛奇（HENRY S. LODGE, M.D.）

清浅 刘清山

译 著

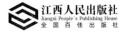

江西人民出版社
Jiangxi People's Publishing House
全国百佳出版社

CONTENTS 目录

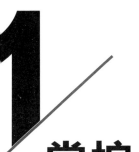

掌控你的身体

2

管理你的人生

致 谢

首先，我要特别感谢哈里[1]。每个人都在警告说，合作是一件恐怖的事情，与我合作就更糟糕了。哈里避免了所有这些……他根本不会让恐怖的事情发生。我们的合作和友谊是我一生中最大的快乐之一。

我们在完成这本书的过程中获得了许多美妙的帮助，其中一些人值得特别提及。我的感谢名单始于亚历山德拉·彭尼，她在听说这个计划时立即"明白"了它的意义，并且一直在为我提供帮助。卡罗尔·曼代理公司的劳拉·约克为这本书的推出付出的努力远远超出了

---

① harry，亨利的昵称，即本书的作者之一亨利·S.洛奇。——译者注

代理商的正常职责范围。她是一位优秀的编辑、一位极好的朋友和一位超乎想象的代理人。我们的编辑苏珊·博洛廷同样从一开始就"明白"了这件事，她在应对两个个性有些强烈的作者以及为一本复杂的书提供秩序方面表现出了很大的天赋。我还要特别感谢我们的文字编辑林恩·斯特朗。她做文字编辑已经有一段时间了，她非常擅长这项工作，而且拥有很强的幽默感，这给我们带来了很大的帮助。最后，感谢沃克曼的多面手梅根·尼古拉（Megan Nicolay），她的贡献之一是画出了这本书不可缺少的"健康……死亡！"图像。

许多朋友和亲人阅读了这本书的手稿。其中，下面这些人提供的帮助尤其需要着重指出：吉米·本卡德、特里·康西丁、琼·克劳利、弗兰基·菲茨杰拉德、哈泽德·吉莱斯皮、埃米特·霍尔登、弗里茨·林克、托尼·鲁宾逊、洛伦佐·森普尔、吉姆·斯特巴和杰克·蒂格。我所挚爱的姐妹拉尼、基蒂和佩蒂提出了有用的意见。我那位残酷的教练埃里克·冯·弗罗利希为我的力量训练和有氧训练章节提供了很大的帮助。纽约 L.A. 运动俱乐部的奥德丽努力使我保持健康的身体状态，至少是在这本书完成之前。

从始至终，我的孩子克里斯、蒂姆和拉尼一直对此很感兴趣，他们一直抱着支持和宽容的态度。他们现在也是老人了——克里斯今年秋天将年满五十岁——他们的身体状况一直在变好。

我把这本书献给希拉里·库珀，理由很充分。她最早让我开始了这项计划。她提供了持续的支持、强烈的兴趣和合理的判断。不管是这本书，还是我的生活，她都起到了很大的作用。

——克里斯·克劳利

我要特别感谢克里斯：他待人慷慨大方；我们的合作极为快乐；我们之间形成了深厚的感情和友谊。感谢他的妻子希拉里的全部支持。我还要感谢哥伦比亚大学和纽约内科医生协会的同事，他们是我超过二十年的"职业家庭"，是我能想到的最好的一群职业生涯伙伴。感谢医学博士约翰·波斯特利和医学博士塞思·莱德曼，他们在很长一段时间以来一直是我的导师和朋友，并且为这本书的手稿提供了宝贵的意见。我要特别感谢我的父母，还有我的兄弟姐妹，他们一直在陪伴我，并且以各种方式提供编辑建议和持续的支持，他们向来如此。感谢卡罗尔·曼，他从一开始就理解了这本书，并且明智地将其授权给了沃克曼出版公司。我们在沃克曼见到和合作过的每一个人都很出色。感谢优秀的编辑苏珊·博洛廷，她不仅是这本书真正的合作伙伴，而且在克里斯和我存在分歧时完美地扮演了评判人的角色。最后，感谢劳拉·约克，她不仅是我的代理人，也是我在爱情和人生方面的合作伙伴，感谢我的孩子玛德琳和萨曼莎，她们是我的快乐源泉。

感谢你们所有人的一切贡献。

——亨利·S.洛奇

1

掌控你的身体

第1章　世界尽头

（克里斯篇）

你看，你现在 53 岁，或是 58 岁。你是个好人，过得也不错。你精力充沛。你是个认真的人，过着严谨的生活。除此之外，感谢上帝，你还保持着良好的体态。你每周末坚持锻炼。好吧，不是彻底地坚持。也许你有一点超重，自行车也在车库闲置了一阵子，但你能很快重回往常的状态。在工作上，你有时会显露 A 型人格，但那又怎样，你很能干。有一类人，他们不仅有天赋能做到面面俱到，而且天生就会运用这些天赋。你就是其中一个。恭喜你。

几个月前，你在黑暗中睁开双眼，自言自语道："我马上 60 岁了！我都快 60 岁了！"这一晚你再没有合过眼。

或者，某一天，你坐在办公室里，一个讨厌的家伙古怪地看着你，视线像是穿透了你，仿佛你根本不在那儿。他离开后，你突然想到："那家伙认为我是个短期工。那个臭小子，他以为这是候机大厅啊。"你绕过你的办公桌，坐到那小子刚刚坐过的位置。你不由自主地叹了口气："要退休了！退休后我会变成什么鬼样子？"

最后一个场景：在一场聚会上，一个漂亮的女士从你旁边走过。不是那么年轻……也许 38 岁。她的视线也穿透了你。压根没看你，好像你是死人一样，好像你已经 60 岁了一样。同样地，你那晚又在黑暗中喃喃自语："60 岁！我快 60 岁了！"

第二天早上，你忍气吞声（suck it up），照常上班。就像过去的三十年里一样，照常工作。但是朋友，你的念头并没有消失，它一直存在着："我马上就 60 岁了。我会变成什么样子？以为我不知道吗？"

但是你猜怎么着？你确实不知道。这本书的观点就是你不知道 60 岁会是什么样子。你脑海中的画面是错误的。你知道你爸爸、你爷爷、你的导师，以及差不多几十亿人的 60 岁是什么样子的，但规则一直在变化，包括现在。你的 60 岁会不一样，很不一样。

亨利，也就是亨利·S.洛奇，他是医学博士，是我的医生、合著者，也是我亲密的朋友。他将在他负责的章节里为你详细讲述全新的进化生物学，你将头一回明白人的身体究竟是如何工作的。相信我，这对每个人来说都将是颠覆性的认识。在你明白之后，不再问为什么，而是采取一些行动之后，你就可以在 80 多岁的时候活得像 50 岁。80 多岁啊，朋友！我们是说真的。也许你会在滑雪的时候冲到树上去，但那又是另一回事了。或者，你脑子里也许会长个小东西，第二天早上就死了。也没关系。但是，我们大多数人真的不需要花几十年时间经历明显的衰老。

更有甚者，我们大多数人在接下来的五年甚至十年内，身体机能还可以越变越年轻。这听起来像是天方夜谭，但这是真的。某些方面的生物性衰老是不可避免的。比如，你的最高心率会逐年小幅下降，肌肤和头发也会逐渐老化。但是，你察觉到的老化现象，有70%都是可选的，而不是必然的。这不是玩笑，也没有夸大其词。这是一项新兴的艰苦比赛。恭喜你，你有参赛资格。你只需要学习如何进行比赛。

以下是你的想法：你到了60岁，双脚就踏上了一条光滑的斜坡——一条长长的、通往年老和死亡斜坡。年复一年，你变得越来越臃肿，越来越迟缓，越来越虚弱，受到越来越多疼痛的折磨。你眼睛看不见，耳朵听不见。你的髋关节和膝盖变得越来越不中用。年轻时陪你玩乐的"好友"蜷缩起来，只有在你每半小时一次的小解时，才会改变一下姿势。你变得暴躁，越来越容易说蠢话。你的牙齿发黄，口气也不太好闻。你没有钱，也没有头发。你的肌肉看起来像打褶的

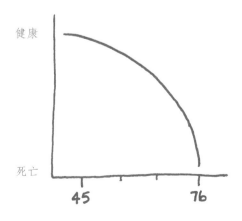

布料。你放弃了，坐以待毙。你住进疗养院……困在轮椅上。请看图示。

这是真实存在的。在我们这个国家，这种情况很普遍。但是，这是你选择的结果，并不是上帝的判决。你也可以从容地做出决定，指示你的身体在余下的大部分人生里，要活得像50岁一样，甚至更年轻。如果你愿意向身体发送这样特别的信号，你就能够离开那条光滑的斜坡。你可以停留在平缓倾斜的平台上，直到80多岁。我亲眼见过快90岁的人参加障碍滑雪赛，也有相同年纪的人在巴塞罗那郊外的陡峭山坡上骑行——那里也是兰斯·阿姆斯特朗训练的地方。他们并不像老年人一样缓慢爬行，而是真的在骑行，在冲刺，在享受。

还有其他的老家伙，他们对运动不感兴趣，但是仍然保持着良好的体态，旺盛的精力。这本书要告诉大家的是：你不必以你之前以为的方式老去。骑行、滑雪、做爱，你可以以几乎相同的方式去做所有的事情。你明白了吧！几乎相同的精力，几乎相同的快乐，几乎和从前是同一个人。事实上，如果你现在情况有点儿糟糕，你可以在接下来的几年里彻底扭转情况，然后保持下去。我不是在开玩笑。

即使是最坏的情况，也可能是这样的：

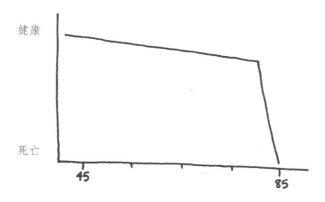

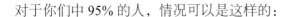

对于你们中 95% 的人，情况可以是这样的：

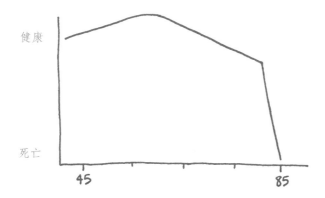

如果你还没到达这个阶段，你很难想象后面这两幅示意图中的任何一幅，和第 5 页示意图之间的区别有多么重要，因为你也许很难想象在美国，"正常衰老"有多么糟糕。相信我，它很糟糕，而这些曲线之间的区别意义重大。亨利和我，我们俩请求你，请求你远离那条光滑的斜坡，彻底改变你接下来的、占据人生 1/3 长度的生命旅程。

亨利和我希望这本书读起来是有趣的。我们希望你能愉快地读完这本书，然后才意识到我们有多严肃。但是坦白来讲，我们的态度真的很严肃。我们要赌的是你余生可能发生的改变，这个赌注非常重大。我们来花点时间思考下面几个数据。亨利说，如果按照我们的建议改变你的生活方式，你生命的最后 1/3 时间里出现的疾病和损伤，50% 以上都是可以避免。不要拖延到你更老的时候。它们是可以避免的！同时可避免掉的还有伴随着重大疾病和严重伤害出现的痛苦、花费和丧失的欢乐。也许你愿意花点时间想想这个问题，也许你也愿意思考一下这个问题：70% 过早的死亡都和生活方式有关。"过早"是指八十好几之前。

对我来说，更重要的是，据亨利所说，和年纪增长相关的那些"正常老化"现象，比如身体虚弱、关节酸痛、平衡感变差以及感觉自己像个废物，其中的 70%，我们都可以抢占先机阻止它们，几乎直到生命的尽头。这一点意义重大。对于正常变老，我自己也有体会。当我关节疼痛到正常走路都难忍的时候，为了不用将脚抬高 8 厘米走上人行道，我会去寻找连接街道和人行道的斜坡。想想这个。再想想你虚弱到必须一点点挪动，才能从普通的扶手椅上起身。这样的情况会发生，会发生在你身上。真的、真的会发生。但是，这样的情况不是一定会发生。

这些听起来很极端，但事实就是如此。亨利会为你解释这门新兴的科学，向你证明这一切。这会很有意思。我会和你聊聊生活，聊聊我在 70 岁的时候像个疯子一样去滑雪，聊聊我漫长、惊险的骑行之旅和冲浪故事——对事物保持兴趣，并付诸行动。我会聊聊我的身体机能如何变得比十年前更年轻。聊聊我在大多时候都感觉状态非常好。这不是一个一把年纪的小丑在大放厥词。这是一份录音样带。仔细听，你在 60 岁以后的 5 ~ 10 年间，在身体机能上可以变得越来越年轻。所以，这是件严肃的事。

▷ 我为大家带来的是：来自第一线的报告

我负责的部分很简单：我已经六十好几了，也退休了好一阵子了。到我 70 岁的时候，我已经花了多年时间吸收并遵循这本书传递的信息。我准备告诉你这一过程的真实情况。我的情况就是来自第一线的报告。这份报告当然是乐观的，但也是可靠、真实的。

我要告诉你的好消息是：我的状态挺好。虽然不是极好，因为我没能活得像 40 岁一样，但我可以说，我现在处于合理的、健康的 50 岁状态。虽然我最多算是个不那么狂热的运动爱好者，我很没有节制（有段时间我超重了 40 磅①），我几乎每天都喝酒并以此为乐——是的，很享受，但是，一想到其中的风险，以及只需要微小的付出就能避免严重的后果，我就能采取行动了。我做了人人都知道的"男人该做的事"。我把它当成了一项工作。你应该知道这句口头禅："别抱怨了，像个男人，做好你的工作。"哦，对了，还要每天报道。这就是我们从 30 年的工作中总结出来的经验。把这种决心带到你要付出的努力上，你一定能成功。

我还有一个好消息要告诉你：这个过程并不糟糕。其中一些部分，也就是运动，也许听起来很可怕。你可能会觉得我们在开玩笑。但是，它并不可怕，我们也不是在开玩笑。如果它很无趣，我坚持不了一个月，更不用说几年了。幸好，它很有趣。事实上，它似乎还会令人上瘾。我们稍后会做出解释。运动虽然很艰苦，但也很有趣，而且很有效果。

▷ 亨利为大家带来的是：事实

亨利这个人真的很棒。他现年 46 岁，是美国内科学委员会认证

---

① 1 磅 ≈ 0.45 千克。——译者注

的内科医生（也是老年病学家）。他在几项全国调查中都入选了美国最佳医生名单。他是曼哈顿一家拥有 23 位医生的一流诊所的主管，同时也是哥伦比亚大学医学院的临床教师。他还认真学习细胞和进化生物学的最新进展。他是这门科学的报道者。他的报告虽然还未在医学杂志上刊登，不过也是马上的事。他的报告还包括了他在过去 15 年间，治疗 50 岁以上病人的治病心得。这门科学纷繁复杂，但亨利让它变得容易理解且有说服力——好吧，是相对容易理解。但是，当你阅读到他的章节时，就会发现接受他的建议是很自然的事，事实上，也是很有必要的。这么说，一点儿也不夸张。

顺便说一句，这是门新兴的科学，而亨利是个非常谨慎的人，因此他提醒大家，随着研究的深入，他现在提出的一些观点也许会被证明是错误的。但是，基本主题一定是正确的。本书包含他的进化观点，而这门科学也是真的。他很明确地表示，在你的身体里，也就是你全身各处的细胞里，存在着一些非同寻常的力量。在这些力量的持续作用下，你的身体变得越来越强健或是越来越糟糕。这种力量和物种的延续有关，它们与你是谁，如何生存有着密切的联系。亨利会在他的章节（我们会轮流进行讲述）里告诉你这些力量是什么，它们是怎么工作的。他也会告诉你该如何掌控这些力量，将它们导向你想要的方向。例如，在很大程度和很长时间内让你的年龄停滞——不是完全停滞，也不是永远停滞，而是比你现在以为得久一些。

你将看到的内容有一部分是你一直都知道的：我们的生命中有潮流，推着我们向前或后退。当你还是个孩子的时候，这股潮流在你的身后，无论你做什么，它都推着你向前。你变得越来越强壮、协调、专注……也能更好地理解和处理事情。但是到了一定时间，你身体里的这股潮流开始变弱，顺水前行到此结束。然后，瞬息之间，这股潮流向你迎面袭来。你开始变得虚弱，平衡感越来越差，骨头也变得脆弱……你开始记不住事情。而且，这股潮流似乎很快就变得更加汹涌。它会将你卷向礁石，海鸥在等着你，还有螃蟹。它们在等着享用你肥腻的肠子，还有你的眼珠子。它们等着挖你的鼻腔，用你的头发筑巢。它们会在礁石上吃掉你。抱歉。

但有趣的是，这股潮流其实并没有那么汹涌。它之所以看起来强大，是因为它始终不变，丝毫不讲情面。但是，你可以控制它，将它无情的力量收为己用。比如，那股将你吹向礁石的风，你可以借助它可怕的力量，安全地逆风行驶。亨利这个人并不活泼，但他极其聪明，他的观点值得深入研究。他对你的唯一要求就是改变你的生活方式。彻底地、永远地改变。我也一样。

▷ 遇见亨利，遇见新的开始

我遇见亨利是因为一位名叫黛丝的皮肤科医生叫我去找他。黛丝很漂亮，有一头红色的头发。她那时刚刚给我做了个局部麻醉手术，切掉了我半边鼻子。虽然如此，我仍然为她着迷，这当然是因为她的魅力实在太大了。我当时从科罗拉多搬回纽约。我第一次退休后，因为对滑雪的着迷，我去科罗拉多住了几年（我年少的时候错过了这个阶段，因为我 19 岁就结婚了，并且在上法学院之前就有了 3 个孩子）。回到正题，那时，我询问黛丝是否可以做我的医生。她说不行，但她有合适的人选推荐。聪明、正派……一个非常棒的人。她说他是个WASP①，但是并不古板——她似乎觉得有必要澄清一下这一点。他是黛丝在医学系时某个领域的老师。她说我会喜欢他的。

因此，我来到了亨利的检查室，像只小猫一样警觉，因为（我得承认）我不喜欢医生。我不喜欢他们说话时那种傲慢的样子。"嗨，克里斯。我是史密斯医生。"（我只是"克里斯"？而他是"史密斯医生"？这到底是为什么？还有，这样无礼的说教，我还常常需要等上1个小时才能轮到。律师都不会这样。医生，老天啊！此外，想想他们对你做的那些事儿！）

亨利态度和蔼，举止得体，但我还是很戒备。我们刚刚完成了那些可怕的流程。他抽取了几毫升血液，花了很长时间面带疑惑地检查我的耳朵和喉咙，问了几个笼统的、让人害怕的问题。他还用手指戳了我的屁股。最后是那句老话："穿好衣服到我的办公室谈谈。"

你知道他接下来会说什么。"嗯，听着，我在你屁股上发现了一个小肿块……石榴大小。也许没什么事，但是有些坏疽，所以要先住院，并且……"我走进他的办公室，但是他没说发现石榴大小肿块的事。事实上，他说的是我的体型保持得挺好，有一点超重，但并不严重。这归功于我的定期锻炼。

亨利个头很高。作为一家如此规模诊所的经营者，他显得有些腼腆。他和你说话的时候，眼睛常常看着电脑。你不会说他是书呆子，因为他其实挺帅的。但如果你仔细想想的话……好吧，"书呆子"这

---

① 信奉新教的欧裔美国人。——译者注

个词也许会出现在你的脑海中。他在大学时是位划桨手，现在还看得出来。但是他的穿衣打扮让我想到了"新英格兰邋遢鬼"。我个人觉得这样没什么不好，因为我也是这个样子。以前有个秘书说我："克里斯，你穿衣服的方式好像你很恨它们。"我和亨利有很多相似点。我们都来自波士顿北岸。我们长大的地方相距8公里，不过间隔了25年。他絮絮叨叨地说着，各种数据、参数，等等。

由于我是在聘请我的家庭医生这个重要职位，于是我问他："那么，医生这个职业，你最喜欢的地方是什么？"

他安静下来，但是只有几秒钟，似乎他就是在等待谈论这个话题。"我最喜欢的是和病人建立长期关系，让他们保持身体健康。不仅仅是治疗疾病，还要改善他们的健康。这是两件不同的事。我想帮助他们更好地生活，而不仅仅是为他们治疗这个治疗那个。"

太棒了。"这是什么意思？"我故作不解地问道。

"我一直对衰老和内科很感兴趣。事实上，我在这两个领域都得到了委员会的认证，不过我不确定老年病学与内科之间的差别有多大。"

然后他转过头来，扔下一颗重磅炸弹。

"我确信关于人类的衰老方式，一场彻底的变革即将到来。"他停顿了一下，思考该如何说明。"在过去……"然后他讲解了从50岁到死亡之间的那条稳定的曲线，以及那个新的平台，他还用手在空气中比画了这两条曲线，"你可以走到这个变革的最前线。"

"我？"

"是的，根据你的数据……"他摆弄着他的电脑，"是的，这些数据很不错。嗯，你不抽烟，在这些数据的基础上，再加上更强的运动习惯，你可以把你今天的状态保持到，嗯，到 80 岁，甚至 90 岁。事实上，如果你再做一些事，你可以让你的身体机能更年轻。相较于大部分第一次来这里的人，你的体型保持得好得多。但是，你在各个重要方面，都可以变得更加年轻。明年更年轻，在以后的很多年里，越来越年轻。

我被他的话吸引了。"真的？"

"是的。你爱滑雪。嗯，你在 70 多岁的时候还可以尽情滑雪，然后在 80 多岁的时候缓下来，最终改为越野。骑自行车……你可以一直骑。到最后肯定会开始衰老，但你可以基本保持 50 岁的健康、警觉、精力充沛，直到 80 岁乃至更大年纪。而在最初的那五年或者更长时间里，你可以让你的身体机能更年轻。"

"我需要做些什么？"

"很难概括，但总的来说有三点。"你有没有注意到，什么事都有三点？"三点，"他说，"运动、营养和投入。"

"最重要的一点，也是大部分人最需要改变的一点是运动。它是保持健康的秘密武器。你人生的每一天几乎都要努力锻炼，大概每周六天。你还要进行力量训练。这六天中要有两天进行举重练习。运动是防止衰老的秘诀。这条长长的斜坡……"他再次用手在空中划了条弧形曲线，"会消失。或者会有一个不短的上升区间。然后，在余下的生命里，你可以随心所欲。"

我大约有 400 个问题要问，但是竟一反常态地坐着等他继续说下去。

亨利继续说道："营养也很重要。你应该按照你知道的正确方式合理饮食，但你很可能没有那么做。如果你能做到的话，你应该可以降到正常的体重，你现在是，"他瞥了一眼屏幕，"88 公斤。你应该是……多少？你的正常体重是多少？80 公斤？"

"我想是 75 公斤。或者更轻一些。我大学的时候有参加划船运动，那时的体重是 70 公斤。我的体重一直保持在 70 公斤左右直到 40 多岁。"

"好的，如果你哪天能够回到 77 公斤就很好了。但是不要纠结于此。不管你多重，重要的是进行运动，并从现在起学习合理饮食。不要再吃那些你已知的没有好处的东西，比如快餐、脂肪含量高的东西和简单碳水化合物。而且，所有东西都要少吃一点。"他说节食很愚蠢，也没有效果，但是如果我做了该做的运动，并且不吃垃圾食品，那么我的体重就会随着时间的流逝慢慢下降。

"那基因呢？我以为这些事是生来就决定好了的。我只能坐在那儿听天由命。"

"不是的。"亨利坚定地说道，"那是个严重的误解，也是个差劲的借口。基因可能决定了 20%，剩下的部分则取决于你自己。"

"喝酒吗？"

他再次看向屏幕。"应酬的时候喝。"他念出了我问卷调查上的答案。"每晚喝两杯。"然后，他展示了他和蔼的态度。他并没有倾身越过桌子，对我大吼："骗子！"他只是说了老生常谈的那两句，一两杯酒有益健康，但过量了就不行。而饮酒太多真的很不利于健康，这是显而易见的。

"投入。"他耸了耸肩，似乎在说接下来要说的这个部分很难表述，"我的意思是，你要参与到他人中去。你要有在意的事情。目标、慈善活动……人群……家人……工作……爱好。特别是退休后，你必须深入挖掘，坚持下去，否则事情会朝坏的方向发展。"

他停下挣扎了一分钟。"特别是你。很难进行概括，但是你必须要有自己在意的人和原因。原因是什么并不是很重要。这些原因不需要有重大的社会意义，也不需要能为你带来金钱，只要你觉得它们很重要，对它们有兴趣就行。你必须要有在意的人，有活下去的理由。如果没有……"他微微一笑，"你就死了。"

"就这样？"我问。

"概括来说，就是这样。"

"好吧。"我做好准备了。"需要多大的运动量？我该吃些什么？"

这就是本书剩余部分要讲述的内容。你会喜欢的。它将挽救你的生活。

第2章　你太太怎么样?

（克里斯篇）

在亨利开始讲述前，我想先问你一个有意思的问题：你太太怎么样？或者说，你爱人或亲密伴侣怎么样？或者任何你爱的、爱你的人怎么样？

她怎么看待你的衰老和退休？她是欣然接受还是不堪其扰？她是否站在你这边？或者说，是否能设身处地地考虑你的境况？她喜欢你吗？你喜欢她吗？不管怎样，你正渐渐衰老，你们的关系怎么样？好吧，真正的问题来了：你们的关系是否牢固到足以抵御即将以每小时200公里的速度向你们俩袭来的、与过往截然不同的生活？过去的山盟海誓，情投意合是否经得起袭击？你们是否能够共同面对问题？

我这么问是有原因的。一个人面对这样的问题真是太太太困难了。这就是原因。如果有个相爱的人陪你共同面对，那绝对能起到很大的帮助。你也许会有一点惊讶。一些人渴望着，如果我可以跳出围城，和年轻可爱的苏珊在一起，天哪，那才是我的生活。或者想着如果可以跳出围城，鬼混一段时间就好了……只要几年就够了。

好吧，也许你能得偿所愿。但是我必须要告诉你，我并不这样认为。我单身了很长一段时间。实际上，我那时很喜欢这种状态……过着美妙的、充满刺激的生活。再好不过了。就像电影里一样。但是，此一时，彼一时。我碰巧知道，到了下一阶段，也就是进入 60 或 70 岁并且退休后，如果互相有个伴的话，那么生活会轻松很多。

如果你没有伴侣，或者你们之间的关系很糟糕，没关系。这本书并不只是为了已婚的朋友而写。我们还有其他的方法。朋友也可以胜任这个角色。只需一个亲密的朋友就可以创造奇迹。志同道合的一群朋友也行，特别是有共同兴趣爱好的朋友。最好的办法是成群结队，以便在进入下一个阶段时能够得到一些支持。人类本就是群居动物，离群只会悲惨流离，特别是当冬天来临时。

在后面的章节里，亨利会为你讲述一些野外的知识，关于哺乳动物的群居生活原理，以及我们怎么保持独立思考。这听起来很怪异，却是事实。团队合作的倾向深入我们的身心，令我们无法摆脱。那么，我们回到我提出的那个问题：你太太怎么样？或者你的伴侣或亲密朋友怎么样？我们要给你个极好的建议：如果你恰好拥有一段良好的关系，那么不要让退休带来的改变旋涡吞噬了这段关系。你会需要它的。

这是件小事，但是却值得一提，因为很大一部分人都在这件事上做出了错误的选择。许多持续了 30 年甚至更久的良好关系，却在双方迈入五六十岁时破裂了。就在这种良好关系即将发挥非常有益的作用时，人们放弃了。也许是因为退休带来的压力，也许是因为突然的长时间相处带来的压力。谁知道呢，但是事情就这么发生了。这个建议并不一定万无一失，因为在这个阶段，你需要坚定的伙伴和坚实的基础。在这个阶段，许多基础会被颠覆，许多事情也会变得有些可怕。

我是个乐观的人，你也应该保持乐观。这是最好的生活方式。但是，我们必须坦白地说，如果你不小心的话，迈入 60 岁将会是件很糟糕的事。而即使你万分小心，但仔细想一想，有些人在 60 多岁时就死了。不是被车撞的，也不是因为从自行车上摔下来。但就是死了，因为一些半自然的原因，比如心脏衰竭，或这样那样的癌症。当然，我知道你不会在 60 多岁的时候死亡，尤其当你听从了我和亨利的建议。但死亡仍旧在某个地方潜伏着，令你喜怒无常。你总是听到远处传来的瀑布声，但你仿佛不知道那是瀑布，总在思考那究竟是什么噪声。吓人。真的真的很吓人。这本书的基本规则之一是："像个爷们儿一样，忍一忍，做好自己的工作。"这个建议很好，但做起来很难。如果有同伴的话，那是件好事。这个同伴最好是你非常了解的人。亲爱的，你要独自翻越那个瀑布，但有个同伴是件不错的事，特别是当你晚上躺着听瀑布声时。你应该尽可能久地留住这个同伴。我们是群居动物，需要相互依偎。

▷ 制定计划，做好准备

尽管你可能还没有退休，或者离退休还有很长一段距离，但在这本书中，我和亨利会讲述许多和退休相关的内容。这是因为退休是件大事，越早开始做准备越好。为了简化我们的讲述工作，我们就当大家现在都处于即将退休的状态，或者已经退休了。如果你离退休还很远，那很好。我们要给你一个小建议：去思考一下这件事。美国还没有人这样做过呢。再稍微想一想如何树立一个新的自己，而如果有伴侣的话，再想想如何建立一种新的关系。如果你正计划着退休后做份兼职或是尝试新事物（你们中很多人会这么做），那么列出清单，现在就开始利用你的关系网。在你退休前，想清楚你想做什么，要怎么做。退休也可以给你迷人的体验，让生活更多姿多彩……它可能是你人生中最有趣、最重要的体验之一。但是，它可不好对付。在退休前不好好思考一番是很不明智的。好了，回到我们的正题。

不要独自迈入 60 岁。其中一个基本原因就是在美国，退休是一件很微妙的事情。从科学上来讲，你还能再活 30 年——该死，也许是 40 年。但你亲爱的公司不这么认为，他们希望你明天就退休，这样他们就能聘请他们想要的人。它突然就那么发生了。前一天，你还是某个复杂的社会机构中的重要一员，但是第二天，你就成了大街上某个无关紧要的路人甲。也许你还担任着顾问工作，也许你偶尔还去一下办公室，但这些都没有意义，你已经成为历史了。他们会为失去你而深深痛惜 30 秒。30 秒后，他们将继续他们的生活："吉夫，我好想念老比利啊。他剩下的午餐能给我么？"

"当然可以。在这里，给我留一点儿。"

好像你已经死了一样。

真的很难接受。所有的支持，包含同事、朋友和敌人的整个关系网，生命的巨大飞轮：要做的事、骄傲的事或害怕的事，适合你的位置、不适合你的位置，所有的一切都瞬间消失了。鉴于对核心家庭、不知名城市和无根浮萍等观念的坚持，这个社会并没有多少办法充分利用闲散人员。我们应该改变我们组织社会的方式，以便更好地利用生命的下一个三分之一。我们应该建立能够受用终生的社团，找到能够终身投入的事情。我相信我们能做到的，因为这是明摆着的事。但是对你来说，可能来不及了。美国社会已经沿着这条古怪、分裂、孤立的轨迹奔跑了一百年了，而我们为了所执着的全球经济已经变得更圆滑了。尽管这种趋势应该停止，但在短时间内不可能实现。因此，你只能靠自己了。

美国人认为这种情况没什么关系。我们认为自己是牛仔，是个人主义者。我们只是在前进的路上停下来工作一阵子。嗯，大概工作30年吧。但是，当我们继续上路的时候，我们还是原来那个独立的牛仔。我们认为自己具备个人主义的核心元素和孤独的力量，可以在电影结束的时候，坚定地朝夕阳骑去，就像艾伦·拉德在《原野奇侠》的片尾骑马离开。但是朋友，那只是电影。当你该翻身上马，骑进退休阶段时，你就会如鲠在喉。在你上马前，你就应该停下来。你会感到害怕。那些幸运的人会说："我们该怎么办？"

我可以回答这个问题。不论好坏，你们（如果是你们的话）两个人都会在一个奇怪的新世界里开创出全新的生活。你们会建立一个新的家园。这个家园在影片结束后很久仍将存在。过去，人们或多或少会在退休后数着日子等待死亡，但你不行。你可能会再活 20 年或是 30 年。几乎是你生命的三分之一！因此，你展开的新生活应该是强大的、惬意的，而这个家园通常需要两个人共同建立。

如果你恰好幸运地拥有一段还算坚实的关系，或者能够利用现有的东西进行重组和创造，从而缓解压力，那么在很长一段时间内（也许是你的整个余生），你们很可能互为对方的最重要资源——最重要的陪伴、最重要的合资伙伴、最重要的鼓励者和反对者。对绝大部分人来说，在很长一段时间内，这种关系将是社交结构的一大组成部分。这是世上最好的一种关系，它不可能，也不应该成为你从工作中获得的一切的替代品，否则就太傻了。但是，我们可以基本肯定它会是一个最重要的资源。所以，尽早开始情感沟通吧。不管过去如何，你们现在是真正的合作伙伴了。尽最大可能开诚布公地谈一谈，找到各自的兴趣，确定各自能够承受的压力。

你们还可以一起尝试新的事情，比如我和亨利在本书剩余部分大力兜售的强度运动项目。如果你们可以一起执行这个项目，即使只是其中的一部分，这个项目也会变得更有趣，更容易完成。你也许会想"为什么？她根本不爱运动"或是"她不可能坚持下去"。你的想法也许正确，也许不正确。

举个我自己的例子。我和我的妻子希拉里刚认识的时候，她从不去户外运动，除非是穿着一身黑去夜店。我们搬去科罗拉多后，她就甩掉了这种生活，就像超人在电话亭里换掉衣服一样。就那么一瞬间，**她开始滑**雪、徒步旅行、骑行。上帝才知道为什么。不管怎样，她不是真正的"运动员"，我也不是，我们只是喜欢运动。当我们搬回东部后，我开始执行我所谓的"亨利的规则"，而她一开始并不热心。但是之后，她也开始投入进来，我们不分上下。好吧，不是完全不分上下：我对完全有氧运动非常着迷，尽管她比我年轻一点，但我比她更有力。不过，我们很多运动都一起进行。每周都要运动几天——真的比一个人运动好多了。

试想一下：早上6点，外面一片漆黑，挣扎着出门去那个讨厌的健身房。如果是两个人，事情就会容易许多。你们一起出门，一起运动，一起汗流浃背地吹着冷风回家，然后一起喝咖啡，看报纸。你们都觉得棒极了。你们互相打气。这样很好。

再举个例子。我经常在新罕布什尔州的一个湖里划船。这个夏天，希拉里突然喜欢上了划船。我们一起出发，并排前行，她摇着她的"奥尔登海洋橹"，我划着我的"小河沟白桨"。一般是黎明时分，天热起来之前，在轻松的打趣调侃中，我们在静静的水流里划着。我有时会划得比较远，但大多时候我们会一起划。这种感觉真是妙不可言。我们最近一起骑行。一样的美妙。十年前谁能料到会有今天呢？

所以，不要武断地认为你的伙伴不会对运动感兴趣。你可能看走眼了。此外，在生命的下个三分之一，在一些重要的事情上，她会做得比你更好，比如结识新朋友。让孩子和孙子孙女们成为你生活的一部分（这对双方都有好处）。为双方寻找共同的关系、网络以及可投身的事情。这些都是很关键的项目，犹如举重之于你一样。

▷ **和你的伴侣，并肩战斗**

在某种程度上，在生命的下个三分之一里，婚姻会变得更容易维持。就像以前的农民夫妇：由于婚姻双方——丈夫和妻子，他们有个重要任务，要将农场维持下去，因此他们的离婚率更低，焦虑更小。同样地，你们也有一个重要的任务，要将新生活维持下去，因此你们潜意识里会给予对方更多尊重，更多关注……简单来说，你们比过去更关心对方。顺便说一句，你的男性荷尔蒙分泌减少。这也是原因之一。

坦白时间又到了。有些上了年纪的男人会突然想起瞄他们的妻子一眼，然后会想，嘿！这一定是搞错了。怎么有个老婆子躺在我床上！我得赶紧离开这里！说得好像自己还风度翩翩似的，其实早已大腹便便，满口黄牙。但是没关系，确实会有这种时候。这个社会有个不成文的认定，那就是男人没有女人老得快。当然，当死亡来临的时候，男人的情况看起来并不会比女人好到哪里去，而且，男人要早死五年！但是，男人经常忘了这一点……觉得自己就是保罗·纽曼……会永葆风采。所以，如果有个糟老头躺在她床上，没关系……走开就是了。

我们冒犯地说一句，这是一种很俗气的情绪。可能是你自己的恐惧的投射。你在害怕正发生在自己身上的事。这不利于我们采取行动。我们不会在这本书里谈论离婚、年轻的妻子这类话题。它们太有针对性，太私人了。但我们有个建议：与其沉默地坐在那里，想着对方到底怎么了，而让自己的情绪越来越抑郁，为什么不试着接受对方的现状呢？为什么不在这关键的时刻，在你们都需要的时刻，及时地、大声地说出"好的"？为什么不想想对方最好、最强的地方，重新审视对方的活力？这是不错的主意。

话虽如此，但你的伴侣能为你做的有限。如果你现在 40 多岁，自视甚高，你可能不会相信，但确实有这种可能，你在刚退休的时候，可能会对你的伴侣抱以过高的期望。正如我之前说过的，男人——即使是像你我这样成功的男人——在为退休做准备这件事上都有点儿傻。我们抱着否定的态度，维持原状。因此，当那一天真的到来时，很大一部分男人都会眼泪汪汪地寄望于自己的伴侣，希望她们承担起重任，保持我们对生活的兴趣，让我们的生活有爱，有恨，有欢乐。对不起，先生们，你们的伴侣承担不起也不应承担这个重任。即使她曾为你着迷，但鉴于你过去三十年的表现，现在可说不准了，即便她仍为你着迷，她也无法承担，而且也没有理由去承担这个责任。

你必须努力和他人建立联系，让生活正常运转下去。你必须和其他人一起合作，让生活过下去。就像锻炼身体一样，你也必须练习保有你的魅力、说服力、对事情产生兴趣的能力以及号召他人的能量——这些都是你发展了一辈子的东西。在退休期间或退休前，你交往的圈子越大、越多样，对你退休后的生活越有好处。

但是，这些暂时都不是主要内容，这一章的重要规则是：如果你刚好有妻子、重要的人或者很好的朋友，和他们建立起联系。调整、重建以及加强你们的关系，不论是什么关系。然后，以全面合作伙伴的关系迈入生命的下个三分之一……就像是处于困难时期，或是在充满敌意的陌生国家的农场主夫妇。共同面对会给你们带来更多运气和乐趣。就从这本书开始。让你的伴侣也读一遍，然后一起讨论。运用亨利的进化生物学观点，搞定你的身体和思想，让它们在接下来的30年内保持强健。

你们是古老的西部的两个孩子，你们将一起敲开达尔文赌场的大门……一直依靠战利品生活。她会在河边等你，还有两匹马。或者，是你在等她。你们将策马前行。这是个浪漫的故事——令人惊讶的是，这么多年后，你们仍是故事的主角。

第 3 章　关于衰老的新科学

（哈里篇）

在普科内科行医 10 年后，我坐下来，评估自己的现状。我的所见所闻改变了我的生活，还有我的行医方式，促使我最终和克里斯一起写了这本书。过去 10 年里，一切都很顺利。我爱我的工作，爱我的父母，还有一群很好的同事。但是，我早期的病人已经五十好几，六十好几，七十好几了。时光流逝。一些病人成了我的朋友，但是大部分病人我只在每年体检的时候见到，或是在他们身体出现问题的时候。每年的例行检查就像是在进行延时摄影，我所关心的病人在这些照片里变老，速度惊人。很多人久坐不动，即使曾经适度运动的人也渐渐超重，身材变形，对运动提不起兴致。有些人得了很严重的疾病，例如中风、心脏疾病、肝脏疾病、癌症和严重损伤。有些人已经不在了，但似乎不该在那样的年纪就过世。

做医生最煎熬的事情之一就是宣布坏消息："我们还需要再做一些检查。"……"看起来有点可疑。"……"我们坐下聊聊？"我们委婉地通知他们生活突然朝着坏的方向发展了，而且无法挽回。我越来越清楚地意识到，这些谈话，大部分不该这么早发生，而提前发生的原因是很清楚明了的，是可避免的。

我说的原因不是指我的诊断失误，或是没有发现 X 光照出来的某些东西。我尽到了医生该尽的责任：当人们患病而来的时候我负责治疗他们。我开始思考，觉得我的病人得到了很好的医疗服务，但没有得到很好的保健服务。对于大部分人来说，他们身体衰退、患病，这是三十年的生活方式造成的，而不是疾病。和美国的大多数医生一样，我一直是把错误的事情做得很好。生活方式不是现代医学的涵盖范围。医生不会治疗生活方式，医学院校不会教授生活方式，保险公司也不会为解决生活方式付钱。我开始认为这是没有道理的。我一直都花时间研究这些问题，但并没有把它们作为重中之重来关注。我的病人中有很大一部分人，包括一些非常聪明、有能力的人，他们现在过得非常糟糕。有些人已经濒临死亡了。

我进一步反思了那 10 年。现代医学总体来说，就是律师和银行家们口中的业务：一锤子买卖。你膝盖疼了，心脏病犯了，就去看专科医生。短期集中的康复或治疗后，双方分道扬镳，也许永远不会再见。我意识到我的行事与这完全不同。我更容易和病人建立长期的关系——20 年、30 年。这是内科医师最大的好处之一。但是，由于这种便利让我能够长期了解病人的生活，我看问题的立场已经和专科医生不一样了。我"注意到"我的病人怎样生活，以及怎样走向死亡。我"注意到"普通美国人的生活方式非常危险，甚至是致命的，尤其是在退休后。我"注意到"，不论我们的医疗服务有多先进，我们还是需要良好的保健服务，而我们中只有极少部分人享受到了后者。

当今社会，医疗费用飞涨，肥胖、心脏病和癌症频发，但人们却很少关注保健问题。这真令人费解。实际情况是，我们完全知道应该怎么做。70% 的早逝和衰老都和生活方式有关。心脏病、中风、常见癌症、糖尿病，大多数的跌倒、骨折和严重损伤，以及很多其他疾病的发生，都主要源于我们的生活方式。如果我们愿意，50 岁过后多发的疾病中，有半数以上都是可以避免的。不要再犹豫了，现在就行动起来消灭它们。这个目标唾手可及，但我们却没有行动起来。相反，我们把这些问题当作年纪增长的"正常"产物而视而不见。我们告诉自己："啊，那是变老的正常现象啦。"

▷ "正常衰老"不正常

越深入了解这门科学，我越清楚地认识到这些疾病和衰老现象并不是年龄增长的必然结果。它们像是暴行，而我们已习以为常，因为我们把底线设置得如此之低。许多人下意识地认定自己会变老并死去。他们把这两件事无缝连接起来，当作一个概念。他们认定，当他们年老，变得虚弱，他们会很快死去，因此生活质量的恶化无关紧要。这种观念完全错误。如果你抱着这样的想法规划生活，那将是件非常危险的事。实际上，你很可能会变老但好好地活着。如果你想，你可以变老，但死亡的可能性不大，你可能会活很长很长一段时间。如今，不论身体健康或是坐着轮椅，大部分美国人都可以活到 85 岁左右，并且这个数字还在增长，所以，你也许能够活到 90 多岁，不论你喜欢与否。因此，你得让自己生命的最后三分之一过得精彩，而不是笼罩在肥胖、关节疼痛和了无生趣的阴影里。我们不应容忍"正常衰老"，而应该去避免它。你可以优雅地老去，逃脱大多衰老现象，并获得真正的快乐。

于是，我突然领悟到："作为一名医生，我不能坐在这里，眼睁睁地看着我的病人、我关心的人，沿着一条通向可怕的目的地的道路一直走下去，而什么都不做。等到撞车了再去尽力医治伤者是远远不够的。"如果我看到的 70% 的疾病都是可以预防的，那么我的工作就是要阻止它。在这一点上，值得庆幸的是，你可以立即采取行动，不需要等待总统令或健康促进计划的颁布。这是场可以单人作战的战斗。从你开始。

有了这样的领悟后，我再看这些年来首次来我这里检查的人。他们中健康状况糟糕的大多数都是美国人。这让我很震惊。而且还不仅仅是年长的人，越来越多的年轻人也因懒惰和不良饮食而健康状况不佳。对于每一位新病人，我把自己和克里斯的谈话又向他们重复了一遍。如果病人愿意回应，那么我们的合作就开始了。好消息是，大多数人都能理解，而且其中很多人已经走上了变年轻的道路。

▷ **细胞层面的改变**

我们正处于衰老科学的变革之中。它是一项范围更广的变革的组成部分，即我们的躯体在细胞层面如何运作。这场变革已经为我们打开了健康地变老的大门。它背后的科学涉及面广泛，不同寻常，其中涵盖的领域包括细胞生理学、蛋白质结构、生物化学、进化生物学、运动生理学、人类学、实验心理学、生态学和对比解剖学。这项研究的最终结论仍然在酝酿中，但基线已经清楚了，即 40 ~ 90 岁的男性和女性都应该立即采取行动。如果他们这样做了，就在任意生物时间里，他们都可以明显比他们的父母、祖父母或任何人，活得更好、更快乐、更健康。

我们往回看。10 年前，基础健康科学还是一片未知领域——是认知地图上的一大片空白。但是通过疾病研究，我们最终获得了足够的知识，从而开始理解健康。我们发现，从生物学上看，健康比疾病更复杂。疾病的火车脱轨了，我们可以用物理学规律善后。撞车很可怕，极具破坏性，但善后的科学很简单。健康则相反。它自己有着严谨的控制机制，让火车保持在轨道上运行。这些机制背后的科学——我们身体的蓝图——非常复杂。幸运的是，控制器的操作方式很简单。你只需要了解生物变革的两点背景知识，就能掌控自己的健康。

第一点，人的身体并不是完美集成的。你称之为身体的神奇但古怪的生物集合体，是大自然花了几百万甚至几十亿年时间，将各种物种不断进化的部分拼凑而成的产物。在你手臂末端摆动着的、和食指相对着生长的拇指，以及比其他物种重了几磅的大脑，只有这些是

"人类"独有的。除此之外，你身体的其他部件都源自其他物种——不是黑猩猩，我们这里说的是细菌、恐龙、鸟、虫、小羚羊、狮子，等等。全部列出来的话，清单会有好几页长。你的父母在1950年、1930年或是其他任何时间，乐观、喜悦地创造了你的身体。你的身体几乎都是由细胞组成的，而细胞的基本结构和工作机理是细菌在几十亿年前的发展成果。在这些细胞中传递的信息并不是有意识的，并不是我们借以发起文艺复兴或是成立宪政政府的那种有意识的思想。它们根本不是思想，只是原始的电脉冲和化学脉冲。它们的存在远远早于意识。

第二点，你可以用你那神奇的、可以发起文艺复兴的大脑控制那些极度原始的细胞，但不是以你以为的方式。你必须用代码和身体交流，并遵循一些不变的规则。我们会把代码告诉你，并向你解释这些规则。顺便说一下，这些规则不是我们定的规则，而是自然的规则，你无法绕过。

▷ 好消息……和陷阱

你继承了一笔生物学上的财富。你有一个令人震惊的好身体，不论你是否同意这个说法。你还有一个真正了不起的大脑。实际上，你拥有三种奇妙的大脑，源自三个不同的进化阶段，但相互协作。简单来说，你拥有一个物理大脑，一个情感大脑和一个思维大脑。尽管从化学和解剖学角度来看，它们有着明显的区别（神经外科医生可以像把橘子掰成一瓣一瓣一样把它们分成几部分），并且它们的目标也各不相同，但三者紧密地联系在一起，让我们度过每一天。

但是，这里有个陷阱。对于自然目的来说，你的身体是完美的，但它不是为了现代生活而生，例如快餐、电视或退休。它是为了自然生活而生的，适者生存的大自然。你身体的大多数零件就像是迷失在现代商场的剑齿虎。如果让身体和大脑自行做决定，它们毫无疑问都会误解 21 世纪的信号。

衰老不是必然结果

年龄增长和衰老有一个至关重要的区分点。从现在开始，你要牢牢记住这一点。年龄增长是不可避免的，但它是一个运行缓慢的生物学程序。大多时候，我们口中所谓的年老以及我们所畏惧的，其实是衰老。这一点很重要，因为尽管我们无法回避年龄的增长，但衰老并不是必然的结果。这意味着大部分功能性衰老也不是必然的。

变老是不可更改的生物机理，对此你毫无办法：头发渐渐变得灰白，地心引力的作用逐渐显现，电影票也只需要半价。无论你多么活力四射，最高心率还是会随着时间逐渐下降。这可是件大事。还有你的皮肤，不管生活方式如何，还是会渐渐老化。因此，无论如何，你的外表都会变老。但是，你的行为和心理却不一定非得变老。这才是最重要的。我们还没有找到永葆青春的方法，但是变老可以是一个缓慢的、细微的、出奇优雅的过程。即使是在外表上，收拾得体面的健康老年人也和一切"顺其自然"的老年人大不相同。

自然为你的身体设置了衰老趋势，以此维持生长和衰老的平衡。衰老的信号不强，却持续不断，并且每一年都在小幅增强。克里斯把这个过程称为"无情的潮流"是个贴切的比喻。但不管怎么称呼，到了四五十岁，我们的身体都会切换到"默认衰老"模式。年轻时那无拘无束的畅游将不复存在。生长的信号消失后，身体和头脑开始衰退，人也开始"变老"。也许我们至今都不喜欢，但确实无法改变这种设定。我们能做的出奇简单，就是覆盖那些默认信号，逆流而行，从衰老重回生长。

那么，我们要如何避免衰老？答案是改变我们向身体发送的信号。覆盖衰老信号的关键在于日常运动、情感投入、合理饮食以及用心生活。但是，运动是最基础的。

你必须时刻运动，因为生命在于运动。更重要的是，生命始于运动。数十亿年前，生命源自哪里？你的身体是数十亿先祖赠予的礼物。你的存在意味着每一位先祖都保留了下来。众人协力，方得此果。每位先祖都向下一代传递了更强的力量、更快的速度和更多的智慧。

我们的身体和智力是一个精密的仪器，设计的目的是与自然和谐共处。事实上，我们的构造适合在顺境中生长——变得敏捷、会狩猎、会探索、会合作、会建造、会欢笑、会玩耍、会奔跑、会愈合、会相爱……会生存。要做到这些，我们需要强壮的身体和充满活力大脑。二者缺一不可。

但是，在生物等式的另一边，必要的时候，我们必须让衰老发生，因为每一公斤的身体结构都需要能量来维持。每根肌肉纤维，每块骨头和软骨，每条大脑回路，每个皮肤细胞，甚至每一个念头都会消耗能量。每一项都要为生存和繁衍做出自己的贡献，否则基因延续的概率就会降低。但在逆境中，在压力大时，在干旱、饥荒或寒冬时，我们的构造机制设定了关闭、休眠、退缩——尽快停止生长、尽快衰老。从物种的角度来看，生养孩子之后，可能就可以开始变老了。这样，食物消耗会减少，当然，死亡也会来得更快，以便为下一代腾出空间。那是达尔文的变老密码。自然就是这样设定你的身体的。也正是因为如此，衰老的脚步一年比一年难以阻挡。这就是所谓生命的循环。当你开始变老时，喜欢这样的说法吗？

也许不喜欢吧。从个体角度来看——从你的角度来看，这些都是问题。一方面，这种的人生设定很可怕，另一方面，这也说不通。我们居住在温度可以控制的房子里，并非生活在冰川时代。大部分人食物充足，而不是食不果腹。没有刺骨的严寒和无法忍受的饥荒，你可能会觉得我们的身体将开始远离半休眠式的防御。但是，我们远离这些压力才一百年。在人类的发展史上，这是件惊人的事，但它在进化史中则不足挂齿。我们的身体机制还没有适应现代社会的退休生活，以后也不会适应。实际上，这个系统自设计完成以来，历经数百万年，即使是在没有足够食物和充满危险的年代，它也没有做出任何改变。进化改变可能会出现，但几百万年时间还不够。所以，你可能要另作安排了。你现在可能想马上开始了解你衰老了的、拥有达尔文密码的身体，看看自己能做些什么，迫使你的身体做出一些调整。记住，如果你不输入内容，你的身体会一直误解当今社会的信号，从而激活"默认衰老"的设置。于是，你将开始衰老、死去。要了解其中的原因，我们需要对比自然的顺境和逆境，看看我们的祖先如何运用各种机制和仍存在于当今社会的各种信号，去适应那些环境。

▷ **大草原上的春天**

我们先来看看刺激生长的信号和让人变年轻的信号。现在是非洲大草原的春天，我们成长的大多环境都是如此。下了雨，草长得茂盛，水坑里积满了水。捕食者相对较少，威胁不大。他们需要机敏，需要重视这件事，但不需要焦虑。猎物很丰富，但羚羊、坚果和浆果分散在广阔的区域，因此他们每天需要步行几个小时去打猎和采集。即使是现在，卡拉哈里沙漠的布希曼人每天也需要步行 12 ～ 16 公里去觅食。捕猎时还时常需要奔跑和冲刺。这种运动——在春天打猎和觅食的身体活动——一直是我们能够发出的最强信号，宣告生活很美好，现在是生活和生长的时间。

对于这种运动所发出的化学信号，你身体的回应是变得精瘦、有力和高效。没有必要储存多余的脂肪，因为能量的供应是相对稳定的。你的身体会保存适度的脂肪，以备困难时期的需求，但过度的脂肪就成了累赘。带着它行动需要消耗能量，并且还会减缓你的反应速度。为了负荷行动中一次又一次的震荡，骨骼变得越来越强壮，关节变得越来越健康。心脏和循环功能不断改善，为你的肌肉提供血液和氧气，而肌肉本身也变得结实、柔韧，更加协调。免疫功能则不断增强，以便修复各种损失——活跃的户外生活总会发送扭伤、割伤、瘀伤和轻微感染。

你的大脑也会发生改变。它持续接收来自身体的物理信号，因此发展出一种乐观的化学反应，而这是理想的狩猎心态。在类似的运动环境中，实验动物的大脑显示了实质的物理和化学变化，导致它们的好奇心和精力增加，更愿意去探索未知事物，并且与群组成员间的互动和一种类似乐观的东西也得到了改善。

精瘦、健康、快乐、乐观，精力充沛、生机勃勃，这些都是大自然设定的理想环境中的你，也就是你在春天该有的样子。那是美好的生活，它就在那里等着你。那生活里有强壮的肌肉、健康的心脏、精瘦的身体、强健的骨骼、良好的免疫系统、强烈的性冲动，以及机敏、好奇、乐观的心态。它们团结协作，建立了强大的社交网络。

我们会告诉你如何实现这种生活，但在此之前，我们先来看看黑暗的一面，也就是我们现在的生活。我们来看一下现代的生活方式：吃垃圾食品，看大量电视剧，花大量时间在上下班路上，承受着工作压力、婚姻压力、还失眠，受人造光线和噪音的影响，而最糟糕的可能是缺乏运动。或者，也可能是退休，虽然工作压力和通勤烦恼没了，但无趣和孤独来了。大草原上的春天？别想了。在自然界，这种生活方式发出的信号是极度危险的。作为回应，你的身体和大脑会做出致命的改变。

你首先要了解一个看似矛盾的观点。取之不竭的能量和缺乏运动，这种信号是在告诉你的身体饥荒即将来临，你可能面对死亡威胁。作为回应，你的身体和大脑会进入轻微的抑郁状态。讽刺的是，抑郁在自然界是正常的。它是一种重要的生存策略。我们暂时来看一下真实的大自然。不是美丽的夕阳，不是歌唱的鸟儿，不是小鹿斑比和桑普在林间空地里玩捉迷藏。那是战场——在自然界中，50%的小羚羊幼崽会在出生后的两周内被土狼撕碎。在这里，生存还是死亡不是比喻，而是每天都在上演的现实。大自然不允许犯错，小错也不行，完全不行。适应顺境很容易，而适应逆境，如干旱、严冬或危险，则至关重要。死了的动物无法繁衍后代。

冬天来到冻土地带。黑暗降临。气温骤降至 −20℃下。暴风雪夹带着冰雹从北方咆哮而来。雪积到 3 米厚，掩埋了食物，将猎物逼进洞穴，甚至让移动都成了不可能的任务。你得到的那点儿食物大部分在颤抖中燃烧完毕，只够维持你活着。你开始经历冬天漫长的饥饿期。随着时间的流逝，你瘦得皮包骨头。秋天储存的脂肪在你和寒冷、饥荒的战斗中耗尽。在等待春天来临的过程中，你被迫与死亡进行一场慢速赛跑。

我们现在最难以理解的是，这是人类经验的一个周期性的正常组成部分，而这种"抑郁就是终极防御"的概念深入骨髓。冬季、干旱和饥荒时，我们都会用到它。我们通过抑郁得以生存。不是临床抑郁，也不是百忧解抑郁，而是生存抑郁。它促使我们减缓新陈代谢、储存脂肪、退缩、将目光转向内部、休眠、将一切消耗削减到最小值……除了最重要的系统外，它会关闭一切，让一切萎缩、衰老，以达到活下去的目的。

实际上，所有慢性压力的工作原理都是这样的。不论是身体还是精神上的慢性压力，它会告诉身体环境正在恶化，你正面对长期的生存挑战中。轻微抑郁加上身体衰老，这是身体在这种情况下优先选择的健康状态。问题是，这种健康状态的信号恰好就是美国人标准的退休生活方式：久坐，退出社交圈，吃一切你能得到的东西。这些都是饥荒或冬季的主要信号，而你的身体会作出回应。几十亿年来这种生存方式准确无误，它会体现在你的行为上。

久坐是激活衰老的最重要的信号。你的身体会像鹰一样，观察着你每天的行动。在自然界中，除非食物匮乏，否则没有静止不动的理由。记住，我们起源于非洲。不管食物有多么丰富，它们会在很短的时间内腐坏。没有冰箱，没有便利店，没有微波炉爆米花。你必须行动起来，花数小时时间狩猎。不出去狩猎的唯一理由是遇上饥荒。不管你吃了多少食物，只要你不运动，就是在告诉身体你遇到了饥荒。你告诉身体，是时候开始变老了；是时候开始腐烂了；是时候开始生存抑郁了——启动低热量、冷漠模式；是时候将每一点食物都储存成脂肪了；是时候弃用免疫系统；是时候让肌肉消失，让关节老化了；是时候找个洞穴，蜷缩起来，开始发抖了。

这一切是瞬间发生的，因为不论你怎么做，衰老信号都会持续发送。这就是克里斯所说的潮流。你身体的组织和神经回路一直试图衰老。肌肉、骨骼、大脑总是试图消融，就像阳光下的甜筒冰激凌。好消息是，衰减信号虽然持续不断，但很微弱。如果你不发出任何生长的信号，衰老信号就赢了。但是，即使是最微弱的生长信号，如健身或者仅仅是走路，都能淹没另一种信号。也就是说，你每天都需要做些事，告诉你的身体现在是春天。这就是这本书的关键内容。不复杂，但你需要每天坚持。

记住，衰老并不等同于生理年龄的增长。衰老是我们久坐不动的现代生活引起的干旱式腐化。当太阳下山，你打开电视时，你就开始衰老了。当你看着电视，喝着啤酒时，当你驱车前往快餐店购买大份薯条或满含糖分和咖啡因的软饮料时，当你坐着电动车沿高尔夫球场行驶时，当你独自坐在家里时，你就开始衰老了。

当你放弃生活，放弃参与时，你就开始衰老了。但是，借助我们之前提到的达尔文机制，你可以停止衰老，或者大幅减缓衰老。变老由自然决定，但衰老掌握在你手中。

▷ 生长的脑化学

现在，假设你已选择"春天"作为你的健康状态。那么，该如何让身体理解你所做的选择呢？如果你已经决定选择"春天"的健康状况。当你运动时，你的肌肉和组织会有一些自动反应，但有一个关键因素是由大脑控制的——不是思维大脑，是物理大脑。那个几百万年前就形成的大脑。

这个大脑又聋又哑又盲。是的，就是字面这个意思。除了嗅觉，它与世界没有任何直接联系。在你的颅骨内，黑暗、潮湿、微咸、37℃，就是这样。你的物理大脑只能通过你的生活方式了解一切。你的物理大脑和身体是在艰难的环境中完成进化的。没有第二次机会。因此，它们的机制是不可动摇的，就像地球绕太阳旋转的轨道一样。直到你死的那一天，它们还是会冷酷而坚定地相信，你仍然存活于自然之中。这就是为什么你选择的生活方式决定着你的健康状况，不论好坏，也不论你喜欢与否。对于物理大脑所认为的你身处的环境，健康是它为身体做出的最完美的适应选择。这与疾病无关。疾病是另一回事。没有人会选择生病。生病是因为运气不好。当然，疾病常常是糟糕的健康状况累积到最后的结果。但健康状况是你自己选择的。你可以将这件事看作是负担或特权，礼物或诅咒，但你无法抵制它，无法摆脱它。如果你了解了规则，这其实是件好事，因为要掌控它并不难。

要掌控你的健康，首先来看看这整个系统是如何构建的。因此，我们要回到最初。生命的第一次萌动发生在 35 亿年前，主角是我们的直系祖先：藻类、酵母和细菌。这个家谱并不耻辱，我们应该心生敬畏，心怀感恩。如果我们自认为可以脱离进化，那是自欺欺人。你的家谱可以追溯到 35 亿年前，而这期间的每一秒都用在完善我们现在继承的身体和大脑上。35 亿年，没有浪费一分一秒，时时刻刻都在为了完美的你而努力。

信息时代

你的基础代谢机制大约有一半直接来自细菌。没有任何更改，完美地工作了数千年。这些单细胞祖先以及酵母和藻类，它们生活在街头斗殴不断的环境里。每个个体都是单打独斗的高手。所有高级的有机体，从蠕虫到人类，将大量细胞组织起来，相互协作。整体强于部分。同理，组织通常比个体更加成功：因为沟通。

简单的有机体通过在细胞间直接释放化学物质进行沟通。这是嗅觉的起源，而嗅觉是你最基础的感觉。咖啡和培根的味道在早上唤醒你的身体。这很好地体现了嗅觉的工作原理。但是，一般来说，身体包含的细胞越多，就需要越多的信息才能让它正常工作。随着我们进化出更庞大的躯体，拥有了更复杂的组织，我们发展出了原始的神经系统，以及存在于血液中的化学物质，也就是激素。我们继续进化，神经和内分泌系统变得越来越复杂，适应性越来越强，让我们能够去探索覆盖面越来越广的生物学上的可能性。

今天，你接收到的信息铺天盖地。你拥有数十亿个细胞，每个细胞都通过极其细微的化学信息与周围的细胞沟通。每个组织都拥有丰富的神经连接和激素受体的网络。每时每刻，数以百万计的信号在你的身体里传递。相较于你体内的信息流，全世界的互联网流量和手机通信都不值一提。

这不是个比喻。你体内每天都要发送数万亿个信号。从受孕到死亡，每一天，从不间断。你不断地和自己的身体交流，日复一日，年复一年。你不会停止。事实上，你也停止不了。你所有的组织，你身体和大脑的每个组成部分，它们一直在听你说。它们不会错过你说的任何词，不会违背你的任何指令。但是，它们不懂中文，它们使用的是身体的语言。当你知道你都跟它们说了些什么，你会不寒而栗。

自然的语言

5亿年前，我们的早期祖先无脊椎动物（蜗牛和水母等）通过自身发展或从其他物种身上吸收，进化出了我们今天使用的大部分神经激素和大脑化学物质，非常接近安定、肾上腺素、可卡因和吗啡的化学物质。这些东西都不是我们发明的，是我们在进化的路上直接从其他生物那里取得的。真的，蠕虫和蜗牛运行身体和神经系统所使用的化学物质和激素，就是你现在阅读这些文字所使用的化学物质和激素。

这些东西从蠕虫传到第一个大脑又花了几亿年时间。最终，鱼类弄懂了。鲑鱼与你有着相同的基本物理大脑。更准确地说，是你拥有了它们的大脑。鱼类把它传给了两栖类，两栖动物又传给了恐龙，爬行类和鸟类（祖先越来越多，家谱越来越拥挤了）。它们都不停地完善着物理大脑。在结构上，它位于脊髓顶部的正上方，每秒接收数百万条信息输入，并输出相应的信息。

两亿年前，我们从爬行动物中分离出来，但我们带上了它们给予的礼物，也就是物理大脑。直到今天，这个大脑仍然掌控着我们的身体，并没有发生太大的变化。它是个纯粹的物理大脑，但又是个惊人的大脑！它没有感情，没有真正的思想，却有着无比复杂的物理反应。它是个艺术品。它本身就是一个奇迹，是绝对的珍宝。想象一下马林鱼跃出水面，或是老鹰抓捕猎物——冲着猎物俯冲下来。这种运动方面的史诗级表现就是大脑的功能之一。所以，收起你对鱼类、爬行类和鸟类的偏见吧，别再把它们当作低等生物。在物理层面的优雅和协调上，你比不上任何一只鸟。

神经科学家把这种大脑贴上了爬行类大脑、后脑或原脑的标签。每一个标签都蕴含着轻蔑的意味，暗示它只是人类完美的新大脑皮质的原材料。其实，反过来说反而更为准确。物质大脑近乎完美地运行着人类的身体。如果用你的思维大脑来骑车，那么会以你脸着地而告终。再来看着格雷格·洛加尼斯[①]的老镜头：完美协调地翻转，坠入水中，了无痕迹。全部都是自然反应，没有任何思考。这就是物理大脑，你的大脑天生也是如此强大。

物理大脑还控制着你的新陈代谢，不断驱动每一个器官、组织和

---

① 美国男子跳水运动员。有"空中芭蕾王子"之称。1984 年在洛杉矶奥运会上包揽男子跳台和跳板跳水两枚金牌。1988 年在汉城奥运会上，卫冕奥运跳水双料冠军。——译者注

细胞去满足当下的能量需要，自动监控你能想到的身体的方方面面，让整个身体达到完美的和谐。因此，运动是最重要的生长信号，因为它是物理大脑的语言。赞美大脑吧。要知道，它每时每刻都在进行不可思议的自动驾驶。就是这个大脑每一秒都准确地按照你的指令行事。它是人类身体的总控制中心。

你需要再次和大脑建立直接联系。你将它关闭在柜子里已经够久了。白天在办公室里，晚上在电视机前，现在这个神奇的机器正等着你带它出去转转。不这么做是一种浪费，而且很危险。因为它还有负面的一面，还有衰老这件事。

生命等于能量。这是自然最重要的规则。35亿年以来，生命都游走在能量和消耗之间的狭小区域里。从生物学上来说，没有退休和变老这种概念，只有生长和衰老。你的身体指望着你做出选择。垃圾食品、久坐不动、现代生活的压力、孤独、退休和年老，这些都没有进化基础。但是，你的大脑有，而且这个基础还久远、古老到你难以想象。经过几十亿年生存，尤其是死亡的磨炼，你的大脑毫不留情地关闭了没有意义的功能，就像你的祖先鲨鱼一样无情。就像鲨鱼冰冷的眼神一样，这个物理大脑也完全不关心你是否快乐，也不会理会你的退休生活。它是一台永不停歇的机器，不断追求输入与输出，也就是生长和衰老之间的完美匹配。不论你是否喜欢，是否了解，是否掌控着它，它每分每秒都在进行自己的工作。记住了这一点，再来想想你的物理大脑会如何理解你今天的行为，想想你今天的行为给大脑下达了生长还是衰老的指令。

踏出困境

对于我们来说，游戏已经变了，因为现代生活的富余和选择并没有对应的生物学概念。出于智力上的自负，我们认定自己是为了这样的生活而生的，就是为了 21 世纪的生活而生的。这是个极大的误会，我们必须纠正。

30 多亿年来，在这地球上出现的所有生物中，一代又一代，只有人类踏出了进化的困境。我们站了起来，离开了自然。现在，大部分人不会再陷入饥饿。我们不再狩猎，也不会被当成猎物。我们的生活不再游走在饥荒和富足之间。对于我们这个物种来说，因为饥饿和寒冷而死亡的日子已经一去不复返了。有史以来第一次，我们有了充足的食物，也没人能够吃掉我们。这种进步和改变的重要性再怎么夸张也不为过。令人费解的是，我们这个时代，最大的问题竟然是饮食过度，还有过于懒惰。为了生存，我们的祖先亿万年来一直在奔跑，拼命寻找食物，把它存储在身体里，为一定会到来的干旱、冰雪和饥荒做准备。现在，这些突然都消失了，而有关创造的基本定律也不再适用了。可以肯定地说，从世界的运作方式来看，这一定是有史以来意义最为深远的一次转变。

毫无疑问，我们的达尔文身体和原脑跟不上这种转变。在这个提供了全新的安全感且异常富足的时代，我们过得就像个刚冒险回来的醉汉。果不其然，我们病了。我们忘记了自己的根，忘记了我们的过去，忘记了我们的身体和大脑是如何形成的。我们感染了一种可怕、怪异的疾病。我们的身体不知道如何"解读"这种富足。我们把自己吃死了。我们的大脑不知道如何"解读"危险的缺失、狩猎和采集需求的消失（也就是懒惰），于是我们软化至死。我们效率惊人的心脏开始出现大量问题，这些问题在自然中是找不到的。

总之，我们采取了一种新的生活方式，但考虑到我们自身的设计初衷，这种方式就是一种疾病。我们的生活方式，尤其是退休后的生活方式，尤其是在美国这个国家，更是一种疾病，比癌症、战争和瘟疫还可怕。现代医学让我们可以活得更久，但很多人悲惨地活着，还有很多人死得过早。这本书的宗旨是我们必须学习治愈自己，否则，在这富足之中，我们会带着不必要的痛苦活着，然后早逝，因为我们的身体以为自己正处于饥荒之中。

那么，在衰老或生长，变老或变年轻之间，我们该如何选择？我们不可能再去狩猎或采集浆果，即使是农民，也无须回到几百年汗滴禾下土的生活。因此，我们必须给予身体一些刺激，一些来自适者生存的那个世界的刺激。我们必须在身体层面努力，才能控制我们的达尔文身体和我们的大脑，因为它们的关系太过紧密，无法只顾其中一个的福祉，而对另一个置之不理。

回归的信号很简单。你所有的身体行为，你吃的所有饮食，你所有的想法和感受，你的每一个动作和体验，都会以身体的方式改变你的身体和大脑，而这种方式早在石器时代或是几十亿年前就设定好了。身体运动和人生参与能够在你的身体和大脑中激活"生长"信息。如果你发送了正确的信息，那么几十亿年的进化史和几万亿的祖先都会站在你这边。几十亿年前的原始信息会让你更强壮、更灵活、更聪明……更能经受艰苦的磨炼。运动是吸引身体和大脑的唯一方式。如果你运动了，你就会变得"更年轻"——不是彻底变年轻，但变年轻的幅度会让你惊叹不已。

你通过有意识地维持活跃的生活状态而发送的身体信息，以及通过参与了不起的狩猎生活而发送的情感信息，它们能够覆盖"默认信息"。会有意识地稳定地活跃，你发送的情感信息会大量地参与进生活，超过默认信息。通过相对较少的努力（锻炼、互动、性生活），你就可以模仿一个青春正盛的年轻人。你的身体也会跟上。记住，这股潮流不会停歇，但它并没有那么汹涌。如果我们自己也可以毫不停歇，如果我们每天保持活跃，融入社会生活，我们甚至可以逆流而上，直到七老八十。这需要我们的努力和坚持，而这两样东西我们大多数人都有。我们只需拿出这种天赋和自律去解决这些新问题。你可以设定一个实际的目标，例如在 80 多岁时活得像 50 岁一样。

第4章　逆流而行

（克里斯篇）

亨利和我最开始想写一本简单的书。它确实简单，但在某些地方，又稍微有点儿复杂。因此，我们觉得应该早早拿出一章来陈述"亨利的第一规则"。这条定律很简单，即使你没能成功遵守其他规则，在你迷失自己，感到无趣，或者决定去喝一杯之前，你可以学会并遵守这条规则。

它是这么说的：从现在开始，每周运动六天。抱歉，就是这样，没得商量，没有讨价还价，没有借口，每周六天，认认真真地运动，直至生命尽头。好吧，如果你现在刚好四十几岁，正被工作、孩子、旅行压得喘不过气，那么可以商量商量，也许一周运动四天或五天，但六天还是会更好。在五十岁以后，一周必须运动六天。在那个年纪，潮流开始变强，你需要些帮助才能避免碰上礁石。事实上，这条规则的"克里斯版本"是"每周剧烈运动六天"，但亨利说服了我，他说这个版本会吓退大家。

这不是老家伙们的运动书籍。这压根不是运动书籍。亨利的第一规则可能不是我们最重要的建议，但是是首要建议。如果你做到了，在看到初步成果时往四周瞅瞅，你会发现人生的下一个三分之一大不相同了。它会让你在做其他任何事情时充满力量和乐观精神，而且还有个灵活的身体。它还有点儿魔力。你本来或许会变成一个筋疲力尽的失败老年人，但有了它，你的生活完全不一样了。只要你学会了这一招，其他规则就不在话下了。

不断运动的想法看似疯狂，但其实不然。潮流才是你生命中真正疯狂的事。我们再来想一想，在你宝贵的身体里，存在着这样一股疯狂的潮流，它想让你变老变胖，让你生病，让你变蠢；它想让你摔倒，蠢话连篇；它想让你受伤，变得僵硬，变得忧郁；它想把你冲到沙滩上，海鸥和螃蟹在那里等着吃掉你。这才叫疯狂。采取行动是一种理智，运动是一种理智。

不要把它等同于运动。试着这样看待它吧。那是在持续向身体发送"生长"信息，以此覆盖那股疯狂的潮汐。那是在以身体唯一能理解的语言，告诉它要变得更强壮、更柔软，让身体机能变得更年轻。运动起来，因为这是唯一管用的办法。

亨利和我都不是傻瓜。我们不相信你会在这时候就"啪"地扔下书，冲出大门，直奔健身房，但我们相信你最终会那么做的。因此，我们要继续告诉你一些事，来帮助你进行正确的思考。在后面的章节里，我们会告诉你要做什么运动，运动量是多少，如何使用心率检测器等。细致到你可能会受不了。但是现在，我们先不谈这个。我们想先做些准备工作，让你至少愿意尝试我们认定的革命性养生法——一场生活方式的大变革。请仔细阅读下面的部分。很快，你可能就会认真考虑我们宣扬的生活方式了。这对你大有裨益。

▷ 把运动当作你的新工作

我们希望你不要慢慢地开始，而是最好与过去一刀两断，认真投入未来生活。如果你已经退休了或者即将退休，我们同样希望你能将运动作为你的新工作。如果你离退休还早，就把运动当作工作之余的首要任务，做到最好。但是请记住，随着年龄的增长，要将固定运动放到优先完成的事件列表中，因为潮汐会越来越汹涌。潮汐有优先权，因此你也要有，否则，你会被冲走。

不论是公司的总裁或是所谓的中层，人们都在职业生涯中学会了一件事，那就是去工作。不用过多的思考，他们学会了一项儿童没有的技能。他们学会了每天去上班，完成自己的任务。这个简单的本领是生活中最强大的组织力之一。你拥有这个本领，且深深地刻在你的意识和潜意识里。这很好。现在，你要把它运用到你的新生活中去。

去工作这个习惯最棒的一点在于它享有优先权。除了严重疾病和严重家庭问题外，工作胜过一切事情。我们也应该这样对待日常运动。如果你想在这种美好的新生活中取得成功，你必须授予日常运动优先权。这也许很难。有些人无法将运动当作"严肃"的事。他们对运动有种莫名的心虚，因为运动太像玩闹。我们只能说，克服这种心理吧，因为这是愚蠢的念头。在你生命的下个三分之一里，没有什么事比日常运动更重要。如果你觉得运动很好玩，那太好了，你很幸运。但运动是非常严肃的事，因为它能防止你变成可怜的老糊涂。还有什么事比这更重要？你说呢！

人们都爱当谈判专家。亨利和我总是被问，"为什么是6天？为什么一定要6天？3天有什么问题？两天呢？一天呢？有总比没有好吧，对吗？"

不对，你这个呆子！并不是有总比没有好！或者说，对于50岁以上的人，无论如何，它与6天相比，有百弊而无一利，你最好想都不要想。它会削弱你的精力，消耗你的意志力。它会让你横躺在沙滩上。之所以是6天，是因为必须是6天。不要讨价还价。你敢跟老板说你想一周工作两天吗？你敢吗？

实际上，应该每周运动7天才是。潮流一周工作7天，它就像条蟒蛇。人们以为蟒蛇会把人勒死，其实不然。它只需缠绕着你，然后等待。你呼出一口气，它就收紧一些。你再呼出一口气，它再收紧一些……直到你死去。潮流也是如此，你一放松，它就收紧空隙。所以，不要留下空隙。你很幸运，每天只要一个小时就能有很好的效果。

我可以说，我将至古稀之年，对人性的弱点和其必然的结果也了解一二，那都不过是些差劲的借口罢了。有一天，你会找个差劲的借口，坚持说你不能运动。没关系，这是正常的，但不要觉得这样就能更改亨利的第一规则了。并不能。规则不会改变。请尽快适应规则，而不是让规则适应你。那是愚蠢的想法。

中庸之道

我们还会常常听到有人这样说："是啊，但你们是运动健将，这是运动狂热。我不是运动员，我讨厌运动，所以，这不适合我。"

哦，这适合你。我和亨利年轻的时候，加起来也算不上是运动健将。感谢上帝，我们养成了运动的习惯。于是，运动渐渐变得有趣，不过，这不是重点。重点是固定的运动是你向身体和大脑传递的信息，告诉你不要变成流着口水的老蠢货。好好运动，一周 6 天。这并不极端。我们走的是中庸之道。他们还没有上路。这就是我们要做的事。我们要帮他们走上这条路。

早些时候，亨利说的一句话让我印象深刻。"如果没有做到一周运动 6 天，20 年后，这相当于每天吸两包烟的自我毁灭。"我年轻的时候，一天两包烟很正常。他们走了那条路，而我们要开启这条路。你将成为这条路上的领路人。

▷ 启动计划

开始这种新生活的最好方式是深吸一口气，下定决心，毅然决然地投入生活。你要尽可能高调地，大张旗鼓地进行。让每一个人都知道。开一瓶好酒吧，或是消费点别的东西。因为我们要勇敢面对，这件事并不容易。它是你能做的最重要的事，但它并不容易。所以，我们要尽可能让开局盛大、快乐、严肃，从而增加你成功的可能性。不要抱着"试几天"的念头。这样没效果。在做决定前，你可以花很长时间思考，然后将剩余的生命都投入进来，号角嘹亮地投入进来。

你可以考虑考虑"启动假期"——一场以运动为中心活动的旅行。比如，请一周假，和你的伴侣去新英格兰进行骑行之旅，或者去俄亥俄州——如果有钱的话，去欧洲也行。地点不重要。如果你近些年太过放任自己，在出发前，可能需要稍微锻炼锻炼。但是，不论你的运动水平如何，总有适合你的旅行。

不要以为必须花很多钱。你也可以在家附近骑行。你也可以在湖边或海边租一间小屋，弄两只橡皮艇，每天划上 4 小时左右，你就会有一个质的飞跃。你也可以徒步攀爬落基山脉或阿巴拉契亚山脉。或者，你可以在东部或西部的数百个越野滑雪场里挑一个，这些场地收费都很合理。世界上没有比滑雪更有意思的运动了。你也可以去温泉浴场，或是去"新兵训练营"，杂志上有很多这类信息。但不要参加将重心放在养生和美甲的活动上，你需要参加认真锻炼和严格控制饮食的活动。仔细甄别，找个好活动。

速降滑雪也是个不错的行程。向西走，或是向北往新英格兰去，花上一周时间滑雪。可以的话，两周也行。如果负担得起，一个月也没问题。我在四十岁的时候这么做过。从疯狂的法律事务中抽身出来，请了一个月的假，在一个大多数人都放弃滑雪的年龄，几乎是从零开始学会滑雪。有点极端，但这成了我的主要乐趣之一，尤其在退休之后。顺便说一句，这本书中会有很多关于滑雪的内容，只是因为我和亨利恰好都喜欢滑雪。如果你不滑雪也不用在意。大多数人都不滑雪。我们只是用它来代替有活力的运动。不管怎样，滑雪也算是其

不要因为没有浴缸就不洗澡

如果你近期无法踏上一段"启动之旅"，那么就算了，直接开始吧。不要慢慢打算了，不要把启动之旅之类的事情当作借口。

去年夏天，我在新罕布什尔州的温尼珀索基湖上的一座小岛上写作时，就在那个著名的 19 世纪 90 年代的营地里，我发现了一本很棒的书。那是本关于运动的书，是个丹麦人在 1905 年写的。这本书是我的一位先辈购买的，他是个英语教授，但对运动有些兴趣。那是本很有趣的书，有很多关于印度神锤的内容，还有一个穿着内裤的大胡子丹麦人的照片。这本书叙述了泡澡的重要性，由于某个原因，作者对泡澡很痴狂。他在最后给出了精彩的总结："不论你是强壮还是虚弱，年轻还是年老，我都建议你现在就开始锻炼，不要明日复明日……不要因为没有浴缸就一直拖延。你可以方便的时候再去买浴缸，但是现在，拿起湿毛巾搓澡也是快乐的事。"

所以，不要因为你没有时间或者没有金钱去骑车旅行，就心安理得地混日子。抓起毛巾搓澡吧，现在就行动起来。

中一项。不管你 40 岁还是 60 岁，你都可以在几周之内学会（一天之内就能学会越野滑雪）。试试吧，滑雪很有趣，踏上滑雪道，你的余生就走上了一条快乐的道路。

关于启动旅行，还有一点要说。它只是热身，并不是主要活动，主要活动是指你的余生的持续运动。随身带着这本书吧，晚上的时候，你和你的伴侣可以坐在舒适的房间里一起阅读。你们可以谈谈旅行结束后要怎么做。计划、策划，把它们写下来，开始记笔记。看看由谁来做计划，由谁来出点子……明确你们的分工。

但是，要为旅行结束后的行动做好准备。这是关键。

▷ 走进健身房

很多人会反对这一点，但你必须去健身房。不需要很高级，但健身房有个好处是别处没有的。如果你觉得在户外运动比在室内更快乐、健康，没有问题，但你还是要去健身房。下雨的时候你就需要健身房了，还有冬天的时候，上团体课的时候，以及需要健身器材的时候。你要学习如何进行举重训练的时候，也得去健身房找那个残暴的教练。你需要一个地点，就像你的工作地点。也许很多时候你做的不是健身房里的运动，例如骑自行车、跑步或者滑雪，但总有一些日子，你无论如何都得拖着你的双脚走进健身房。

如果你住在只有一家健身房的小镇，那就去这个健身房。如果你住在纽约、芝加哥或者洛杉矶，每几个街区就有一家健身房，那么你得好好考虑要去哪一家。第一个考虑因素是什么？也许是价格。有的健身房价格非常昂贵，如果你没那么多钱，那就不要去。普通的健身房几乎都能满足你的需求。也就是说，它们都有固定或活动的有氧运动器械和哑铃，并提供了足够大的干净空间供你活动。

但是你要记住，运动现在是你人生中优先事项。在考虑自己是否能够负担得起时，要牢记这一点。不要仅仅因为便宜就选择很糟糕的地方，然后放弃运动。这不是真正的精打细算，反而是一种浪费。找到一家健身房就是胜利了一半，但这不是唯一要做的事。每家健身房都有自己的独特的气质和氛围，就像一家公司、一个大学。你得找到适合自己的。我们住在纽约，我们的街区上就有一家很棒的健身房，但由于某个原因，它吸引了很多暴躁、抑郁的人。因此最好再走上几个街区，去一家有趣的健身房。我喜欢健身房里有各个年龄层的人，每个人都不同的兴趣项目。当然，如果年轻的、可爱的人多一些，那就更好了。这只是我的喜好，你可以有自己的选择。

我和我太太希拉里刚刚找到一家健身房，里面的人都只有 20 多岁或者 30 多岁，器材也很棒。但是，老实说，尽管我目前的体型维持得还不错，但在更衣室看到那些年轻紧实的身体时，我还是觉得很怪异。年轻的男性运动健将身上有一种锐利的东西，会让迈入中年的人无法放松。虽然我已经克服了，但还是觉得对于五六十岁的人来说，健身房里最理想的状况是有很多年轻人，但也要有一些相同年纪的人。但对我来说，这可不简单，因为我的年纪太大了。我希望这本书能吸引到很多年长的人——我需要同伴。

但是，如果你的状况很差，你无法忍受那些孩子和健身狂魔……不要找借口！有很多适合年长者的地方。如果你不差钱，甚至还可以进行一对一训练。至于我，我已经克服了那种障碍，去的是普通的健身房，但有不同的年龄层。重要的是你要走进健身房。

相较于年龄组成，健身房还有一个更重要的因素：精神。看看来锻炼的人和员工之间是否相处融洽？会不会互相打招呼，聊上两句？如果会，那应该是个不错的地方。如果在健身房里待得不开心，很难坚持下来。当然，你要找的健身房里必须有适合你的运动，踩单车、瑜伽、手球、壁球、游泳或者任何你想进行的项目。

所以，选健身房时要仔细考虑。记住，大多数健身房会要求你办好几个月的健身卡，而且价格可能不便宜，所以要仔细阅读合同条款。这里还要提醒一下退休的老家伙们：如果你要出门很长时间，记得去看看合同规定，如何将会员卡延期。有的健身房会在这方面宰你一顿。最后一点：关节处要洗干净，毛巾要体面。买点儿好毛巾吧。

▷ 妙招 1：报个班试试

我发现健身班或团队活动会给人很大的动力。我喜欢上踩单车课，不过我没有向所有人推荐这项运动。这个课程里聚集了一群静止单车的狂热爱好者。每个人都在吵闹的音乐和教练的疯狂洗脑中猛踩单车。不适合你？踏板操或者有氧舞蹈怎么样？选择权在你，但最好选择班级课程。首先，这样可以提高你去上课的概率，因为每堂课都有固定的时间，会形成一种纪律感。其次，一旦你到了课堂上，你就不太可能偷懒了（一个人的时候太容易偷懒了）。所以，去找一找班级课程，总有一个课程会吸引你，那是种幸福。在我看来，你的最终目的是在一家令人心情愉悦的健身房里，找到一个有组织的课程，并形成固定的运动习惯。

都停下来，弗雷德·戈德斯通来了

这是发生在健身房里的小故事。就在我们准备交稿的那天，雨下得非常大，我 6 点半来到健身房踩单车。我注意到班上有个老家伙，他踩得非常好。他体型很好，精力充沛，看起来很精神，但是很老了，和我一样老。离开的时候，我和他聊了聊。他叫弗雷德·戈德斯通，74 岁，是名退休医生。原来他每周要来上五次课，已经坚持了七年了。他也举哑铃。我说他看起来状态很好。我没有给他任何暗示，就听到他说："是的，很有趣。因为运动，我的身材比我五十岁的时候还好，也比我儿子们好。他们太忙了。我太太今天早上有事绊住了，我们通常一起来。我们很喜欢这项运动，不过你得自律。"他点点头，又说了一遍："得自律。"所以，都停下来听听弗雷德·戈德斯通的话。他可爱、温和并且自律，在过去的 25 年里，他一年比一年年轻。

▷ **妙招 2：选定一个时间去工作**

退休生活的奢侈之一是你想什么时候工作都可以，但是知道吗？不管你是不是在工作，有个办法可以让运动这件事变得简单很多，那就是设定一个固定时间，换衣服去健身房、去田径场、去泳池的时间。每天都在这个时间，这样你就不需要每天做一次决定了。就我个人而言，早上是最好的时间。反正我也睡不着，都这么大年纪了。我会在早上 6 点起床后直接去健身房上课。试试吧。

以下是个有些无聊的建议。如果你还是上班族，并决定将运动摆到优先位置，你可能要早一些上床睡觉。如果你想在 6 点去健身房，很好，但是你可能没办法看晚间的电视剧了。但是，咬咬牙，运动是第一位的。如果你想神采奕奕地活很久，就得做出一些牺牲。

亨利可以在晚上锻炼，但还是要给他掌声。考虑到他忙碌的生活，他已经相当自律了。有些人，没有合适的时间运动，却有时间去吃一顿丰盛、高热量的午餐。不管怎样，你都要选定一个时间。我还是认为对于年长的人，早晨是最好的时间。唯一的窍门就是确定一个时间表并养成习惯。没有人能够每天都做出去健身的决定。要让去健身房成为"自动行为"，否则你无法坚持下去。

▷ 妙招 3：利用你的激情

如果你幸运地对运动充满激情，那么一定要利用这种激情来支持你的运动计划。如果你喜欢有氧运动，你可以把它作为你的主要项目。跑步、越野、游泳……放手去运动。即使你喜欢的不是有氧运动，你也可以以它为中心，确定你的日程，让你的日程更能吸引你、更有趣。要抓住所有机会让运动变得有趣，变成你喜欢的样子。

我个人很幸运，现在有一些喜欢的运动项目（想想年轻的时候，我在运动方面一团糟）。我现在喜欢滑雪、骑自行车、帆船运动、划船、风帆冲浪。所以，没有什么是一定的。当我坐在锻炼四头肌的器械上，痛苦地将那重重的轨道向前推时，我脑中想的是亚斯本起伏的山脉或者斯托陡峭的山峰。当然，眼前是地狱，但报酬是那些不可思议的山峰。一切都是值得的。令人高兴的是，认真的有氧运动和力量训练毫无疑问可以彻底改变你在其他运动项目上的能力。这种想象可以激励一些人坚持下去。

骑自行车也一样。昏暗的房间里，四周都是踩着单车的男男女女，青少年音乐吵得我头痛，心都快跳出来了，但我的脑海里看到的是我在新罕布什尔州的北部湖区，正沿着满是松树的道路骑行，准备去爬一座高山。这种念头让我觉得更加快乐，让我能够坚持下去。如果你有令你充满激情的爱好，利用你的激情，它会给你帮助。

现在，你会问，要多认真才算是认真运动？应该这么说，你首先要很刻苦地运动，才能在一段时间后做出决定。你会想要出汗，想要紧绷感，想要你的身体感受到牵引力，而不是想去散步，想去打个高尔夫，或是在花园里待上一小时。现在先不要担心细节，你只需要知道，你得给你的人生上条弦，这样才能在我们所说的潮流中稳住你的锚。

▷ 最好的朋友讨厌运动

我和亨利最喜欢的人当中，有一部分人讨厌运动和与之相关的一切。这些男男女女生活在精神世界里。书虫、疯狂的教授、艺术家、园艺师，他们喜欢吃喝和谈话，喜欢在自己家里阅读。他们讨厌运动，甚至因为体育课，曾经讨厌学校。他们还讨厌我们这种兜售运动有多好的人。他们永远不会改变看法。

其实，他们会改变的，只要他们多走出自己的世界一会儿，就能听到一些事情。例如，没有所谓的"精神世界"，精神和肉体是一体的。

此外，从达尔文观点来看，你绝对是个运动员。别介意高中时期的小细胳膊，别介意因为眼手不协调而出过的糗，也别介意你因此选择阅读而不是运动。你身体的设计还是旨在狩猎，团队狩猎。如果忘了这一点，你会付出代价。也许你不喜欢运动，但还是去运动吧。为了你的心脏，为了你的思想，为了你不朽的灵魂——还有，为了我们。我们不想少了你这个能一起说话的人，也许也可以一起喝一杯的人。

第5章　生长和衰老的生物学：
夜间不为人知的危险
（哈里篇）

生物学上没有退休这个概念，甚至没有年龄增长这回事，只有生长和衰老。你的身体根据你的指令来决定是生长还是衰老。因此，我们在这一章要带你去后台看看相关过程，看看新兴生物学的真正机制。这会彻底改变我们对年龄增长这件事的看法。如果你觉得内容变复杂了，时刻记住我们说的是生长和衰老就行了。只要我们回到这个简单的切入点，所有细节都会明朗起来。

首先，你可能会以为身体是一件"东西"，就像帝国大厦或者一辆车，但它不是。它由肉、筋和脂肪组成，还有很多其他零件会随着时间的流逝，不断死亡、更新。大腿处的肌肉细胞大约每四个月会更新一次，一次一个。每隔三年，你就会拥有全新的大腿肌肉。从童年起就支持你稳固站立的小腿，从去年夏天到现在，已经是全新的了。你的血液细胞每三个月更新一次，血小板每十天更新一次，骨细胞每几年更新一次，味蕾每天都在更新。

这不是个被动的过程。你不会等到某个零件坏了再去更换。你会在设计期限到了之后，直接把它销毁，换上新的。

稍等一下，这是全新的概念。生物学家现在认为你身体里的大部分细胞在设计的时候，都设置了相对较短的有效期，一方面是为了让你能够适应新的环境，另一方面是因为老的细胞容易癌变。因此，让细胞一直活着不是个明智的做法，所以你的身体一直活跃着大量的细胞杀手。这是有意的行为！舍弃尚且完好的身体，以便给新身体的生长腾出空间。脾脏的主要工作就是销毁血液细胞。你有一支由特殊细胞组成的大军，它们唯一的工作就是溶解你的骨头，这样其他细胞才能进行重建，就像是为了春天的生长而在秋天修剪枝叶。

年轻的秘诀是长出来的细胞要比扔掉的多，而这就得靠运动发挥作用。生物学家们发现，你的肌肉控制着你全身生长的化学作用。让肌肉收缩的神经冲动也会发送微弱的建设信号，从而时时维持肌肉内的化学平衡，即生长和衰老的平衡。之后，这两种信号会被发送到全身的其他地方。如果一次性发送的生长信号足够强，它们会覆盖衰老信号，让你身体开启设备，建造肌肉、心脏、毛细血管、肌腱、骨头、关节等。

运动是主要的信号发送员。当你踏上跑步机开始流汗时，运动就开始发挥它的中介功能，让成百上千的化学小瀑布流动起来。这是肌肉和关节中的强化和维修循环的启动按钮。这是积极的脑化学的基础。这将引领着你走向我们所承诺的更年轻的生活，因为它会强化免疫系统，改善睡眠，减轻体重，调节胰岛素和脂肪燃烧，增强性欲，提高对抗心脏病、中风、高血压、阿兹海默症、关节炎、糖尿病、高胆固醇和抑郁的能力。这些都是运动的结果。但是，如果你让肌肉闲下来，衰老信号就会再次占上风。

▷ 运动是有益健康的压力

如果你很投入地运动，就会给肌肉施加压力。你消耗了它们储存的能量。事实上，你还让它们受了轻伤。运动造成的压力是有益的，因为它摧毁你是为了打造一个更强壮的你。每次的轻微损伤后，都需要细微的调整和修复。这种类型的损伤被称为适应性微损伤，它对生长和健康至关重要。它就是你向身体发送的信号，告诉身体需要修复受损位置以及执行其他任务。它需要让肌肉变得更强壮，需要储存更多能量以备明天的需要，需要在肌肉中建造更多微血管，需要变得更年轻些。

这个过程的工作原理是这样的：经过运动的肌肉中的酶和蛋白质渗透进血液，从而引发强大的炎症连锁反应。白细胞被召唤到现场，开始拆除工作。这些细胞就是你翻新房子时需要的抢险队。它们有大锤、铁锹、手推车和大型垃圾装卸车，会打掉石膏，拆除墙体，让你的房子只剩下健康的地基。

由于白细胞是免疫系统的组成部分，你可能会觉得它们的主要任务就是保护你不受感染。好吧，这是其中一方面，但你的免疫系统还有另一个任务，就是每天拆除你的身体，以方便你生长。白细胞是杀伤细胞，它们的任务是将细菌、病毒和癌细胞溶解在有毒的腐蚀性液体中（就像除漆剂），从而消灭它们。但是，它们也通过相同的机制来销毁每天自然死亡的数百万个细胞。

依靠运动带来的短期压力，这个机制运行得很好。拆除工作一旦完成，生长和修复就开始了。事实上，在一个健康的身体里，拆除工作会触发修复过程。这是重点。炎症本身会自动触发修复。衰老触发生长。拆除工作完成后，水管工、电工、木工就来了。在需要的地方铺上新的管道、新的电线，修建起新的墙面。值得保留的东西，如基础设施和装修，则会得到修整，变回原来的样子。

你只需要记住两件事。第一，衰老触发生长。第二，运动引发炎症，从而自动启动修复过程。其中会有一段延迟，让炎症有时间发挥作用。在这段时间里，拆除小分队拿起电话，直接打给木匠："我们的工作完成了，轮到你们了。"炎症和修复、拆除和翻新、衰老和生长，它们都逃不开这个自动循环。

你的身体遇到的挑战是控制炎症，以便保持衰老和生长之间的健康平衡。如果压力是短期的，衰老会触发生长。但是，如果压力是长期的，衰老就会稳占上风。按照我们最古老的祖先的设计，也就是在大脑出现并掌控大局前，这是个在自然界中效果很好的简单布置。适量的炎症自动产生生长，但过少或过多都会关闭生长，让炎症位置衰老。

▷ **近距离观察：变化的信使**

你的体内有两条信息高速公路：神经系统和循环系统。血液也能传送信息可能出乎你的意料，但事实的确如此。尤其是血浆，它是一条复杂、充满生机的河流，包含了成千上万的化学物质和蛋白质。这些物质会发送各种信号，并控制你身体的方方面面，如生长、衰老、情绪、免疫功能、癌症监控、脂肪代谢、性方面的事情、关节健康，全部通过炎症和修复完成。

工作原理是这样的：当你的细胞察觉到损伤，例如来自运动的损伤，它们会自动释放引起炎症的化学物质，以便触发修复过程。其中一小部分化学物质会进入血液。这些小分子会将白细胞召唤到受伤位置，就像水中的血腥味能吸引几公里外的鲨鱼。炎症循环完成拆除工作后，白细胞就会离开，留下一个干净的、全新的平面，以供建筑团队开始生长循环的工作。

这种化学过程就是我们在这本书中谈论的新兴科学。因此，我们再来详细了解一下。控制炎症的蛋白质叫细胞因子。它们调控你体内生物学过程的各个方面。细胞因子是信使分子，它们能开启或关闭体内每个组织和细胞中的新陈代谢通道。每一个组织都有自己对应的细胞因子，但是这些因子在你体内交叉反应，从而调节生长或衰老。

你的体内有成百上千，甚至成千上万的细胞因子在工作。它们在最微观的层面调控着生长和衰老。但是，考虑到本书的目的，我们假设你体内只有两个细胞因子，分别控制着每个组织和细胞的生长和衰老。非常简单，但也无比精准。我们暂且把这两种化学物质称为细胞

因子 -6 和细胞因子 -10，实际上控制肌肉中生长和衰老活动的细胞因子分别叫白介素 -6 和白介素 -10。

细胞因子 -6（简称 C-6）是控制炎症（衰老）的主要化学物质，而细胞因子 -10（简称 C-10）是控制修复和生长的主要化学物质。C-6 是肌肉细胞和血液在运动的刺激下分泌的，而 C-10 是在 C-6 的刺激下分泌的。这就是你的身体将衰老和生长捆绑起来的高明做法。事实上，C-6 会触发 C-10 的分泌。衰老会触发生长。

现在，在这些新信息的基础上，我们来重新审视运动在改变你的身体上的作用。你有 660 块肌肉，约占你脂肪外体重的 50%。如果你做了你该做的，那 35 公斤或者 45 公斤肌肉就是巨大的 C-6 和 C-10 储藏库，巨大的潜在的年轻生活的储藏库。运动会通过刺激 C-6 分泌来触发修复、更新和生长活动。任意形式的有氧运动都会以运动时间和运动强度的对数比例产生 C-6。马拉松运动员在比赛结束后，体内的 C-6 水平会增加 100 倍。它自动测量了你的运动量、炎症程度，并可预测生长情况。换句话说，会释放多少 C-10。

C-10 很重要，因为生长是你所追寻的魔法。但是，生长太复杂了，我们很难简单地描述。拆除工作很好描述，因为除了要小心煤气管道之类的东西，基本就是毫不留情地砸下去，然后运走垃圾。然而，生长是一张蓝图，木工和电工受 C-10 管理。我们不会细述细胞因子的工作原理，因为老实说，那太复杂了，不适合在这本书里描述，但是我们会描述 C-10 在你的身体变得更强壮、更健康和更年轻的过程中发挥的作用。关于 C-10，最重要的一点是它是由 C-6 自动触发的。炎症控制生长，这是最重要的概念。C-6 在跑完马拉松后达到峰值，并触发了控制修复的细胞因子。后者会在大约一小时后达到峰值，并在运动后的几个小时内保持较高的水平，同时修复你的身体。

　　静止状态时，只有 20% 的血液流经肌肉。运动员在运动后，这个比例会提高到 80%。想象一下，血液之河的激流淹没你锻炼过的肌肉，带走了细胞因子，也就是有关炎症和修复、生长和治愈的信息，将这些信息带到身体的每一个角落。你每次出汗的时候，从头顶到脚趾尖，从心脏到前列腺，从手指到膝盖，每个关节，每块骨头，每个器官，你了不起的大脑的每一处，全都受到了 C-6 的洗礼，然后是神奇的、让你变得更年轻的 C-10 的洗礼。这就是良好的平衡：适当的衰老触发生长。

▷ 播放音乐

　　下面这点很重要：不是所有衰老都是适当的，细胞因子 -6 也不一定会触发细胞因子 -10 的分泌。当我们久坐不动时，恶魔找到用武之地了。空闲的肌肉会出现长久、轻微的炎症，但又不足以刺激 C-10 的分泌。只有在你因为运动而使 C-6 激增时，生长行为才会爆发。

　　还记得听着老唱片入睡的那些日子吗？你在半夜醒来，听到唱片机的钢针在音乐结束后仍然一圈一圈地绕着。四周一片安静，只有轻微的嘶嘶声，几乎听不见。那就是 C-6，在安静的环境中发出声响。稳定的 C-6 细流流过你身体的每一个角落和缝隙，从不停歇。没有

C-10，没有修复，没有生长，只有衰老，在午夜发出嘶嘶声。

还有一个令人郁闷的消息：随着年龄的增长，不管你怎么做，你都会分泌越来越多的C-6。孤独、厌倦、冷漠、担忧，嘶嘶作响。你可以通过保持好身材或充实生活，或者两者兼顾，来改变这种状况。两者兼顾会好很多，但我们暂时还是专心讨论运动吧。如果你运动了，你的C-6水平就会提高到足以触发C-10的分泌。你必须播放生长的音乐。这不是难事，你只要让自己每天都分泌C-10。每天运动，至少运动到出汗，你就能保持好身材，我保证。你就能在80岁的时候去登山，在70岁的时候去滑雪，在50岁的时候超过你的孩子。除此之外，你还会更健康、更放松、更乐观。为什么？因为在运动过后一小时，C-10会自动淹没你全身，就像太阳下山后出动的洒水车。

我们只是用C-6和C-10来代表体内的化学物质小瀑布。事实上，这个小瀑布包含了成百上千种蛋白质。它们的运作方式非常复杂，我们也才了解了一些皮毛。细胞生物学家会告诉你，炎症只是在清除设定的腐蚀程序留下的残骸。要完全了解其中的调节机制需要50年，因此我们使用C-6和C-10来比喻范围更广的概念。

研究人员对10000位男性进行了两次压力测试，其间间隔5年。研究结束时，体型最好的一组人员，其死亡率是体型最差那组的三分之一。想一想，三分之一的死亡率。研究还有一个令人欣喜的结果：在第一次压力测试时久坐不动，但在第二次测试时体型变好的人，也就是在五年里改变了自己生活方式的那组人，他们的死亡率降低了大约50%。减少了50%的死亡率……你还有什么异议？更令人欣喜的是，这种好处是持续的，因此当你的体型变得越来越好，死亡率下降的幅度就会越来越大。受测者在压力测试上多花费一分钟，死亡率就降低了 8%。这就是运动带来的良性压力：让炎症势不可挡地带来生长。

▷ 大草原上的压力

压力，不论是身体上还是精神上的，都会触发来自潜意识原始大脑的一场洪流，这场洪流中包含了战斗或逃跑的化学物质。如果一头狮子突然从丛林中跳出来，你的肾上腺素就会涌入血流，并随之流经身体的每一个角落。肾上腺素会触发 C-6 家族每一位成员和其他成百上千种化学物质的分泌。这股被激起的汹涌大浪会改变你体内几乎每一个器官、每一块肌肉的活动和生物反应。会发生两件事。你的备用能量，包括体力、视敏度和注意力，都会激增到极限强度；还有个更有趣的现象，所有无关的能量都会被关闭，以便你的身体集中精力应对眼前的危险。你的胃、肠和肾脏都会被关闭。肝脏会停止清理你的血液，将其储存的糖原直接分解进入血液，为你提供助力。你的免疫系统会停止所有监测行为（如针对癌细胞的监测），为可能出现的严重创伤做准备。你的大脑会放弃长期思考和长期记忆功能，或放弃较高级的认知功能，以便集中精力在眼前的情况上。所有工程都会停止，包括肌肉、骨头和血管建造以及血管修复。简单来说，在生死攸关的情况下，为了活下去，所有用于长期目的和建设目的的能量和努力都会被调用来应对眼前的危险。

在自然界中，这类压力产生的反弹比衰老本身更强大（换句话说 C-6 浪潮触发了更为汹涌的 C-10 浪潮）。因此，你在一定程度上，比原来更强壮、更快速、更聪明、更警觉。

在自然界中，生死只在瞬息之间。狮子疯狂冲刺，抓住羚羊或是捕猎失败。羚羊在 30 秒的努力后，要么安全回家，要么不复存在。在这样的情境下，不论你是狮子还是羚羊，化学机理都是一样的。但是，暂时先把自己当做羚羊。只要你逃走了，那就是有益的压力。惊吓告诉你的身体，有捕食者存在，你必须保持强壮和高速。因此，当肾上腺素退去，你的身体怀着全新的目的，以全新的活力重新启动生长和修复。狮子也一样。狮子平均一天要扑向羚羊群 10 次，但还是会常常挨饿。捕猎失败，肾上腺素告诉它们的身体，必须变得更快、更强。

我们的身体也一样。它们渴望速度的爆发，渴望长途小跑到新的牧场，渴望去觅食、去漫步。大量警觉但压力小的时间，间或有刺激的爆发，并伴随一点儿危险。这就是为什么我们都渴望一些刺激。每天有一些变化。肾上腺素和 C-10，完美的一对儿。

但是正面信息，即变好一点、强壮一点的信息，取决于你的日常化学摇摆。觅食和牧场的化学反应、狩猎的化学反应、逃跑或捕捉的化学反应，这些都是日常的化学反应，是生命的日常节奏。这些信息是可以累积的。每一天，信息都在累积。C-10 占据上风的那一天，你就会生长。

现在，我们可以来看看"高级"的现代生活中的压力了。我们已经放弃了日常化学反应的摇摆。不运动，舒适的 21 度，每天都吃不完的食物，人造光线，尤其是不运动。那么，我们还剩下些什么？我们每天在车流中花费数小时上下班。我们每天都要面对工作压力。我们在退休后意志消沉。我们不再去觅食，只是一遍又一遍地从狮子口中逃生。于是，慢性压力产生了，那是一种新奇的、现代的化学反应。

动物的慢性压力很少来自捕食者，而是来自环境变化，例如干旱、饥荒和冬季，这时 C-6 持续分泌，C-10 几乎无影无踪。现代生活的压力会稳定发送同样的衰老信号。事实上，我们体内的一些重要化学物质，如皮质醇、肾上腺素和睾丸素，它们现今的水平类似于长期处于以下状况中时，它们在人类体内的水平：饥饿、抑郁、战争、家庭暴力、创伤后精神紧张性障碍、慢性病和其他危险情况，如环境危险或其中存在的潜在危险。

由于现代生活造成的慢性压力，炎症的化学反应持续存在，但修复工程却一直无法动工。衰老成了你身体的正职，你的血液中炖着具有炎症、腐蚀性的 C-6，将衰老带往全身各处。我们说的并不是两个月干旱或者四个月冬季带来的慢性压力，而是数十年情绪紧绷，数十年久坐不动和体重超标，数十年孤独的生活带来的慢性压力。潮流的设置是不利于你的。它在午夜嘶嘶作响，涌动着，永不停歇。

你可以掌控体内的循环。通勤、孤独、淡漠、过多的酒精和电视，这些都会触发这个循环的炎症部分，但日常运动、快乐、玩耍、专注、挑战和亲密则会触发关键的修复部分。

这就是为什么一个超重 30 斤，每天抽一包烟，但每天都运动的人，在统计学上的死亡率低于一个苗条、不抽烟、久坐不动的人。想想这个画面，那是因为生长和衰老也控制着心脏疾病和中风的生物反应。

▷ 循环是关键

美国大约有 6000 万人患有各种各样的心血管疾病，但他们大多不知道这个情况，因为病症还在潜伏期，但它们确实存在。这些人大多超过 50 岁。心血管疾病已成为自 1981 年以来，最主要的死亡原因，即使"二战"期间也是如此。久坐不动已被认定是导致心血管疾病的主要原因之一，风险甚至超过抽烟和高胆固醇。充满活力的运动会将你死于心脏病的风险降低一半。

我们先来谈谈心脏病的生物反应。它和我们的心脏几乎没有任何关系，但和我们体内的循环密切相关。心脏不会故障，但冠状动脉会。动脉会被堵塞。他们堵塞了，我们就死了。

动脉时时暴露在血液中的细胞因子 -6 面前。在自然界中，动脉不会损耗。它们不会硬化，不会被堵塞，也不会破裂。但是，现代生活让我们的动脉暴露于炎症和衰老的化学反应中长达数十年。泡一个长达 50 年的 C-6 浴。作为回应，动脉变得虚弱，出现炎症。白细胞侵占了血管的城墙。它们拆毁墙体，拔掉旧水管，然后想了想，又吸收了胆固醇。这就是你走向死亡的原因。最后的这个"想了想"，也就是吸收胆固醇这个环节。

从生物学上来说，胆固醇的出现只是个无足轻重的一笔，是个令人费解的意外。慢性压力本身并不致命。它会让你消瘦，但不会杀死你。但是，我们又让事情恶化了一些，因为我们为慢性疾病搭配了奶酪、黄油、红肉、糖分和炸薯条。在自然界中，和慢性压力搭配的通常是饥饿。血液有腐蚀性，但不含脂肪。在野外，没有胆固醇可吸收。你的慢性压力来源是你快饿死了。

C-6 会将白细胞召唤到动脉的墙壁中。如果你为慢性压力搭配了"堕落"的饮食结构，白细胞就会化身为真空吸尘器，为你清除血液中的脂肪。它们的体积变得吓人。由于它们吸收了过多的脂肪，动脉壁的细胞结构消失了，埋下一堆黏糊糊的东西。我们无法再称之为白细胞，它们成了泡沫细胞。一个改造项目疯狂地进行着。随意拆除的垃圾全部被脂肪和胆固醇紧紧地黏在血管壁上。数十年后，它们成了斑块。斑块会杀死我们中半数以上的人。

现在，我们来谈谈心脏。心脏通过一根直径大约为 2.5 厘米的管子泵送血液。这根管子名为主动脉。泵送过程和心脏病发作无关。你的心脏也是一块肌肉，也需要血液供应。这才是心脏病发作的地方：心脏肌肉的血液供应，而不是心脏泵送给身体的血液中。血液通过主动脉衍生出的两条小动脉输送到心脏肌肉。这两条小动脉又包含更小的分支，每条分支和大小类似一根空心的意大利面。这些分支将血液输送给心脏肌肉。一根意大利面被阻断，一小块心脏肌肉就会死亡。你就会心脏病发作。如果阻断情况严重，那就是严重的心脏病发作。你会死，或者活着，但成了所谓的心源性残疾。

从生物学角度看，心脏是个简单的机器：4 个房间，4 个阀门和 1 个小小的起搏器。这就是全部。它不是引擎，只是燃油泵。包安装，只需 39.99 美元。它在很久以前就改进到完美状态了，不需要再优化。

如果你的免疫系统不排斥外来组织，那么你的心脏明天可能就会被狗、奶牛、鹿或者狒狒的心脏取代。对于大部分久坐不动的美国人来说，可卡犬的心脏可能就够他们用的了。

那么，运动对心脏有多大好处呢？答案是：没多大，但运动会为你的循环带来奇迹，而决定你生死的正是循环。

▷ 运动员的心脏

在你的一生中，心脏大约要不间断地跳动 40 亿次。没有一分钟的休息或恢复时间。你的心脏功能在一开始时就处于最高值，并一直保持着。会发生巨大改变的是你的循环功能，也就是将血液和氧气输送到肌肉深处的能力。尽管你"罪行累累"，事实上，你的心脏在跳动了小几十亿次后，现在仍然非常完好。但是，那些小动脉就不一样了。即使是"健康"的 50 岁人的心脏，也覆盖着一层斑块，就像披萨上覆盖着一层配料。医学院学生在第一次尸检后，都会暗暗发誓远离披萨……一个月。

我们假设你现在没有东西可装饰到披萨上，但我们也不用等到尸检了，现在就能假设你的动脉上有披萨配料，轻微的、临床症状不明显的堵塞。你的压力测试看起来很正常，但你无法向心脏肌肉的每个角落输送足够的血液。这时还没有明显的症状，还不是真正的心脏疾病，只是血流量比心脏需要的稍微少一些。C-6 稳定地少量分泌，但没有 C-10，于是斑块渐渐变大，尸检时看到的披萨表面配料在夜间嘶嘶地增长。

如果你有机会看到自己的血管造影片，你会惊讶于自己心脏的强壮程度。在一次跳动的初期，当心脏充满血液时，它有葡萄柚那么大。跳动结束后，它迅速坍塌到你的拳头大小。冠状动脉，也就是那些细细的意大利面，镶嵌在心脏的外表面，因此也跟着心脏收缩。它们弯曲、扭转、盘绕成原长度的一半，然后又恢复原状。在一分钟内这样重复80次。在你的一生中，这样重复40亿次。

动脉非常有韧性，而且非常强健，但是随着时间的流逝，当胆固醇斑块越来越大，越来越硬，动脉壁会渐渐变得脆弱（术语叫动脉硬化）。在某一时刻，由于堵塞物越来越大，越来越硬，动脉上的某个胆固醇斑块就会破裂。这只是动脉内壁上，一个需要显微镜才能看到的小缺口，就像你刮胡子时刀片留下的划痕，并不严重。但是，那仍然是个缺口，是个伤口，会轻微出血，令人讨厌的炎症性胆固醇从斑块中渗出，进入血液循环。可笑的是，尽管这个过程发生在动脉的内壁，但它仍然是个伤口，因此你的身体认为必须止血。于是，你的血液中形成了一个凝块。这个凝块越来越大，堵住了意大利面的空心。流向这处心脏肌肉的血液被阻挡了，心脏病发作了。几十年糟糕的生活方式终于惩罚你了，就在瞬息之间。那块心脏肌肉会在几个小时内死去。你的血液炎症越严重，就可能有越多的斑块破裂，而且凝块会越大。正是因为这样的生物学原理，久坐不动的人、愤怒的人以及独自生活的人，他们的心脏病发病频率会更高。

中风的原理也一样。但是由于凝块发生在通向大脑的大根颈动脉，而不是通向心脏的小动脉，因此形成凝块的地方不会被阻塞。实际情况是，凝块的一个碎片漂流到你的大脑，当它到达某处小动脉时，阻塞就发生了。这部分的大脑会死亡。这就是中风。

有两种方法可以避免发生这样致命的情况。方法一：通过调整饮食或药物治疗，把胆固醇斑块饿死。炎症不会消失，但情况不再那么致命。你会变老，变虚弱，但不会那么靠近死亡。

第二种方法是将生物学反应从发炎转为修复。运动或愉快的生活都能做到，但把两者结合起来效果会更好。这章谈的是运动，但是你要记得这个原理，我们之后会谈论生活方式。记住，运动和情绪的化学反应机制是一样的。它们相互影响，相互依存。"跑步者的愉悦感"是真的，它涵盖了身体和精神两个方面。和情绪、唤醒、激动、恐惧、焦虑、乐观、欲望和挑战相关的化学物质会从身体上方的大脑倾倒进血液，而和局部炎症、修复相关的化学物质则会从身体下方的肌肉倾倒进血液。

▷ 叫停双重灾难

总的来说，运动能够降低死亡率。试想一下，受伤的血管会杀死你，而运动能治愈受伤的血管。因此，这个结果并不令人意外。血管遍布我们身体的每个角落，触发炎症或进行修复的化学物质流经每一根血管。动脉中的斑块进入大脑：中风和痴呆；进入肾脏：高血压，严重时需要透析；进入阴茎：阳痿。这些都不是危言耸听。在现代社会，年龄增长会导致这样的后果，而且情况会越来越糟。当然，基因、抽烟、糖尿病等因素会加速这个过程，但归根结底，罪魁祸首是久坐不动、充满压力的生活方式和饮食摄入的脂肪，它们才是真正的杀手。

运动能降低死于血管疾病的概率并不奇怪，但你知道运动和健康的生活方式也能降低死于癌症的概率吗？我们已经清楚地知道癌症和心脏病、中风一样，与免疫、炎症和生活方式有关。又是 C-6，在午夜发出嘶嘶声。

运动能改变这一切，因为如果你定期运动，血液中的化学物质就会发生变化。当然，也只有定期运动才能带来这种改变。因久坐不动而释放的长期的炎症信号将被生长、治愈和恢复的信号取代。C-6 给 C-10 让路。记住，你身体的一半是肌肉。肌肉会在运动后连续数小时向血液释放大量 C-10，而血液会流过你身体的每一个角落。

这就是生长或衰老的生物学机制。心脏病会给健康让路，死亡会给生机让路。那么最主要的原因是什么？运动会逆转衰老的化学机制。你要逆流而上。

第6章 生活是场考验，需要努力过关

（克里斯篇）

老天！C-6和C-10，这对生长和衰老的命运女神，她们在你的身体里穿行，施展着魔法。懒惰是强大的衰老信号……呀！运动是有力的生长信号……好好活着的信号，哇！

好了，记住这个令人惊讶的认知，你现在可以开始思考亨利的"第二规则"了：从现在开始，每周认认真真完成4天有氧运动。当然，第一规则仍然适用。你一周还是要运动6天，只是其中4天要贡献给有氧运动，不管哪种有氧运动都行（我们稍后会讨论剩余两天要进行的力量训练）。你肯定知道，有氧运动是长时间进行的稳定运动，能够提高你的心率，并让其保持在高心率状态。有氧运动包括骑自行车、拳击、跑步、快走等，但不包括网球双打和高尔夫这两项很棒的运动。你可能很喜欢这两项，但它们不是有氧运动。我们这里说的是稳定的、持续时间长的活动，它必须能够提高你的心率，并维持高心率。

一周中进行 2 天（不同强度的）有氧运动和 2 天力量（负重）训练，这是大多数人的终极目标，但我们目前还没有进展到这个阶段。在最初的几个星期或者几个月里（对某些人来说，可能是在一辈子里），我们的目标是一周进行 6 天有氧运动。大多时候，强度并不需要很大，你会出汗，但还是能够较轻松地与人交谈。这就是我们所说的"长而慢"的有氧运动。在运动期间，你的心率会达到最高心率的 60% 到 65%（现在先别担心细节，放轻松）。

我们建议从一周 6 天长时间低强度的运动开始，是因为大多数人需要先增强血液循环能力。相较于其他任何因素，循环对健康和你的行动力的影响最大。它控制着我们输送燃料和氧气的能力。燃料和氧气送达肌肉后会燃烧产生能量，供我们行动需要。此外，循环还有一项紧要任务，就是带走燃烧过程产生的残渣。你在运动时喘息，并不是你的身体急需更多氧气，而是急着出清废弃物。肌肉中的燃烧过程也一样，酸痛并不是因为撕裂或紧张的肌肉纤维，而是乳酸这种"灰烬"的堆积。最终，循环系统携带着可爱的 C-6 和 C-10 潮流而来，帮助你预防心脏病发作和中风，并为你带来良好的情绪，以及亨利所说的所有美好的事物。

我不知道你看到这里时会有什么感想，但我想不是想合上书去看电视，就是想夺门而出，跨上自行车，快速骑个 80 公里。这两个都不是我的选择。这时候的最佳行动是好好地评估一下你的体型，然后做出最适合自己的初始计划。亨利也很赞同这一点：开始得太轻松，你会很快觉得无趣；开始得太艰难，你会很快放弃，或者让自己受伤。要找准自己的定位，你可以参考以下三个男人截然不同的早期经验。他们都在亨利的建议下开始运动或继续运动。

▷ 走几步都有困难的人

首先从我最喜欢的那个说起。约翰是亨利的病人，65 岁时退休。在退休前的一次检查中，他超重将近 100 斤。他的胆固醇高到危险水平。他还有高血压，而且精力不振。他吃了不计其数的垃圾食品。他在工作和家庭中承受着极大的压力。尽管他并不痴迷于自己的工作，但退休的焦虑还是让他变得病快快的。他的体型糟糕，心情抑郁。换句话说，他和大多数他那个年纪、那个阶段的美国男人很像。也许不能说是典型代表，但也接近了。

那时候，约翰和他太太准备搬去佛罗里达州。他们在那里有座房子，距离海滩一个街区远。亨利很担心他，跟他说起了运动的事。约翰没有运动的习惯。他几乎动怒了，说自己不是运动员，从来都不是，也不打算成为运动员。他不准备去运动。亨利非常通情达理地说："好吧，但是如果你不做点什么的话，你很可能活不久。"约翰想了想这个可能性，不情愿地表示可以试一阵子，每天去海边走走，一周去 6 次。

第一天，他走了大约 800 米，感觉还不错。第二天早上，他觉得自己像被卡车碾过一样，全身酸痛，几乎起不了床。但重点是，他挣扎着从床上起来，吃了两片止痛药后，还是出现在海边了。这次，他走了大约 100 米，然后筋疲力尽地回家了。这样坚持几天后，他很快就能走上几百米了。他觉得自己像个傻瓜一样，摇摇晃晃、气喘吁吁地沿着海滩走，但他还是每天都起床完成任务。几个月后，他就能在松软的沙滩上走上近两公里，而且感觉好多了。他的精力变得更加旺盛，对健康食物也更有兴趣了。此外，他对佛罗里达的新生活有了更高的热忱，也更加乐观了。每天的 C-10 洗礼展示了它的魔力。

一年后，约翰回纽约找亨利进行一年一次的体检。他说他每天都在沙滩上走 8 公里，一周 7 天，从不间断。他的体重减轻了 54 斤，胆固醇和血压的值都在正常范围内。他看起来年轻了 10 岁。他感觉好极了，现在依然如此。

很显然，即使你第一天将跑步机的速度调到最低挡也无法坚持 15 分钟，也不要觉得自己像个傻瓜。这种想法很糟糕。你的双腿已经踏上了一条了不起的道路。重要的不是第 1 天、第 30 天或者第 60 天的挣扎，而是你每天的坚持。每天都坚持完成一定的量，一周后，你就能跑 20 分钟，甚至 30 分钟。激励你自己，但要在自己能承受的范围之内。一旦开始运动，去健身房（马路上）进行有氧运动，你就能有所收获。那股潮流每天都在涌动。如果你想保持年轻，也要每天行动。很快，你就能每天完成 45 分钟有氧运动了。在这本书里，当我们提到每天要坚持这样，坚持那样时，我们指的都是至少 45 分钟的运动。

▷ 运动健将

亨利的另一名病人埃米特则是个截然不同的例子。他是耐力项目运动员，曾经参加过越野滑雪和长距离皮划艇竞赛。埃米特的妻子也是名运动员，他们一起赢得了不少奖项。尽管如此，埃米特 60 岁后，他们的运动之路还是遇到了点儿麻烦。埃米特不知道是否应该继续进行耐力训练。亨利的回答是一声响亮的"应该"。于是埃米特又重新活力满满、坚定地投入运动了。

埃米特的锻炼项目有严格的规划，他的目标是专业级的越野滑雪赛。因此，他每天平均要进行两小时的高强度有氧训练或力量训练。这样训练的结果很好。他在 61 岁时夺得了所参加竞赛的第 4 名。他还在不停地训练和参赛。在全国的同龄人中，他是最健康的人之一。这本书针对的不是埃米特这样的人，但是如果你觉得自己可能运动过量了，想想他。你和他之间可能还有一些差距。

顺便说一句，尽管一辈子都在运动，埃米特在 50 多岁时还是重病过几次。你可能会问，怎么会这样？如果运动能治疗一切，他这样的人怎么会生病？答案是疾病和死亡是有其随机性的，就如生活一样。基因也是其中一个原因。尽管基因的影响力没有人们以为的那么大，但却是确实存在的。当然，还有坏运气。但重点是，如果你遵从我们大力推荐的生活规则，那么你收获健康和美好生活的概率将会提高。我说的提高是指提高 70%。不是百分之百的保证，你仍可能遭遇各种各样的致命事件，但 70% 还是拿得出手的数据。任何药物或治疗方案都远远无法达到这样的效果。

▷ 普通人

第一次见亨利时，我的体型比约翰以及亨利的大多数病人好多了，但和埃米特这样真正的运动员相比，根本不在一个级别上。在亨利的催促下，我选择了动感单车。也就是说，我将在教练的鼓励和音乐的伴奏下，和二三十名同伴一起，在静止的自行车上运动。我本身就喜欢骑车，也听说过动感单车是很不错的运动。此外，如果我要遵守"亨利的规则"，我就必须找到一个可以每天进行，并且能控制时间的运动。我觉得动感单车也许是个不错的选择。

于是，我行动了。我出现在健身房，以惊人的价格办了一张健身年卡，拿到了动感单车的课程时间表。我选了早上6点半。我觉得非常非常害羞，因为我已经很老了，超重三四十斤，单车运动服不是很适合我。我们的教练是个非常漂亮的女人，略有一点儿欧洲口音。她看到了我无助的样子，走到我的单车旁，为我做示范。单车的前部有个大大的飞轮，飞轮后面是个类似刹车的东西，可以调节蹬踏脚踏板的难易程度。很难踩起来，也很难慢下去。我觉得减速的时候如果不小心，就可能扭伤我的脚踝，也可能摔断腿。

房间里都是二三十岁的漂亮年轻人。也有一两个年纪大的，但没有我这么老的。音乐开始了……节奏强劲的喧嚣音乐。教练通过麦克风告诉我们要怎么踩脚踏板：用什么样的速度，设置多大的阻力。我什么都听不见，但我尽最大努力跟上他们。加速、减速，通过车架上的旋钮增大或减小阻力。尽管我觉得自己会摔下去，但我没有。我在减速的时候也没有摔断腿。

"离开座椅！"教练大喊。所有人都站了起来，发疯似的踩踏板。

"加大阻力！"她大喊。所有人都向右旋转阻力旋钮。我一直以为很强壮的四头肌开始尖叫。这种情况持续了几秒？事实上，持续了大约 3 分钟，但我没有。我有没有说过，四面墙上都是镜子。我看到了自己的脸。我吓了一大跳，坐了下去（教练一直督促新手不要站太久）。我的脸是紫色的，非常紫。我出汗的方式也不健康，像是有什么严重的疾病要发作了。

之后，教练要求的，我只照做了一部分。但是各位，我坚持下来了，整整 45 分钟，直到课程结束。结束后，我们还做了伸展练习。我的脸色还是有点儿奇怪。当我跟跟跄跄地走出练习室时，教练走过来对我说："还不错。第一次吗？"

"你怎么知道？"我无力地笑道。

她点点头，又说了一遍"还不错"。我摇摇晃晃地回到家，洗了澡就躺到了床上。早上 7 点 45 分，我的一天已经结束了。幸好我退休了，这个样子可没法去上班。

动感单车的强度确实有点儿大，但对于我这种性格的人，它很迷人。它很难完成，很有趣味，很具挑战性。第二天，我有些担心地又回到了健身房。此后的每一天，我都出现了。现在，我已经坚持好几年了，仍然很享受其中的乐趣。我现在的体型非常好，至少对于我这样爱吃爱喝，天生不是运动健将的人来说，这样的体型已经很好了。有时候，我会有负罪感，觉得自己应该多运动一些。但是，根据亨利的理智判断，我已经是成功案例了。他认为我大约达到了潜在训练强度的 70%（约翰几乎达到了 95%，而兰斯·阿姆斯特朗则达到了 100%），但这已经很好了。这样对我来说已经足够了。我可以做我想做的任何事情，而且我几乎每时每刻都感觉良好。我很喜欢这样的状态。

请不要无视方框里的内容

这里的内容，你会看到两次，一次来自我，另一次来自亨利。这是我们认真给出的建议，不是在走形式。在开始运动前，请去见见你的医生。在你这个年纪，你的身体可能存在自己都没有察觉的状况，有可能在你突然开始某项新运动时，对你造成严重的威胁——不要冒险。无论如何，你现在都应该每年见一次医生。在开始认真运动前，请先咨询医生的意见。

同样地，我和亨利要叮嘱你在刚开始的时候不要过量运动。我这么做了，但我是个疯子，要采取极端手段才不会觉得无聊。亨利见过很多实例，有的人在第一天运动时犯傻，之后躺了一周，也有的人再也没有继续运动。记住，这本书名为《明年更年轻》，不是《明天更年轻》。你要注意自己的感受，你不再是年轻小伙了。你的循环系统里有碳黑，有黏稠的泥化物；你的肌肉和关节也没准备好全速发动。慢慢来，这是陈词滥调，但却是个好建议。

我要表达的是，有氧运动的范围很广。我并不是要求你在第一天就把自己逼到脸色发紫的程度（亨利也是这个看法），但我的确要求

你的有氧运动最终要达到一定强度。记住，对约翰来说，在佛罗里达的沙滩上行走就是高强度运动。你要找到适合你的。我最初的动感单车强度对埃米特来说太轻松，但对大多数 60 多岁的美国人来说太困难，至于像约翰那样的，那种强度则是致命的。

关于如何开始运动，我和亨利目前的观点是一致的：慢慢开始。从让你舒适的强度开始，但这种强度只能维持到你打好基础。一旦你觉得能够很轻易地完成了，你就该增加强度了。注意自己的感受，但也要给自己一点压力。别让自己太轻松了，这样你会觉得无聊。当你运动几周后，感觉很不错时，就该加大强度了。这个时间点，你自己能感觉到。

▷ 那么，要选择哪种有氧运动

有氧运动的清单很长，也很吸引人。只要你喜欢，或者能坚持下去，选择哪项运动并不重要。如果你有喜欢的，就从它们开始。如果没有，以下是我的建议。

很多人喜欢健身房里的耐力训练器械，例如跑步机、椭圆机、踏步机和滑雪机。这是有原因的。尤其是对新手来说，这些器械使用简单，方便控制运动量，过程也可以忍受。你可以戴上耳机听音乐，也可以看电视。这能帮助很多人坚持下去。对我来说，椭圆机是最好的选择，它可以同时锻炼你的上肢和下肢。

跑步机似乎最受欢迎。我建议尽可能抬升跑步机的角度，"爬陡坡"的效果好于在平地上快走或慢跑。你的腿部肌肉会得到更好的锻炼，关节受到的压力也会更小。你很快就可以开始一定强度的有氧运动了。

划船机是很棒的器械，但全国大概只有 7 个意志坚定的人能够坚持下去。如果你是这 7 个了不起的人之一，那真是太棒了。越野滑雪机也一样。如果你能坚持，"NordicTrak"这个牌子的越野滑雪机很不错。天赋较高的亨利可以坚持，但我不行，即使我热爱越野滑雪。

跑步也不错。我的同龄人，大部分都觉得他们的关节受不了，但例外的幸运者很多。如果你很多年没跑步了，那么请谨慎地开始，这样可以提高你成为幸运者的概率。第一天，跑 15 分钟。在这个阶段，只要几分钟，你的膝盖、皮肤或者脚踝就有可能受伤，而这种伤害的后果可能会持续几个月甚至几年时间。1982 年，我 47 岁的时候，骑车摔了，伤了跟腱。我花了一年时间才重新骑上车，至于再次跑起来，那是 2004 年的事了。跟腱恢复得非常慢。觉得无聊总比受伤放弃好。每隔一天或者两天跑一次，中间找些别的事做。慢慢来，但这并不表示你可以永远保持这种强度。最终，你要给自己准备个心率检测仪，确保你达到一定运动强度，但这不是第一周或者第二周要操心的事。

▷ 选择一项治愈运动

现在，我们花一点儿时间来衷心感谢可爱的、天赐的治愈运动。某些运动（如网球）的离心力会将你撕裂。还有一些运动（如跑步）会无情地击打你的关节。但是，有一些运动，它们能治愈你。运动结束后，你的肌肉和关节会感觉更好，尤其是关节。骑自行车就是其中一种，还有游泳、越野滑雪和赛艇。它们都是治愈性运动，你至少要选择一项加入你的运动清单。

从外观到功能，没有什么器械比自行车更惊艳、更完美了，而从我们的目的考虑，骑自行车也是最合适的运动。我 30 多岁的时候离了婚，之后一直将自行车摆在壁炉架上，成为那个沉闷的小公寓里唯一的艺术品，也是当时混乱生活中美好的象征。与 15 或 20 年前相比，新型的复合材料 / 碳纤维自行车、钛合金自行车在款式上发生了巨大的变化。如果你有钱，现在就可以出门买一辆，但你没必要这样做。你可以买一辆好的公路自行车，配有现代化的齿轮和刹车，只要几百块。如果你是新手，可以买一辆"组合"自行车。它会很舒适，也

自行车和安全简述

如果你已经很久没骑过自行车了，你应该提醒自己，你已经 50 岁或 60 岁了，而不是 20 岁，你必须更谨慎一些。时刻戴着头盔。我现在还在纽约拥挤的路上骑车，但老实说，我已经开始觉得害怕了，我想这不是明智的做法。事实上，如果你才重拾运动，最好选择安静、人少的地方。此外，和滑雪或者任何"移动性"运动一样，你必须更频繁地留意四周的情况。对于骑自行车和滑雪来说，最重要的是：保持可预测性。走可预测的线路，在没有把握的情况下，不要随意更改线路。你要获得乐趣，但也要安全回家。

不贵。

关于骑自行车，还有三点要说：（1）你要会骑自行车；（2）它会让你受益无穷；（3）它会让你的腿脚受益无穷。稍后，我们会谈到健康的腿脚对你之后的三分之一的人生有多重要。腿脚不好的话，轮椅就是你的归宿。当你拿不定主意的时候，就默认选择一项可以强健腿脚的运动，例如骑自行车。

你也可以选择游泳。便宜，而且简单。如果达到一定强度，这是一项很好的有氧运动。游泳爱好者常说这是完美的运动，原因很简单。你在游泳时会用到身体的几乎每一块肌肉，并且它是有氧运动。游泳还能以健康的方式舒展你的肢体，就像瑜伽一样。看到游泳者的身材，你会想，哇，完美。这就是我想要的。我儿子蒂姆曾经练习过全能三项。他将负重锻炼和游泳结合起来。他说游泳半小时是强度很大的有氧运动，这种组合很理想。如果你真的感兴趣，全国各地都有大师赛的组织机构。你只需要准备一条泳裤和一副泳镜。——如果你穿着泳裤的样子不是太好看，别把泳镜摘下来就行了。

如果你住的地方下雪，别错过越野滑雪。即使你从没滑过也没关系。这项运动非常简单，只需要一天，你就能滑得不错。毕竟，它也算是走路的一种形式。一旦掌握了要领，你就可以在世界上最美的地点之一，进行一定强度的最佳有氧运动。想一想，优雅地滑过覆盖着厚厚雪层的树木，在落基山脉，在佛蒙特州的乡间，在家乡的高尔夫球场。没有比这更美妙的事了。你唯一能听到的就是雪橇发出的嘶嘶声。去试一试吧。你会感谢我给了这个建议。

当然，第一次去健身房可能不会那么美妙。毕竟，你的体型可能不太理想，或者说是臃肿的。你穿着运动服的样子可能不好看（我真正开始运动时，体重大约是 180 斤，看起来很糟糕）。而且，你的年纪也有点儿大。它可以说是你的"新工作"，但健身房和办公室不一样。你不知道要往哪里走，不知道要做什么，从某种标准来看，你是个失败者。周围的人都很吓人。他们大都很年轻。有些人是健身狂热分子，身材完美，骄傲得像只孔雀。你深深觉得他们在笑话你，或是蔑视你。

但是，管他们呢。你去那里不是为了交朋友，也不是为了找伴侣。你的目的是挽救自己的生命。所以，坚持住，像个男人，做你该做的。想想约翰第一天出现在沙滩上的样子，以及他现在的样子。如果你真的觉得难以忍受，我要告诉你的是，这种情况不会持续很久。在我去过的每一间健身房，都有人对五六十岁，甚至更年长的健身者感到好奇，并抱有欣赏的态度。即使是最自负的健身狂热分子也不得不承认他们也会变老，他们真心希望自己足够幸运，到了那个年纪仍然能进行运动。

缓慢开始

在接下来的两章中，我们会稍微加大强度，但现在，请遵守"缓慢"原则，即你的运动强度会让你出汗、呼吸沉重，但不至于让你的生命陷入危险。你可以边运动边说话，并且可以一直运动下去。选好运动项目，每天坚持二三十分钟，或者四十五分钟。这样坚持一个星期，或者一个月，直到你感觉良好。

▷ 用后肢行走的狗

在过去的 10 年中，在健身房里，在骑自行车时，在山坡滑雪时，不断有可爱的年轻人对我说："嘿，希望我到了你这个年纪，也能做到这样。很了不起！"他们很想知道你是怎么做到的？是否也能让他们家里的长辈动起来？在我们这个年纪，你不需要做得多好，就能赢得他们的赞赏。就像用后肢行走的狗，事实上，能走已经是件很棒的事了，是否走得优雅则无关紧要。所以，穿上藏不住肉的运动服，出门运动吧。你已经做得很好了。

▷ 说谎、自虐及相关问题

在运动这件事上，说谎是成功路上最大的绊脚石之一。人们坚持认为自己去卫生间或者其他地方所走的几步路就是在健身了。这完全是幻想。他们在欺骗自己。或者，他们觉得自己和朋友们在高尔夫球场上度过了美妙的几个小时，运动量已经足够了。而且，他们有时还自己背包呢。这太荒谬了。高尔夫很棒，但不是有氧运动。不要再欺骗自己了，你需要出汗。你要离开那里，真正去运动。

我常常和其他人谈论这本书。不论男女老少，他们的第一句话通常都是他们的运动项目有多棒。这太可笑了。这些堆积了大量脂肪，说句话都要大喘气的人竟敢这么说。令人绝望的浮肿的脸，很显然，他们一步都跑不动，并且没多久就会觉得要累死了。这些人的体型真的很吓人。他们都表示完全同意自己需要运动，并且已经在努力运动了。其实，他们在胡说！完全在胡说！不论你们跟我说了什么，跟你们的妻子说了什么，跟上帝说了什么，拜托你们不要再骗自己了！如果你满身脂肪，那么你的运动量远远不够。如果你总是气喘吁吁，如果你看起来状态很差，别再骗自己了！你在妨碍自己。

现在来说一个有趣的题外话。据亨利所说，多年来，人们自认为的，在运动上的努力程度与他们的死亡率之间存在着异常关系。在各项调查中，男人们报告的自己的运动量和他们的死亡时间之间存在明显的相关性。这些调查结果很一致：运动得越多，死得越晚。但是女人们报告的数据没有显示这样的相关性。真是奇怪。因此，研究人员进行了测试，了解实际的健康程度（通过压力测试测量）和死亡率之间的关联。这一次，男人和女人的相关性结果很一致。怎么会这样？女人们在报告自己的运动量时说谎了。

男人撒了小谎。女人撒了大谎。姑娘们，小伙儿们，就这样隐瞒吧，稍后我会让你们去买心率监测器。你们都得买。

▷ 虚弱和肢体不协调的人

对于如孩子般瘦弱的人（比如过去的我），或者体型根本不适合运动的人来说，这本书的内容并不那么令人愉快。就我个人而言，中学四年都没有拿到一张跟运动有关的奖状。这在当时，算是个奇迹了。我记得九年级的那个春天，当时要挑选棒球社团成员。最后，我们一群没有被选中的人尴尬地呆站着。"好了，你带那些人，我带这些。"因为每个人都要参与。

　　这真是鼓舞人心的消息！有趣的是，和童年时期运动出色的人相比，我这样的人在运动方面的经历反而更加轻松。原因有两个。其一，对于真正认真对待运动的人来说，他们很难接受一个事实，即他们现在的运动水平与 20 岁时的水平相去甚远。他们闷闷不乐，喝酒买醉，不再运动。他们就此沉沦。我有一些朋友，他们小时候是运动健将，但现在宁愿不去运动，让身体垮掉，也不愿意做一些专业水平以下的运动。我不明白这是为什么。这不是我要研究的问题，也不是你们的。如果你小时候不是运动健将，那么接受自我吧。参与就是胜利。恭喜你。

　　其二，如果你小时候不是运动健将，那么你可以期待在将来达到你的个人最佳水平，并且每一年都"越来越年轻"。以下是我的现身说法：我今年 70 岁，现在的滑雪水平是人生中最高的。确切地说，我 28 岁的时候还不太会滑雪，但是现在，我是个高手。在有一定难度的滑雪场上，我能比 60% 的人滑得好。你能体会其中的乐趣吗？在这个年纪，优雅、高速地从山上冲下。我很享受这种乐趣。滑稽的老家伙？当然。和专业级的滑雪高手相比，感到羞愧？当然。但我爱滑雪。我们比到最后！

第7章　运动生物学

（哈里篇）

几十亿年前，地球上的生命分化为两个王国：动物（会动）和植物（不会动）。我们的祖先选择了"动"。从那时起，这一基础生物学机制从未发生过变化。无论你是在瘦身、运动或跳舞，你所使用的古老的运动化学机制和这个星球上的其他所有动物是一样的。

我们能够移动，是因为我们具有可收缩的肌肉。我们的肌肉是复杂的机器，在数以百万计名为线粒体的微小发动机中燃烧脂肪或葡萄糖（血糖），产生肌肉收缩所需的能量。这是一种内部燃烧，就像你的汽车，但没有火焰。线粒体是肌肉收缩和地球上的运动进化的关键因素。

细菌在 20 亿年前进化出用于燃烧氧气的线粒体。它们的目的不是提供能量，而是消耗空气中开始出现的氧气。氧气很危险，不论那时还是现在。它的危险性在于氧分子具有爆炸性。因此，添加氧气，火焰会燃烧，而隔绝氧气，则会熄灭。在细胞内燃烧氧气为动物提供移动所需的能量。但是，游离氧很危险，它会烧毁我们的 DNA，导致细胞死亡，最终引发类似心脏病和癌症这样的结果。考虑到存储和处理氧气的危险性，我们进化出氧气解毒系统，夜以继日地保护自身安全。我们每天摄入的水果和蔬菜中的抗氧化物会帮助吸收多余的游离氧（因此要多吃蔬果）。在这个系统的全力工作下，我们活得还不错。细菌没有这样的系统，它们在线粒体中利用氧气燃烧糖分，产生无害的水和二氧化碳。

5 亿年前，细菌的线粒体通过某种方式出现在了我们的原始祖先的细胞中。这些线粒体被应用到肌肉中，产生有氧代谢。有氧代谢意味着以氧气为基础的、无限量的廉价能量供应。这引发了更高级的生命形式的激增。细菌的线粒体让更高级的生命形式成为可能。现今，线粒体存在于这个星球上任一动物（包括你）的肌肉细胞中。所有动物的运动能量来自于从细菌那里继承的线粒体。有了能量，你可以去公园散散步，跑跑马拉松，摸摸鼻子，或是去游个泳。线粒体中的DNA 仍是细菌的而不是人类的。你继承了这个 DNA，就像继承了一笔古老、永恒的信托基金。就像我们盗取了细菌的线粒体一样，植物偶然继承了藻类的光合作用。因此，现今地球上所有的生命能量都来源于细菌和藻类进化出的机制。

▷ 通往更高级别能量的路径

简要回顾了过去几十亿年间的情况后，我们来说说塑身。有氧健身的关键是在肌肉中产生更多能量。这需要更多的线粒体，以及更多的燃料和氧气。线粒体既可以燃烧脂肪，也可以燃烧葡萄糖。它就像一辆既可以燃烧柴油（脂肪）又可以燃烧汽油（葡萄糖）的车，具体取决于你的需要：长途旅行燃烧柴油，而对速度和加速度有要求时，燃烧的则是辛烷含量高的汽油。你的肌肉大多时候喜欢燃烧脂肪，因为脂肪是效能较高的燃料，但是进行难度高（需要速度和力量）的运动时，你燃烧的是葡萄糖。

你在休息，或者进行轻度运动时，95% 的燃料是脂肪，5% 是葡萄糖。大多数脂肪并不存储在肌肉中，而是在腰部、臀部和某个突出部位。你的身体需要通过循环系统将其运送到肌肉中。这个过程并不简单，因为血液的主要成分为水，而脂肪不溶于水。脂肪必须以由甘油三酯（你在体检时应该听医生提起过这个东西）合成的脂蛋白形式运输。站在肌肉的立场上，主要难题是你的毛细血管一次只能处理少量的甘油三酯分子。因此，每根毛细血管只能向线粒体运送很少的脂肪。通过长期的有氧运动，你的身体能够建立一个庞大的毛细血管网络，将更多的脂肪运送到肌肉。但是，你运送的脂肪数量最终将达到上限，如果你想跑得更快，或是运动得更久，你需要开始向线粒体输送葡萄糖作为第二燃料。

如果你加大了运动难度，那么除了主要的脂肪燃烧，你还需要燃烧葡萄糖来提供额外能量。大多数葡萄糖是事先存储在肌肉中的，但是你的循环系统做了两份工作。首先，将更多葡萄糖和燃烧所需要的氧气运送到肌肉中，然后带走燃烧产生的废物，特别是二氧化碳。

不论从哪个角度来看，循环系统都是运动的基础设施。持续数月、数年的有氧运动将极大程度地改善你的循环系统。这是运动挽救你生命的方式之一。运动会向你的肌肉施加压力，使其分泌足够多的 C-6，并触发 C-10 的分泌。因运动造成的适应性微创伤而分泌的 C-10 会促进线粒体的产生、增加肌肉细胞中葡萄糖的存储量。此外，毛细血管的数量也会增加，以便为细胞提供燃料。随着塑身的成功，你的肌肉会变得越来越硬，因为其中填满了新增的线粒体、毛细血管和大量葡萄糖。这是幅有趣的画面：新近变硬的肌肉中填满了因运动生成的东西。

▷ 狩猎和采集活动的新陈代谢

任何形式的长期且具有一定强度的有氧运动都能产生这样的效果。但是，如果你了解燃烧脂肪和燃烧葡萄糖的区别，就可以更有效地发挥运动的作用。这才是真正有效的有氧运动的关键所在，因为不同的运动强度会在体内触发不同的生物学变化。

你有轻松和强烈这两种有氧节奏，分别对应肌肉的两种代谢方式，具体取决于你所使用的燃料。低强度的轻度有氧运动会燃烧脂肪，而高强度的深度有氧运动燃烧的则是葡萄糖。这是关键的区别，因为这两种节奏会触发截然不同的两种代谢方式，用以支持觅食和狩猎活动。这两种活动代表着我们最基础的生理节奏。这是重点。在自然中，我们的大部分行走时间都花在这两种活动上，而它们所需要的身体和大脑功能截然不同：高度协调的特定类型的思维、情绪、能量、消化、免疫功能和肌肉代谢模式。我们的身体和大脑会根据运动类型调整自己，以适应日常环境。时至今日，它们还是这样工作着。即使你是在公园散步而不是在觅食采集，在上动感单车课而不是狩猎，轻度和深度有氧运动仍然控制着 C-6 和 C-10 的分泌信号，以及全身上下不计其数的物理和化学节奏，包括大脑的基本行为和情绪模式。这些都不是近期出现的，而是来源于史前进化时期。但是，你可以通过运动控制它们。

这就是克里斯催促你们去买心率监测器的原因。你需要了解燃烧脂肪和燃烧葡萄糖分别对应的运动强度，才能控制体型和健康。要确定正在进行的是哪种代谢，发送的是哪种信号，心率是唯一的判断依据。心率监测器就像赛车上的转速器，你需要知道每分钟转速才能确定何时调挡。心脏跳动得越快，向肌肉输送的血液也就越多，因此肌肉可以从血液中获取更多的脂肪。这种正向关系可以维持到你的心率达到最高心率的 65% 为止。克里斯会在下一章中给出相关的公式。不过，对于 50 岁的人来说，这个值应该是一分钟 110 次。如果你 65 岁，你要在面板上寻找的值是每分钟 100 次。对于大多数人来说，这是个不错的目标值。它是我们在自然界中的第一挡的上限值。

达到上述值之后，如果你继续对自己的身体施压，那么除了脂肪，你将开始燃烧葡萄糖。因此，你需要更多氧气，而这意味着需要更多血液流向肌肉。于是，你的心率开始上升。当心率超过最高值的65% 时，你开始燃烧脂肪，进入另一种代谢方式。这时，你已转换到第二挡。

你的身体开始利用肌肉中存储的葡萄糖，将其输送到线粒体中产生额外的能量，以供奔跑和狩猎需要。但是，到达某个点后，葡萄糖代谢也会达到上限。你带来大量的氧气，带走大量二氧化碳，但是到达某个水平后，这些化学物质在肌肉中或在肌肉和血液之间的移动速度将无法满足代谢需求。这个临界点出现在你的心率达到最高值的80%时。对于50岁的人来说，这个值为每分钟136次，60岁的人则为每分钟124次。如果你的心跳高于这个值，你的肌肉将面临氧气和葡萄糖短缺，无法将它们彻底转化为二氧化碳，而会生成一种名为乳酸的沉淀物。这是葡萄糖不完全燃烧的产物，将导致你的肌肉在达到最高运动水平（如快速跑完100米）后几秒内关闭其功能。随着燃料从脂肪转换到葡萄糖，你的身体在氧气不充足的情况下，转换到"无氧"代谢。

唯一可以用于判断这些临界点的方式就是心率监测器。你无法根据自己的感觉做出判断，即使是经过长年累月训练的奥利匹克选手也做不到。没有心率监测器并不会妨碍你瘦身成功，但会浪费你很多时间和精力。

▷ 轻度有氧运动：关键是距离而不是速度

有观点认为运动强度是调节身体和大脑中的化学反应的主要信号。这个观点的重要性不容忽视，值得我们深入探讨。我们从轻度运动开始。轻度有氧运动是指以轻松节奏进行的、持续时间较长的缓慢运动，心率最高达到最高心率的 65%。在这样的强度下，肌肉燃烧的主要是脂肪，因此这是燃料效率最高的节奏，也是我们可以保持一整天的节奏。我们过去以这样的节奏采集食物，现在以这样的节奏行走。在这样的节奏下，速度并不重要，重要的是距离。你也许会觉得这种强度的运动是在浪费时间，但它实际上是很棒的节奏。在这个代谢区间，你的身体和大脑可以治愈和生长。此时，低浓度的 C-10 会促进缓慢而持续的基础设施建设，即肌肉中血管和线粒体的建设，以及全身各处的修复和健康建设。更高强度的运动可以让你变得更苗条，但持续的轻度运动可以提高你的耐力和整体健康水平。戴着心率监测器出门运动吧，你会爱上轻度运动，而当你了解了它在你体内发挥的功效后，你会上瘾的。

我们去海边散散步吧，顺便再聊聊这个话题。你早上刚睁眼时，身体还在沉睡，肌肉还在休眠。血液缓慢地流淌，脂肪燃烧的代谢量相当于一盏指示灯。当你伸个懒腰，开始迎接新的一天时，一切就开始变化了。睁眼这个动作能激活大脑的大部分区域，刺激肾上腺素分泌，增加流向肌肉的血液。你从床上下来后，你的每分钟心跳会增加几次。当你开始走动、刮胡子、淋浴，你的心跳开始加速，每一次跳动都输送出越来越多的血液。腿部的动脉开始扩大，促使富含氧气的血液流向肌肉纤维深处，并发送化学信号，让你的身体苏醒。你的膝盖和髋骨将润滑液体挤压到四周，渐渐地，关节不再僵硬。吃个适量的早餐，喝杯咖啡，然后向海边出发。美好的一天又开始了。

清晨的太阳从海平面升起。给自己几分钟时间，在沙滩上慢慢行走。热身完毕后，开始加快速度、在相对僵硬的状态下行走。你可以这样走几公里。在前 20 分钟，你会感觉比较轻松。这时，你的肌肉在燃烧脂肪，但火势不大。随着你进入松弛状态，开始大步前行，脂肪燃烧的火焰越来越旺，燃烧速度越来越快。当你的心率达到最高心率的 65% 时，你的腿部肌肉达到了低有氧区的上限（"有氧"表示你的肌肉获取了充足的氧气）。这是你燃烧脂肪的最高速度。就像是使用柴油：距离长，但扭矩小。你可以走上一整天，但走不快。

其实，你不用走得很快，因为你已经稳步走进了 C-10 的领域。想想公共工程的建设和维修：建设跨省公路需要时间。同样的，新的毛细血管不会在一次运动后就立刻生成。你的身体需要思考，决定路线，准备材料，然后才开始建设。你的身体也不信任你。准确地说，你的身体不信任自然。如果你稍微偏离了轨道，即使是片刻的懈怠，工程建设就会停止。运动的好处体现在长年累月持续、稳定的生长。短期内获得的塑身成果会令人快乐，但也具有误导性。这种成果的取得依赖于 C-10 的激增。你的身体在一月的解冻期，利用这种代谢技巧去觅食，以准备在寒潮再次来临时进入休眠状态。长年累月的运动则不同。它会产生缓慢、有深度的 C-10 流，维持稳定地进行基础设施建设，以实现长期的生长目标。

在你的血液和身体中，一场精心设计的化学物质之舞会自动触发这些过程。长期、缓慢运动对应的 C-10 模式调控着身体和大脑中的几十种化学信号。有的名字你可能听过，例如生长激素、睾丸素、胰岛素、肾上腺素和血清素，而有的名字你可能没有听过，例如血管内皮生长因子、肿瘤坏死因子和血小板衍生生长因子。最重要的是，长期、缓慢的运动会增强你的肌肉、心脏和循环功能，让你存储的脂肪流动起来，然后让你的身体开始治愈自己。长期、缓慢的运动和现代生活中的慢性炎症不一样，它是年轻的潮流。

通过运动，你可以轻松地让你的循环系统和线粒体的功能加倍。几个月的缓慢运动会让你变得快乐、精力旺盛，具有强大的有氧能力，并且充满禅意。你会充满禅意是因为你的大脑并不知道你是在跑步机上行走。它以为你在觅食，因此自动转换到专注但放松的化学状态。你的思维清晰，情绪也比休息时平稳和活跃。脑电图显示的脑波模式和冥想状态下的模式相似。我们有充分的理由相信，这就是我们的祖先在自然界中生活时，在没什么威胁的状态下采取的节奏。

有趣的是，大脑中真正用于放松和集中精力的路径会越用越有效。经常运动能提高长期记忆，降低阿茨海默症的患病概率。我们推荐像远足和长距离、低难度的骑行这样的轻度有氧运动，因为坦白说，在跑步机上慢慢走 1 个多小时确实挺无聊的。此外，将精神上的觅食和实际的觅食行动结合起来是个不错的选择。夏天的时候，你可以划一小时船去你最喜欢的钓鱼点。你也可以远足几公里去森林里观鸟，这是完美的"觅食"行程，而在周末的早上骑行 30 公里的感觉简直美妙如天堂。

▷ 深度有氧运动：追逐猎物

一定强度的运动会将你的心率推到最高心率的 65% 以上，从而引发对新燃料的需求。燃烧脂肪已无法提供充足的能量，于是你的肌肉开始燃烧葡萄糖。你的挡位提高了一挡，代谢方式发生了改变。这是因为深度运动就是自动的狩猎信号。

这个信号的工作原理如下。自然界中的动物通常都处于低有氧区，除非他们正在捕猎、被捕猎，或是正在练习（前两者的彩排）。葡萄糖是高效但昂贵的燃料。你的身体知道在觅食时，即使燃烧葡萄糖，你也不会提高行走速度。因此那是在浪费能量。从生物学角度来说，那是极其不理智的。所以，如果你在燃烧葡萄糖，那么你当时一定是在狩猎。葡萄糖的燃烧会触发重大的代谢转换，从而影响你的肌肉、大脑、免疫系统、肾脏、肝脏、心脏和肺。

想象一下：猎物出现在你的视线内。你的肾上腺素激增，C-6激增，不重要的功能关闭，血液涌向活动中的肌肉。你变得专注、警觉。你会注意到更多东西，弹跳能力会变得更好。在实验室中，功能核磁共振扫描显示，在进行深度运动时，大脑的一些全新区域被激活。你处理视觉信息的速度变快，计算速度也变得更快。你的注意力覆盖的范围变得更广，条件反射变得更敏捷，唾液的分泌也随之增加。我们回到沙滩上，这表示你已完成热身，进入专注状态，可以开始跑步了。当你自信地大步踏出后，你的头会抬起，鼻孔会张开，瞳孔会放大。你会觉得更有活力、更清醒、更年轻。这不是你有意识取得的效果，而是你通过更大强度的运动，自动开启了一系列复杂的控制机制。

你的手臂灵活摆动，你的呼吸更加深沉，你的双腿进入真正的工作状态。随着你的心率越过65%，你感觉自己突然充满了能量。欢迎来到高有氧区。你开始燃烧葡萄糖（相当于辛烷含量高的汽油）了。尽管在距离方面的表现不再出色，但你拥有了更多能量。你会像在低有氧区一样继续燃烧脂肪，但从这个时间点开始，你所需要的所有额外能量均来源于葡萄糖。

在此之前的长期、缓慢的运动已为你打造了一个更强大的引擎。现在，添加了如火箭燃料般的葡萄糖，那些新增的线粒体和血管开始工作了。这就是低有氧区运动的益处。这是大自然发明的一个诀窍，让你可以抓住羚羊。这也是每一位耐力运动员进行长期、缓慢运动的原因：建立适合进行深度有氧运动的基础体能。每一位奥运金牌争夺者、每一位世界纪录保持者、每一位环法自行车赛选手，他们都是这么做的。你也应该如此。记住，他们追求的只是金牌，而你追求的是年轻。

随着你的状态渐入佳境，添加深度有氧运动也很重要，它能让你的身体变得更快、更有力。深度有氧运动能促使你的身体在肌肉中储存更多葡萄糖，为持续、高强度的运动做准备。

自然界对深度有氧运动的看法是，你天生就是耐力十足的捕食者，可以和同伴们一起在大草原上追逐羚羊。你可能觉得自己不像有耐力的捕食者，但你错了。你天生就拥有追逐羚羊数小时的天赋。拼命追逐它们，直到你找到其中虚弱和年老的。体型正常的人，他们肌肉中存储的葡萄糖足够支持约两小时的高强度运动。请追逐猎物两小时，没有拼尽全力，但也请付出足够的努力。

这也是运动让大脑进入更高挡位的原因。不是为了写出《战争与和平》，而是为了食物。想想在冻土地带跟踪成百上千只驯鹿的过程：挑选单独个体，评估它们的体能，观察它们如何奔跑，然后确定并牢记你的猎物。这就是你开始高强度的有氧运动后，大脑启动的功能。

高度专注力、激动、体能、捕猎的挑战和机会，这些是自动的、健康的、有趣的。你捕猎的次数越多，大脑在这方面的表现就会越好。

进行高强度的运动，出一身汗，这是我们最喜欢的运动节奏，因为狩猎会带来我们最年轻、最出色的生物学特征：一整天保持强壮、快速、精力充沛和乐观。因此，你应该先每周坚持几天进行轻度有氧运动，打好体能基础后，再进入高强度有氧运动领域。告诉你的身体，春天来了。

▷ 无氧运动：燃烧乳酸

走出自然界的一大好处就是我们大多数人不再需要为了食物而杀戮，也不需要担心被猎杀。但是，当我们还在自然界中时，我们还有一个挡位可调：10 秒的原始力量，野生生物学家称之为"逃跑或抓捕"时刻。

你可以将葡萄糖燃烧的节奏一路推升到最高心率的 85% 左右。此时，你达到了高度有氧代谢能力的上限。这是你可以维持的最快节奏，但是，你还可以更快一些，但只能维持几秒。在沙滩上，年轻的热情爆发，你可以狂奔 100 米冲上沙丘。在这 100 米的冲刺中，你的能量输出加倍，心脏的工作效率达到休息状态下的 4 倍，但所输送的血液和氧气仍无法满足需求。你启动了再燃装置，通过可控的化学爆炸将能量倾倒到肌肉中。你进入了不需要氧气的第三挡代谢模式：无氧代谢。沙子飞扬，你的手臂在快速摆动，心脏在狂跳，双腿在燃烧。你无法再坚持下去了。转瞬间，你已到达沙丘顶部，气喘吁吁，但感觉充满了活力。

这不是有氧运动，不是耐力训练，也不是你每天该做的事，但它很有趣。这是无氧运动，在你的肌肉中没有氧气时进行。它是最古老的代谢方式，可以追溯到细菌进化出线粒体之前。那时地球上尚未出现氧气。它比有氧代谢粗糙得多，效率比后者低，从生物学角度看，也不够体面，但它在短距离方面的表现则要强大得多。这个挡位在进化过程中的作用至关重要。在过去的几十亿年中，它无数次挽救了我们祖先的生命，或是帮助我们的祖先终结了别人的生命。

无氧级别的运动是获得最佳体型的好办法。它是终极狩猎信号。它对长寿、整体健康水平没有任何作用，但能够带来活力、精力，让你变得苗条。你可以在体型达到大致正常水平后，开始加入无氧运动，一周添加几次间歇训练。它不是你余生的关键，但一旦你重回捕猎者模式，偶尔体验逃跑／抓捕时刻也很重要。它是狩猎的高潮，以胜利者的姿态站在沙丘的最高点。

▷ 行动起来

运动是你对自然耍的一个友好花招。你的身体希望你每天行走十几公里，花一两小时捕猎，并进行适当狂奔和干一定量的体力活。幸运的是，你的身体并没有那么聪明。你只需每天花不到一小时时间运动，就能让你的身体以为草原的春天来了。每天不到一小时，就能让你在接下来的几十年里变得苗条、健康、警觉、乐观、精力充沛、体力充沛。

大自然不是健身房中的跑步机。自然环境总在不停变化。因此，与单一、一成不变的运动相比，不同类型和不同强度的运动组合更具效果。事实上，大多数人在一定时间后，都会对给定的某项运动产生心理疲劳。因此，我们建议你在接下来的 30 年中，将不同类型的运动组合起来。自然的规则很简单：每天实实在在地做些什么。忘记一周运动三四次的说法。忘记它！就像国内的胆固醇指南，陈述的是最小值，代表了医疗行业对全国喜欢成天瘫在沙发上的民众的最低期望。记住，你的身体每天都渴望运动带来的化学反应。不论是长期、缓慢而稳定的运动（一两小时一定强度的步行）或是短时间内强度较高的运动（跑步、游泳或健身房内的器械运动），这些都不重要。重要的是"日常性"，坚持每周 6 天。

所以，你应该去尝试健身房里各种各样的有氧运动，并努力寻找你喜欢的户外运动，如骑行、皮划艇、高山滑雪、越野滑雪或远足。在健身房里，让你的心率维持在高有氧区，在户外，则维持在低有氧区。这将为你带来极佳的成效。记住，关键是向你的身体和大脑发送持续的信号，告诉它们要逆生长。至于变年轻的速度快慢并不重要，反正你有充足的时间。重要的是向着正确的方向不断前进。

▷ 现身

你不会因为在健身房里选错运动项目而偏离轨道。你偏离轨道是因为你没有坚持下去，运动一两天后，再也没有出现在健身房里。我和成千上万的病人一起面对过这个问题，发现运动习惯和方式才是通往成功的关键。

这不是件轻松的事。我们的天性是把握一切进食、交配和休息的机会，因为在自然界中，你不知道这样的机会何时会再次出现。现今，在食物充足的舒适环境中，这些本能是有害的，但它们永远不会消失。

幸运的是，你可以为大脑重新构建结构和路径。想想你从幼儿园第一天就开始练习的了不起的生活技能，然后将它应用到新的领域中。你要走进健身房，把这当做一项重要的工作。它也确实是一项重要的工作。你的生活会因此发生改变。虽然缓慢，但一定会改变，因为只要你出现在健身房里，就一定会做一些有意义的运动。即使没有，你第二天还会出现在健身房。这就是关键：在你的余生里，每一天都要在健身房现身。

你应该将运动视作一项工作，因为一旦你超过 50 岁，运动就不再是可有可无的选择。去运动，或者变老。克里斯醒来后，想的不是今天要不要去健身房，而是要不要去工作。不管他的真实意愿如何，他必须起床、出门。这样行动起来会更容易，他也变得越来越年轻了。

越早行动起来，你的收益就越大。也就是说，在你退休前十多年，全力冲刺工作的同时，你还要面对运动挑战。将运动挤入拥挤不堪的工作时间表，这似乎会令你筋疲力尽。但是，这是从负面角度看待这件事。我们在一天结束后觉得疲惫，并不是因为运动得太多，而是我们运动得还不够。久坐不动导致我们的精神、情绪和体力流失。每晚筋疲力尽地迈入家门，那不是生活，只是活着，将我们仅有的一次生命浪费在"活着"上。除此之外，越来越多的研究表明，运动可以提高我们的工作效率，我们在这方面的收获远远超过花费在运动上的时间。此外，我们在家里的表现也会更好。在体质健康的情况下，我们会有更高的满足感，并且用于睡觉的时间会变少。如果为生活质量估价，那么花费在运动上的时间就成了讨价还价的资本。（如果公司愿意花些时间看看科学研究的成果，那么健康的体质将被列入招聘要求！）现实情况是，这些年来，你的生活如此忙碌，不去运动的后果你将无法承受。唯一的问题是，当你的生活充满责任和压力时，你很难保持运动的动力。因此，你需要仰仗的是框架而不是动力。创造出运动时间，将其列为"被保护时间"，小心防卫，不要让它被蚕食。

▷ 行动起来

盲目跳入的策略碰巧对克里斯有效，但如果你的状态不好，那么受伤的风险会相对较高。刚开始时，你可以施加一些压力，让自己出汗，但你必须考虑自己当下的健康状况。体型越差，年纪越大，你越需要将每天的运动量控制在一定范围内。也就是说，你需要保持低强度，锻炼自己的耐力。还记得炎症的化学机制吗？几十年来，你血液中的 C-6 潮流一直向你的关节发送衰退信号。关节炎可以说是这个"久坐不动"社会带来的炎症疾病，是 C-6 带来的疾病。因此，在几十年的衰退后，你的关节变老了，比心脏、血管、肺、大脑更老，比肌肉则老得更多。如果你为肌肉和关节举行一场比赛，那么关节会输。每天都坚持运动，并且按照自己的节奏运动，然后再增加强度。最后要说的是，不论你的健康状态如何，开始运动前，请向你的医生咨询，并询问是否需要进行压力测试。

▷ 没有限制

如果你的健康状况良好，塑身会是个有趣、美妙的过程。反之，这将是个必需的过程。即使你现在的体型非常臃肿，或者发生过很不好的事情，请记住，每个人都能塑身。我的一些病人，在中风、得了癌症，或者心脏病发后才开始坚持运动。但开始后，他们的生活质量有了显著的改善。关节炎、中风、心脏病、脑瘤、前列腺癌，以及其他各种各样的问题可能会限制你可以选择的运动类型，但没有一种问题能够阻挡你去运动的脚步。

我步行穿过纽约的中央公园（这是全球最棒的通勤线路之一）去上班。至少有 10 年了，我一直看到一个老人在那里跑步。他肯定严重中风过，因为他跑步的样子是我见过最奇怪的跑步姿态——每一步，他都只能用自己身体完好的那半边跑动，而用意志拖着另外半边向前。中风可能也影响了他的体温调节功能，因为我从未见他穿过上衣。但他出现在那里，瘦弱衰老的胸腔，像史前人类一样，在暴风雪中光着上身。在我看来，他在艰难地和生活斗争。在暴风雪中，半裸着，迈着古怪、倾斜的步伐，但又如此鲜活。这个男人身上有着某种巨大的吸引力。不论他是谁，他在运动时面对的困难要远大于你的、克里斯的，或者我的，但他是位胜利者，因为他出现在那里，日复一日，年复一年。当你觉得你无法去运动时，想想这个男人。他中过风，连行走都困难，他才是真的无法去运动。但他去了，而且我肯定他很喜欢。我相信你也会喜欢的。

第8章　问题的核心：有氧运动
（克里斯篇）

　　想想吧……我们可以在任何时候随心所欲地燃烧柴油或汽油，这太棒了。大街上没有一辆汽车能够做到这一点。而且，我们可以在完全不使用氧气的情况下燃烧这些物质。这简直是奇迹。我们是否可以恭敬地提出下面这条建议呢？为了表示你对这台神奇机器的感激，你至少应该让它处于正常的工作状态。而且，这不仅仅是为了表示感激。如果你让它聚积起黑黑的碳渍和黏黏的污泥，它会爆炸的。你会失去性命。好吧，你也许不会死，但你要接受心内直视手术。哈里是否谈到了心内直视手术？我想没有。为了在这个稍微有些乏味的篇章中增加你的阅读兴趣，请用一分钟的时间考虑一下这种手术。最近，心内直视手术非常流行，这显然是因为许多人宁愿去做这种手术也不愿意阅读有氧运动方面的文字并进行实践。

实际上，这项手术也没有那么复杂。手术师只需要用刀子切开你的胸腔，然后用一把巨大的剪刀"咔咔咔"地剪开你那龙虾壳一样的胸骨。不要担心，他们已经做过一千次这样的事情了。然后，手术团队会把骨头掰到后面，以便让医生把手伸进去……嘿，你并不想了解心内直视手术，不是吗？你觉得这种事情可怕而讨厌。好的。一些心脏病患者表示，这种手术并不像听上去那么糟糕，但它具有，呃，侵略性。锻炼也具有侵略性……它每天要占据将近一个小时的时间，这太长了。如果你愿意，你可以跳过锻炼以及本章内容。不过，你最终可能不得不了解这种"为龙虾去皮"的技巧。我的倾向呢？我希望继续往下读一读。

▷ 长期目标

假设你对心内直视手术感到恶心。你应该做什么呢？当然是耐力训练啦。它可以把那些重要信号发送到细胞里。要想做到这一点，最好的办法就是设置长期目标并为之努力。最重要的目标是：一年以后，你应当能够在一段时间里（比如三个小时）进行"长慢型"（长时间慢速）有氧运动（你的呼吸很急促，但你仍然能够说话；你的心率是最高值的 60% ~ 65%），并且不感到疲惫。你应当能够在 60 多岁、70 多岁和 80 多岁做到这一点……并在 90 多岁做到这一目标的某种变化版本。这种运动的例子包括骑一上午的自行车或者以稳定的步伐进行徒步旅行。你应该每个月做一次类似的事情。在一些月份，你可以做两个小时，但你最好还是做三个小时；将它作为一次真正的远足和真正的承诺。将它作为你的训练重点，同时提醒你自己，这就是你需要实现的目标。如果你能达到这种程度的健康状况并将其维持下来，生活就会变得很美好，你也很有可能远离"龙虾捕手"。不过，我们认为你应该做更多的事情。你当然应该加上第 10 章和第 11 章讨论的力量训练，因为它可以解决一整套不同的问题。你还应该去做更高层次的有氧运动，以便让其他燃料系统参与进来。不过，不要忘记佛罗里达沙滩上的约翰。他只做"长慢"运动，但他也是我们的崇拜对象之一。

让我们继续前进。在第二个耐力目标中，你应当能够做一个小时的高耐力有氧运动（这是一种高强度运动，除了气喘吁吁地说几个单词，你无法说出其他话语；你的心率是最高值的 70% ~ 85%）。如果你能将这种节奏维持两个小时，那就太好了。不过，在这种情况下，你可能会转变成运动员。将这种运动维持一个小时已经很长了，而且这并不容易。如果能够达到这个目标，你就会获得非常好的身体状态。

最后，紧迫性最低的目标是，你应当能够在一两分钟的时间里进行真正的飞速冲刺或者其他某种速度最高的无氧活动（这是你在被迫停下来之前能够达到的极限）。这是最不重要的目标，但它值得考虑。你知道，这种运动使用不同的燃料和燃烧系统（性能极佳、事后造成极大混乱的超级涡轮无氧挡）。而且，让所有三个系统同时运转是一件好事。另一个优点是，它可以让你知道你那古老的"战斗或者逃跑"机制随时可以供你使用。我喜欢每周至少体验一次这种感觉，但是不同的人在这方面具有不同的喜好。

▷ 使用心率监测器的绝对必要性

你现在已经有了一些目标。那么，如何实现目标呢？第一步听上去很奇怪。你需要购买心率监测器。如果你最近没有进行训练，那么你可能觉得上一节提到的那些"最高心率的百分比"晦涩难懂，不是很有用。这个世界上有谁知道自己的最高心率或者自己目前使用的百分比呢？答案是，每一个稍微认真对待耐力训练的人。所有现代耐力运动员都知道自己在锻炼过程中每时每刻的精确心率水平，你也应该做到这一点。所有的现代训练都会要求人们为了不同目的以不同时间长度和不同强度水平（最高心率的不同百分比）进行训练。心率监测器是你打造和维持坚实有氧基础（aerobic base）的工具。它的效果好于你能买得起的其他任何设备，而且会使整个耐力训练变得更加有趣。

心率监测器是一种简单的设备，可以显示你的每分钟心跳次数。就这么简单。你可以购买一个能够分析唾液并且记住你母亲娘家姓氏的设备，但你并不需要这些功能。最简单、最便宜的型号就可以了。不过，你必须要有一件心率监测器。在你的训练中，它和一双像样的运动鞋一样重要。

人们对这条建议非常抵触。也许，这是因为心率监测器是一种新事物。或者，它有些令人毛骨悚然。你的确需要把这条黑色的带子系在已经很令人尴尬的乳房下面，就像一个上了年纪的自恋狂一样。而且，它是一种计算机……一些人仍然在抵制这种事物。它会妨碍你不断吹嘘自己锻炼得多么努力，这很令人讨厌。你可能还会找到不这样做的其他理由。好吧，没问题！这个不幸的身体是属于你的。不过，你应该知道这句话：每一个关心训练的灵魂都离不开心率监测器。每一个人，从体坛健将到像我这样的人。这种设备定义了每个人的训练规格，包括你。

心率监测器由两部分组成：一部分类似于手表，另一部分则是围在胸部的一条带子。这是世界上最简单的事物。带子可以监测你的心率，并把消息通过无线电发送到手表上。它可以时刻告诉你当前的

确定你的目标心率

让我们做一些详细的解释，因为这很重要。首先，用 220 减掉你的年龄。如果你现在 60 岁，你会得到 160。这是你的理论最高值。现在计算这个值的 60%。（你不需要使用纸和笔。100 的 60% 是 60，不是吗？ 60 的 60% 是 36，把它们加起来。你的最高值的 60% 是 96，就这么简单。现在计算 70%，再算算 80% 和 90%，记住这些数字。如果你很聪明，你可以再次进行心算，这样可以预防阿茨海默症。）你现在应该知道，三种锻炼节奏分别是"长慢"运动（最高值的 60% ~ 65%）、高耐力运动（最高值的 70% ~ 85%）和无氧运动（最高值的 85% ~ 100%）。记住你自己在这三个范围中的心率。

"每分钟心跳次数"（bmp）。在折扣店里，最便宜的设备是 70 美元，这个价格不算贵。

如果愿意，你可以阅读说明书。或者，你可以直接将其戴在身上，体验几天。看看手表上的读数，利用一个简单的公式算出你的理论最高心率：220 减掉你的年龄。这是一个粗略的最高心率值。你很快就会需要一个更加准确的数值，但你现在可以暂时使用估计值。然后，你只需要进行正常的锻炼，并且偶尔低头看一眼，看看你目前处于最高值的哪个百分比上。在你获得非常好的身体状态之前，不要试图达到你的理论最高值。

在某个相对较早的时间点，你可能还想知道你的静息心率。在一些时尚社区里，人们喜欢在鸡尾酒会上谈论他们的静息心率；所以，你最好做好准备。静息心率是对你的身体状态的一种粗略衡量。更重要的是，静息心率的变化可以很好地指示你的身体在不同时期的相对状况。测量静息心率的方法是这样的：当你上床睡觉时，把设备放在床边的桌子上。当你第二天早上醒来时，系上带子，把手表放在枕头上你能看到的位置。再次努力进入睡眠状态。当你感到困倦，勉强能够睁开眼睛时，看一眼监测器。上面写着什么？是否在 50……60……70 附近？很好，这就是你的静息心率。把这个数字告诉大家。随着时间的推移，当你的身体状况变好时，你的静息心率应该有所下降。如果你某天早上醒来时发现这个数字突然变高，这可能意味着你感冒了，或者处于宿醉状态，或者训练过度，或者你的心脏即将在当天某个时候停下来（开玩笑的）。如果你的静息心率很高，你应该在一段时间里降低锻炼强度，直到你的静息心率恢复正常。

哈里认为了解你的静息心率非常重要。如果你同意这种观点，你应该每天早晨在不使用监测器的情况下检查静息心率。（我们很古怪，但我们不会建议你将心率监测器作为余生的床边伴侣。）你只需要用古老的方式检查心率——用一根手指在喉结后面找到脉搏，将视线放在另一只手的某个地方，然后开始计数。这种方法缓慢而笨拙，不适合在公路上或者骑自行车时使用。不过，它适用于这种每天一次的测试。

下面这一点更加重要。当你的身体状况恢复到像样的水平时，你应该弄清自己的真实最高心率，它很可能比你用简单公式得到的数据高一些。如果你使用错误的最高值，那么所有的百分比——以及我们所有的优秀建议——都会失去意义。

获得真实最高值的途径是进行强度极高的锻炼。当你的身体状况恢复到合理水平时，你应该加大运动强度，直到你的心率接近理论最高值，比如达到理论最高值的90%。你感觉怎么样？如果再提高10%，你是否会累倒？试试看。如果你感觉不错，试着达到理论最高值。如果可以，超越这个数值。记住，你的最高值是你在现实中的峰值，是你在竭尽全力的情况下只能维持60秒左右的节奏。在你进入非常好的身体状态（并且做了我们让你做的体格检查）之前，不要试图达到你的实际最高值；相反，你应该达到这个值的附近，并且估计出它和实际最高值的百分比，比如90%或95%。根据这种新的估计重新计算你的数据。这件事是值得去做的。例如，我的理论最高值是150，我的实际最高值是170，这是一种巨大的差异。如果我没有意识到这一点，我的锻炼就无法达到应有的效果。

另一种寻找真实最高值的方法是进行压力测试。这应该很简单，但我必须告诉你，大多数压力测试负责人并不上心。你需要花费更长的时间，而且他们并不关心你的真实最高值是多少。所以，你需要努力提高强度，并且坚持要求在跑步机上停留尽可能多的时间。在你努力接近最大值的时候，你的身边最好站着一位心脏医生——以防你努力过度。

▷ **恢复率**

想获得另一项可以吹嘘的数据？试试恢复率吧，它是你从顶级运动强度转换成步行后 60 秒以内心率下降的速度。这是用于衡量有氧适能（aerobic fitness）的最好、最方便的指标。假设你以每分钟 130 跳的心率坐在动感单车上进行剧烈运动，这个心率也许达到了峰值的 80%。现在，转换成轻松蹬踩脚踏板的模式，同时查看监测器和另一只手上的手表。当你的心率出现下降时，立即开始计时（一定要等到数值开始下降以后再去计时；当你放慢速度时，你的心率一开始往往会上升）。看看你的心率在 60 秒以内下降了多少。每分钟下降超过 20 次的结果令人满意，而且这个数字越高越好。如果它下降幅度为 20 以下，你需要对你的有氧基础进行大量训练。如果你的恢复率达到 30 或 40，一定要告诉你所认识的每一个人。他们会感到厌烦的。当这个数值达到 50 时，请给哈里打电话，把这件事告诉他。我也很想知道，但我那天可能很忙。

▷ 一个小时的山中徒步旅行

下面是使用心率监测器的一个实际案例……它也许可以使你更好地理解心率监测器的用法和价值。本书的一部分内容是我去年冬天在阿斯彭进行"工作 + 滑雪"休假时写的。我们曾在那里生活过一段时间。大多数时候，我会在早上出去锻炼一个小时左右，然后坐在电脑前工作。下面是其中的一次锻炼。

这是我们住下来的第四天。我习惯了这里的海拔，但我的身体仍然停留在纽约时间，所以我早晨 5 点就起来了。即使是在早餐过后，外面也是黑的，但我能看出昨天晚上下了几英寸的雪。我穿得厚厚的，暖暖的，带上我的狗，开车来到斯玛格勒矿山小路的底部。魏玛猎犬安格斯已经 10 岁了，但是当我在靴子上系鞋带时，它还是在雪地里滚来滚去。它很喜欢雪，我也是。我们是一对老小孩儿。

斯玛格勒是一条陡峭的吉普小道，海拔从大约 2340 米延伸至大约 2700 米。整条道路上都有着不错的风景，可以看到小镇和滑雪的山峰。如果穿着厚重的靴子在雪地里行走，我可以在大约一个小时的时间里走上一个来回。当地的孩子可能只需要一半的时间。在小路底部，我看了看手表和心率监测器。我的静息心率是 65。这很好。

我很熟悉登山路线。我用监测器管理自己的节奏。前五分钟，我以 100 ~ 105bpm 的心率（我的最高心率的 60%）热身。接着，我以大约 120bpm 的心率（70%）前进了五分钟。我感觉自己走得很费力，所以我低头查看监测器。唉，只有 112。我深吸了一口气，加快了速度。当你认为自己正在以某种水平锻炼时，你常常并没有达到这种水平，这是一件令人吃惊的事情。你必须戴上心率监测器。在爬到三分之一的时候，我希望以 135 左右的心率（高耐力运动，70% ~ 85%）坚持 10 ~ 15 分钟，因为道路变得更加陡峭，空气也比刚才稀薄一些。道路三分之二处有一根电话线杆……以及一个陡峭的斜坡。我希望在那个位置达到 140（82%）。我稍微加快了速度，刚好在电线杆那里达到了 140。很好。

这里的风景也不错。我可以看到雪猫汽车沿着一座大山上的赛道前进。公共汽车和私家车满载着来自山谷的工人。到处都是令人惊叹的风景。这是最高端的高耐力有氧运动。

好的，这里的坡度有所提升，我要维持速度……也许我应该把步子迈得大一点，达到 145 以上。我自己的最高心率是 170，因此 145大约是 85%，我得认真使劲了。我想在最后进行一次无氧冲刺……达到 150 以上，即最高心率的 90%。如果你的身体状况不错，那么即使在高海拔地区，90% 的最高心率也不会使你冲开"顶阀"，但它的确可以清理你的"管道"。我们已经进入了最后一段长长的曲折路线。我喘着粗气，眼镜表面结了一层水雾。我向后推了推我的裘皮帽……试图让自己稍微平静一些。

我的心率仍然维持在 145 左右。我稍微提升了运动强度，开始以缓慢的速度跑了起来……并且注意脚下的冰雪。现在，我已经加快了奔跑的速度，向火车一样前进，转过最后一个弯道，登上了顶端的小平台。成功！好的，我用了 28 分钟。考虑到我穿着靴子，这个结果还不错。更重要的是，我的心率达到了 157bpm，大约是 92%。好极了。我只能将这种无氧水平维持几分钟，但这没有关系。我进行了一次认真的有氧锻炼——如果没有心率监测器，我很难完成这项任务——而且获得了一次消遣。这次行动很有价值。

　　然后是恢复。我立即查看了秒表和监测器，并在我的脉搏从157开始下降的那一刻设置了60秒的倒计时。时间到！好的。在60秒的时间里，我的心率下降到了120，降幅为37bpm。好极了。这充分证明了我的身体可以很好地适应有氧运动。我今天下午可能会在滑雪时撞到树上，但我不太可能突发心脏病。我无法保证这一点——心脏是个难以预料的家伙——但它的可能性很小。我以较快的速度朝山下走去，但我只能勉强将心率维持在最大值的60%。我本想跑起来，以便将心率维持在更高的水平，但我的靴子太滑了。我可不想扭断自己的脖子。你不能摔坏身体的任何部位，这一点是很重要的。我们有几次停了下来，因为安格斯的爪子里塞进了冰块；不过，它仍然先于我来到了车子跟前。我们离开了一个小时。和其他所有耐力捕食者一样，我们在路上买了当地报纸，要了一杯咖啡，然后径直回家。人们都还没有醒来；我们已经神不知鬼不觉地完成了一次出行，同时抵挡住了衰老的趋势。所有这些都是在一件小设备的帮助下完成的，而它只需要不到70美元。

▷ **一项基本的有氧运动计划**

　　好的，现在回归基础。我们不断声明说，这不是一本锻炼书籍，事实的确如此。不过，接下来的几页看上去与锻炼书籍非常类似。这是因为哈里的许多病人和我们的其他朋友要求我们提供一项简单的锻炼计划，供他们在锻炼的最初几个星期和月份使用。所以，我们拟定了一套通用的三级训练方案。当然，你应该记住，在这种事情上，一种方法无法适用于所有人。所以，你需要进行调整，使之适合你自己的情况。例如，一些人——也许是许多人——将在第一级和第二级上花费很长时间，不管他们的健康状况如何。我们认为每个人都应该在某个地方——即第二级——添加重量训练。不过，在你添加重量训练以后，如果愿意，你可以永远停留在"长慢"级别，尽管我们认为进行高耐力锻炼和无氧锻炼有许多好处。这是你的选择。我们唯一的警告是：不要欺骗自己。从你应该开始的地方开始并维持这种状态，直到你的确做好了继续前进的准备。不管是什么时候，持续性比强度更加重要。

如果你是正规的运动员，你从一开始就可以脱离我们的锻炼计划。这没有问题。和你的教练进行商讨，或者参考附录中提到的关于正规耐力训练的书籍，以制定自己的方法。不过，不管你多么健康，有一件事情的确适合你，那就是将我们推荐的不同锻炼类型混合在一起（最终实现每周四天进行不同级别的有氧锻炼，每周至少两天进行力量训练）。这种混合对于其他人非常重要，对于你也很重要，甚至更加重要。如果你是只为某种运动项目进行训练而且非常健康的大量人士之一，那么随着岁月的流逝，你的身体会越来越无法忍受这种单一训练。你所忽略的系统和肌肉群会出现衰退，使你的其他身体部位受到连累。

附录中的锻炼计划对所有这些内容进行了总结，但是我们也许应该更加详细地带你过一遍这项计划。首先，不管你的健康状况很好还是很糟糕，你都应该穿上衣服，戴上心率监测器，来到健身房或者公路上，然后开始热身。我本来不太喜欢热身运动，但我现在已经成了这种做法的坚定支持者。在我这个年纪，我能感受到这种差异。不管你是否感受到了这一点，在你50多岁或者60多岁的某个时候，你会发现，你需要花费更长的时间让你的血液运动起来，让你的肌肉和关节活跃起来。现在，我需要5分钟的时间。有时，我甚至需要10分钟。您可以摸索自己的方式，但是不要仅仅因为匆忙或者感觉良好而敷衍了事。即使是身价1000万美元的运动员也需要进行强制热身，以避免受伤。同样的道理也适用于你。

下面是另一个事实：良好的热身是避免受伤的绝佳方式；而且，当你变老时，受伤的风险也会发生变化。首先，你更容易受伤。其次，你更加难以恢复。所以，热身吧。

热身以后，缓慢地提高你的运动强度，不管你是在骑自行车、慢跑，还是在进行其他运动。将你的心率提升至最高值的60% ~ 65%，然后将其维持住。在第一天，根据你的舒适程度，将这种状态坚持10分钟、15分钟或者20分钟。放松几分钟。在回家之前，你可能会做一些伸展运动。你刚刚已经开始了为自己打造有氧基础的神圣过程……增加一些线粒体，拉出几条新的毛细血管，向你的全身发送一些新的信号。也许你为自己提供了一些C-10。干得好。非常好。

第二天，做同样的事情。如果第一天让你感觉吃不消，你应该减少运动量。如果你感觉良好，那就增加运动量。在第一个星期的每一天甚至更长的时间里，在"长慢"水平上（心率处于最高值的60%～65%）缓慢而坚定地前进。你的目标是在不出问题的情况下进行45分钟的"长慢"运动。（当然，你最终应该能够将这种运动进行两三个小时。）如果你在第一个星期、第二个星期或者第三个星期结束时仍然无法将60%～65%的心率维持45分钟，那也没有关系；你只需要继续坚持锻炼。这是你能做的最好的事情。你不需要着急。在这种训练方案中，打造有氧基础是最重要的事情。

证明你不适合继续前进的迹象之一是一个只能通过心率监测器获得的信号。当你在跑步机或自行车上以个人最高心率的65%运动时，如果你的心率突然蹿升10点或15点，那么即使你没有提高运动强度，你也已经达到了当天的短时极限。你应该慢下来，或者结束运动，后者的情况更加常见。你可以等到第二天再继续进行长慢运动。

我说的是蹿升，不是每分钟心跳次数向上"漂移"五六个单位。在锻炼一段时间以后，每个人都会经历某种上行漂移，不管他的身体状况如何。就在今天早上，我进行了加长的每日长慢运动——以最高心率的60%～65%轻松骑行一个上午。在接近终点时，我的骑行速度几乎没有变化，但我的心率上升到了70%。这是一种漂移，不是蹿升。你不需要放慢速度或者停下来。不过，如果心率上升到最高值的75%～80%，你应该放慢速度，或者结束运动，明天再来。如果你在长时间中断之后重新开始锻炼，你可能会在十分钟（而不是两个小时）的时间里达到这种极限。这没有问题。

在某个时候，你应该添加重量训练，进入第二阶段。我们将在第10章和第11章谈论重量训练。我在这里提到它是为了让你完整地了解这项计划。你应该在开始之前阅读关于力量训练的篇章，但你可以到了某个时候再将其添加进来。这个时间越早越好。

最终，一次锻炼应当持续 45 ～ 60 分钟，包括热身和整理放松。有氧训练和力量训练都是如此。最终，你可以添加更多的时间，但每周 6 天、每天 45 ～ 60 分钟已经足够了。我们不是要把自己转变成运动员；我们是要努力过上美好的生活。

▷ **你是一个耐力捕食者：发挥出你的本色**

当你能够进行 45 分钟的长慢运动时，你就需要加入一些高耐力有氧运动了。这是下一个层级，你需要达到最高心率的 70% ～ 85%。你不是必须要达到这个层级，但这是一种很好的做法。首先，这是因为你可以使用一种完全不同的燃料系统，而维持所有系统的运转是一件明智的事情。其次，高耐力锻炼会生成大量美好的 C-10，使你感到极大的愉悦。

你最终可能认为高耐力运动不合你的胃口，但你应该试一试。让这种燃烧葡萄糖的优秀系统运转起来；看看你是否喜欢它。实际上，如果你不需要使用它，那你就没有理由配备这个系统。而且，正如哈里所说，在过去，你的身体就是为了以这种水平运转而设计的。你现在可能看不出来这种特点，但你过去的确如此。想想吧……像我们这种胖乎乎的老家伙伸着舌头一路狂奔，以便和伙伴们一起追赶大羚羊，一追就是一两个小时。追赶美味的牛羚，抢在别人之前抵达动物尸体所在地点。听上去很奇怪，但你就是这样的人。试一试吧；它存在于你的血液里。

　　一次高耐力运动的过程大致应该是这样的。首先当然是热身，这一点永远不会改变。然后，以 60% ～ 65% 的最高心率运动 5 ～ 10 分钟。然后提升至 70% ～ 75%，并将这个水平维持 5 ～ 10 分钟。摸索你自己的方式。在你进行高耐力运动的早期阶段，这个强度已经足够了；它甚至可能适用于你的所有阶段。然后，将心率恢复到 60% ～ 65%。随着时间的推移，一定要变换不同的花样，以避免单调乏味。将强度提高到使你感到有趣但又不至于将你累垮的程度。最终，你应当能够在不是特别费力的情况下将 70% ～ 75% 的水平维持 20 分钟。一段时间以后，如你所知，你应当能够在身体不散架的情况下将最高值 70% ～ 85% 的水平维持一两个小时。

　　如果你难以达到 70% ～ 85% 的水平，你应该考虑参加某种有氧运动班。虽然我知道高耐力运动对我很有好处，而且令人愉悦，但我常常很难在一个人锻炼时达到这种状态。我发现自己很喜欢维持在 60% ～ 65% 的水平。不过，在动感单车班里，我总是能够进入高耐力区间；实际上，这就是动感单车运动的目的。其他类型的课程也具有同样的效果。

　　或者，考虑某种比较吃力的自行车运动或徒步旅行，比如前文描述的我在科罗拉多进行的那种运动。我们大多数人无法在后院获得像样的徒步旅行机会，但你可以通过多种方式进行高耐力运动。而且，不是所有方法都需要在健身房里吸入其他人排出的废气并且接受教练的吼叫。

▷ 战斗或逃跑：躲避的交通

　　最后的有氧运动阶段——添加一些真正的冲刺，或者做一些间歇锻炼，以便达到无氧水平（最高心率的85%～100%）——完全是可选的。不过，如果你的身体状况良好，那么这种运动是很有趣的。你无法通过其他任何方式大量分泌出与众不同的内啡肽，或者了解到一个令人愉悦的事实：当你在某个黑暗的暴风雨之夜听到古老的"战斗或逃跑"的召唤时，你不一定会成为别人的食物。不过，你不应该轻率而鲁莽地进行无氧运动，因为许多上了年纪的人不应该进入这个阶段。如果你的确想要去做无氧运动，你应该等到身体真正进入良好状态以后再去尝试，而且一定要先去和你的医生进行商量。一些人的确会死于这种运动。

　　好的，进入无氧阶段的方法是这样的。你要进行大胆的尝试，这意味着按照下面的方法进行某种运动。首先，和以前一样，你应该热身，时间也许比平时长一点，这样你就不太可能在真正进入无氧状态时伤到自己了。然后，进入某种心率水平，比如最高值的75%。在进行无氧运动（即"冲刺"或"间歇运动"）的日子里，75%将是你放慢速度进行休息的基础水平。在以75%的水平进行10分钟左右的运动以后，将心率提升至80%～85%并坚持五六分钟。回到恢复水平（75%）并停留两三分钟，然后用尽全力进行两分钟的高强度运动。也许你只能坚持一分钟。此时，你的目标是达到最高心率的85%～90%。现在放松下来，并在最高心率的某个比例上（比如75%）休息2分钟。然后再次尽最大的努力进行一分钟的高强度运动。

现在，你应该位于 90% 以上。休息 60 秒，然后再次发力。这就是"间歇运动"，用于帮助你将心率提上去。到了现在，你绝对应该位于 90% 以上。你可以进行第三次或第四次间歇锻炼，也可以不这样做。不过，很快，你需要进行更长的休息，先是在 75%，然后是在更低的水平。如果愿意，进行最后一次冲刺，然后回到 65%。坚持进行低水平运动，直到你的心率降至 60% 以下。干得好，完成了。

这就是我们对于有氧锻炼的介绍。首先使用附录中我们的运动计划，然后找到你自己的方式。永远坚持每周 4 天进行某种有氧锻炼。你会逐渐喜欢上这种运动方式的，我不骗你。

▷ 粉雪规则启动

在坚持读完所有这些有益的内容以后，你可能会想，"这种努力真的值得吗？"是的，它的确是值得的。你会时刻获得更好的感觉。而且，你偶尔也会获得飘飘欲仙的感觉。下面是另一个关于回报的故事。它也许应该出现在关于力量的章节后面，因为它也涉及力量训练。不过，你已经读到了许多关于力量训练的内容。让我们去雪地里玩上几分钟吧。

在前面提到的我在阿斯彭边工作边滑雪的休假即将结束的一个晚上，我们迎来了那一年最好的一场粉雪——降雪量接近 1 米。第二天早上，滑雪救护队在高地升起了 EPIC 旗帜。这不是一件经常发生的事情。许多粉雪迷已经来到了户外，一边从山上向下俯冲，一边朝对方呼喊。粉雪迷指的是能够在粉雪上滑行的孩子。他们住在寒酸的旅馆里，平时照料酒吧，管理停车场，安装墙板，以便能够在像今天这样的日子里待在此处。

起初，他们排成一条直线。当他们抵达山顶时，他们朝着最陡峭的地方俯冲下去。当他们一次又一次地在齐腰深的雪地里转弯时，出于纯粹的快乐，他们用真声和假声大呼小叫，这是一项悠久的传统。在山下镇子里开始吃早餐的游客和成年人隔着墙壁听到了他们的声音，感到了一丝不安。那天早上为这些人点餐的年轻侍者对他们不是很关心，因为侍者也听到了欢呼声，他们的心已经飞到了山上。

我和希拉里的好友洛伊斯在一起，因为希拉里自从七年前颈骨骨折（不是因为锻炼！）以来一直无法进行这种滑雪。她很健康，但她无法做这种事情。44 岁的洛伊斯有一份优秀的工作，有一个优秀的丈夫和两个很好的孩子，但是这些都和那天上午无关。那天上午，她的丈夫负责在家陪孩子。对她来说，这是"粉雪规则启动"的时刻。他们在橱窗上贴出了写有"粉雪规则启动"的标牌，然后锁上门，向大山进发。原来的规则通通丢掉，一切约定全部取消。他们欣喜若狂，放下了一切顾忌。

洛伊斯在东部学会了滑雪，她和汤姆搬到这个偏僻的地方是为了获得更多的滑雪机会。她是一个极好的伙伴，一个十足的瑜伽迷，而且极为强壮。这一点非常重要。这是教练和滑雪杂志永远不会提及的关于滑雪的肮脏小秘密之一。滑雪不仅是一项有氧运动，也是一项力量运动。你越是强壮和健康，你就越是能够从中获得快乐。他们不想让你知道这一点，但这是事实。滑雪需要技巧，也需要平衡。不过，力量和健康常常是滑雪的决定性因素，尤其是在粉雪之中。

每个人都知道，滑粉雪会带来很大的乐趣。不过，老实说，大多数人无法在滑粉雪时进行深蹲。他们总是摔跤，而且他们永远也站不起来，因为他们缺少将身体支撑起来所需要的臀部。他们感到害怕，因此坐在滑雪板上。他们仍然会摔跤。他们的大腿火辣辣地疼。他们回到家里，直到积雪变结实以后才会再次出来。洛伊斯和我属于第一批出来滑雪的人。她的孩子也许吃了早餐，也许没吃。不过，我们看到了飘扬的 EPIC 旗帜，因此我们赶到了那里。

山顶的天空蔚蓝而澄澈，被积雪覆盖的树木闪闪发光。这是你偶尔能够看到的落基山奇景之一。我们本应在更为轻松的路线上进行热身，但那样就太浪费了。粉雪的意义就在于坡度和深度。我们匆忙赶往诺思达……上半部分是深层粉雪中的轻松大转弯，下半部分是陡峭的大转弯。有两三个滑雪者在我们之前来过这里，但我们的每一次转弯都是在新鲜的雪地里进行的。当你找到正确的方法时，一切都像慢动作一样。你在跳舞，非常非常缓慢，然后非常非常迅速。你能感受到雪花在迅速飞向你的头顶。人们将这种现象称为"面部冲击"。在加拿大落基山脉的布加布斯，人们有时戴着呼吸管呼吸。这里不需要呼吸管，但这里的雪很深，而且极为轻盈。

我们置身于无数陡坡之中。这种地方总是有一些雪丘，但在这一天，它们都被厚厚的雪埋在了下面，就像熊在雪堆下面冬眠一样。我们将滑雪板直接瞄向最陡的斜坡，在熊的周围飞舞。重力将我们往下拉，雪将我们往上推。我们在二者之间舞蹈。洛伊斯和我肩并肩向前飞驰。我们大呼小叫，喜不自禁。我们一路下降，滑下陡坡和开阔的小山，在格莱兹巨大的树木之间穿行。然后向上，穿过钟形山脊，再次进入陡坡之中。

我们滑遍了山上的每一条双黑道。每一次我们都滑得很深，直到积雪全部被压实为止。我们重新滑上去，又重新荡下来。有一半的时候，在滑行的结尾，我们累得气喘吁吁。在一些地方，在雪况非常怪异的树林里，我们遇到了困难。在这里，优秀的滑雪者可以使用和雪道滑雪一样的技巧，但我不得不重新依靠股四头肌操纵滑雪板，扭过来，扭过去。到了 10 点左右，我们浑身已被汗水湿透，但我们感到非常愉快。我们并没有停下来。我可以激动地告诉你，我并不痛苦。我那上了年纪的股四头肌并没有感到疼痛。要是在十年前或者二十年前，我一定会疼得厉害。在那个时候，我还做不了这样的运动。就连洛伊斯的股四头肌也疼了起来。疼得厉害！我对这个结果很满意。瑜伽是一项优秀的运动，但是对于滑雪来说，它无法代替讨厌的有氧运动和重量训练。

大约下午 2 点，我们滑不动了。我们已经滑行了将近 5 个小时，其间进行了一些短暂的休息，并且迅速吃了点东西。我们在山脚下喝了啤酒，并且和其他孩子坐了一会儿。我和洛伊斯疲惫不堪，但我们对于自己以及今天的活动感到非常高兴。我们像孩子一样聊起了我们的一些滑行细节。我们自我吹嘘，并且轮流夸奖对方。我们认为我们非常美妙。显然，我们感觉非常美妙。然后，我回到家里，躺在了床上。我睡了 3 个小时。

当我醒来时，天已经黑了。在 40 年前，我是不需要睡这么长时间的，但这没有关系。那天早上，当人们在高地上升起 EPIC 旗帜时，我已经 70 岁了。而且，我像其他粉雪迷一样在山中嬉戏。当我转弯时，我会欢呼雀跃。为了我人生中纯粹的快乐。而且，镇子上的人也许听到了我的声音……包括那些正在点早餐的成年人。

第9章 "抛锚移船"技巧

（克里斯篇）

　　瞧，在你的余生里年复一年地每周坚持进行 6 天锻炼不是一件容易的事情。你可能会退缩。你可能会一连几个星期不去锻炼。你可能会说，让它见鬼去吧。我和哈里知道，你可能每年需要三四次小小的特别鼓励，以便让自己坚持下来。我们建议你了解一下"抛锚移船"概念。从未听过这种说法？好吧，它的意思是这样的。

　　有时，在有危险却没有风的地方驾驶帆船时，人们需要依靠"抛锚移船"方法脱离困境。船长会让人们将一只轻锚（移船锚）装在一艘大艇上，然后划行 1.6 公里左右的距离。当大艇上的船员抛锚时，留在大船上的人就会全员出动，拼命牵拉绳索，以便将船只拉到抛锚的地方。然后，他们会重复这个过程，直到他们抵达目的地。这听上去非常辛苦，但它也许是值得的，因为人们只有这样做才能抵抗海浪，使他们不被冲到下风岸，或者获得他们迫切需要的海岸炮兵的保护。

所以……请抛锚移船吧。跳出平凡的生活，设置一个需要拼命的目标，然后疯狂地为这个目标而努力，以便拯救你自己。

我和哈里认为，你需要偶尔做一点"抛锚移船"的工作，以便保持自己的动力。找到你自己的方法。在我们看来，你可以预订一次超出自己能力范围的冒险之旅，比如滑雪，徒步旅行，或者其他活动，然后努力训练几个月，以便使自己获得能够应对这项活动的身体状况。然后，以正确的方式进行这项活动。或者，你可以购买一件超出自己能力范围的装备，然后努力适应它。在一家优秀的水疗中心报名，然后执行他们的训练计划。或者，接触一项全新的运动或活动，比如壁球或瑜伽，然后深入了解这项运动，以便决定你是否愿意将其作为一项人生爱好。这听上去非常麻烦，但它也很有趣，而且非常有效。记住，你的人生是很长的。你需要一些技巧，以便维持自己的兴趣。

▷ 塞罗塔解决方案

当我很久以前迈进 50 岁的门槛时，我的孩子和一些好友聚在一起，给我买了一辆漂亮的公路自行车。我已经有一段时间没有骑自行车或者进行其他像样的运动了，他们认为这很糟糕。他们向一个名叫本·塞罗塔（Ben Serotta）的人寻求帮助。在生日派对上，在西装革履的欢乐氛围中，我的儿子蒂姆推出了这辆迷人的蓝黄色作品，引发了众人的一阵惊叹。我仍然记得蒂姆在发言时讲过的一句话："如果本·塞罗塔进入政坛并成为州长，他会成为一个快乐而成功的人。幸运的是，他没有这样做，而是投身到了自行车制造领域……"如此这般。那是一个美好的夜晚。

这是一辆正规的公路自行车。对于我那平凡的车技来说，它的车架太短，而且难以操控。不过，它实在太漂亮了——这个世界上几乎没有比古典钢制自行车更加漂亮的事物——因此我无法将其放在一边。我将大量时间投入到了自行车运动中，而且从未回头。它是我锻炼生涯的核心。随着时间的推移，我用上了其他自行车，但我仍然会偶尔骑一骑塞罗塔，因为我对它心存感激：是它将我拉回到了运动之中。许多和我一样年纪的人仍然在努力从事自行车运动，其中许多人购买了价格不菲的碳纤维或钛制崔克、莱特斯比、塞文斯以及其他自行车。哈里的一个朋友有一座车库，里面全都是这类自行车。

我猜本·塞罗塔现在已经成了真正的大明星，他可能没有时间，但我还是想给他打电话，看看他是否愿意再帮我一次。这是一项有趣的任务：为一个希望未来四分之一世纪在有病和没病的情况下以半正式的方式相当稳定地从事自行车运动的 70 岁客户制作一辆自行车。塞罗塔现在一定很忙，但他也许愿意设计一只超轻的"移船锚"，帮助我驶入晚年。

▷ **划向天堂**

哈里说，除了进入几所东部大学的两三个人，现在已经没有人划船了；因此，将我的怀特霍尔小艇写到这本书里是一种愚蠢甚至脱离群众的做法。不过，我才不管这些呢。划船并不是精英运动。自古以来，划船一直是体面人的娱乐活动。它是上帝赐给人类的恩典之一。第一个跳上圆木、划到河流对岸、使敌人目瞪口呆地站在岸边的家伙真是一个天才。同样令人惊叹的还有第一个想出倒坐划船方法的人，以及发明滑座和舷外支架，以便在划船时能够手脚并用的优秀人才。划船运动根植于我们的血液之中。目前，我们之中最幸运的人仍然在从事这项运动。我并不是说那些生活在水面上并且只知道充气艇、西格莱特船或柴油船的人对于海洋一无所知。不过，他们对于海洋并不是非常了解。

从我记事时起，我一直希望得到一艘带有滑座和舷外支架的怀特霍尔小艇。这是一种适用于比较恶劣的天气和开阔水域的船只。当我和哈里售出这本书的版权时，我已经写了关于经济的一章，因此我没有将预付款挥霍一空。不过，我购买了一件造型奇特的大衣，那是我从 16 岁时起一直想要的东西。我还买了一艘极为漂亮的蓝色划艇，那是由小里弗马林公司的杰出人才制造的。我根据我喜爱诗人的名字将它命名为"叶芝"。它有一个可爱的葡萄酒杯形船尾以及短柄小斧形状的船桨，这种船桨有 2.7 米长，比滑雪杖轻一些。小艇前进时就像火车一样……这是我在水里感受到的最优雅的运动之一。

这个世界上没有比划单人艇、怀特霍尔小艇或者其他任何优秀划艇更好的锻炼方式了。它当然是一种有氧运动，而且可以锻炼你的整个身体，同时又可以让你沉浸在某种节奏中，将你带向可以陶冶灵魂的地方。以昨天为例。那是一个特别温和晴朗的感恩节，我从长岛萨格港一直划到了谢尔特艾兰，然后返回萨格港，完成了一段长达三个小时的甜蜜之旅。我的周围没有其他船只。我的脉搏在大多数时候稳定在最高心率的 60%～65%，因此我为自己的有氧基础添加了几百个讨厌的线粒体和几公里长的毛细血管。不过，我所在意的并不是这些事情。我所在意的是身边和我处于同一视平线上的天鹅，还有它们离开水面时拍打翅膀发出的"啪啪"声和"呼呼"声。我所在意的是像小狗一样好奇地跟着我游走一小段距离的海豹。我所在意的是高高的沼泽禾草中的神奇入口；我划了进去，并且在那个没有人能看到我的地方坐了一会儿。我所在意的是又深又稳的划船节奏，以及船只在水中的美妙滑行。我所在意的是自己今年感恩节乘坐"叶芝"号在水中变得更加年轻这一美好而坚实的奇迹。我对此非常感激。实际上，像这样的一艘小艇是一只完美的"移船锚"，可以将你拉向……拉向永恒。

▷ 装备的一般规则

当你变老时，你应该知道并遵守一项重要规则：不管是在滑道上滑雪，在山中骑自行车，还是划船飞跃地平线，50 多岁、60 多岁甚至年纪更大的人在进行户外锻炼时都应该拥有能够用钱买到的最好的装备。这条建议并不像"哈里原则"那样重要，但它非常有道理。毕竟，在你 60 多岁的时候每天骑行 160 公里，在你 50 多岁的时候在大风里进行帆板冲浪，或者你在 70 多岁的时候在很深的粉雪中滑行并不是一件特别容易的事情。进一步想，每周 6 天一大早从床上爬起来进行训练这件事本身就不太容易。所以，如果你正在这样做，你就应该拥有像样的装备，在洗衣机和类似的垃圾物品上省出一点钱，买一件好装备。

如果你是那种保守的老家伙，认为使用古老的物品并进行大量修补、直到它七零八落为止的做法是一件值得自豪的事情，那么你应该丢掉这种习惯——你所修补的物品是无法与现代装备相比的。过去 20 年，几乎每一项运动的装备都得到了极大的改进，你那古老的垃圾在性能上已经被远远甩在了后面。例如，抛物线形滑雪板显然已经为滑雪运动带来了一场革命，它从根本上降低了进入中级阶段的难度，并且大大降低了成为专家的难度。你那对 1975 年的海德滑雪板在购买的年代很新颖，但是现在已经变得和半犁式接平行式转弯几乎一样古老。人们已经不再生产这种滑雪板了，这是一件好事。

自行车也是如此。我喜爱我那辆古老的塞罗塔，但它和新款自行车已经不在一个级别上了：现在的传动装置变了，车架材质也变了，还有制动器。一切都变了。虽然钢材在正规车手心中仍然占有一席之地（尤其是当你买得起优雅的理查德萨克斯自行车时），但对于长时间骑行来说，大多数钢制自行车无法与复合材料或钛制自行车相比。那么起动呢？这些新车几乎可以在你把脚踩上去的时候立即"暴跳嘶鸣"。

还有划船。如果你已经有一段时间没有划船了，你可以再等一段时间，直到用上那种短柄小斧形状的碳纤维船桨：它们在效率方面简直是一个奇迹。更不要说现代碳纤维单人艇或者像"叶芝"号那样的新式怀特霍尔小艇了。拥有固定座位和木桨的传统怀特霍尔小艇完全无法与之相比。我有一艘小艇，我知道这一点。网球拍呢？一样。还有徒步旅行靴。所以，你应该停下来，弄一件像样的装备。购买"叶芝"号的决定将我们的预算花得所剩无几，但这也是我做过的最好的事情之一。

关于这一主题，我和哈里之间发生了严重的分歧，因为他太保守了。他在小时候是一个正规的自行车手。他有一辆自行车。25 年前，他几乎用这辆自行车骑遍了整个国家。今天，用温和的眼光来看，我认为这是一件可爱的垃圾。哈里会扔掉它，再去弄一辆更好的车子吗？不！他拥有新英格兰人的所有那些优点，花钱会让他肉疼，而穿着古老衣物和修理破旧的设备则是一种提升灵性的方式。哈里拥有一件古董级毛衣，真是可恶！他是否知道自己还会将这种呆滞的状态维持多久？快醒醒，哈里！弄一些像样的东西来！

冷酷而轻蔑的妻子可能认为好装备是一种"玩具"。实际上，好装备是一种救命机器，它将拯救你的生命。"叶芝"号应该被摆放玻璃柜里，放在起居室中间，并且贴上一块黄铜标牌："如遇衰老或绝望等情况……请敲开玻璃……爬到船上！"要想了解关于优秀新装备的有趣信息，请访问我们的网站：www.youngernextyear.com。

▷ **高耐力假期**

杀手级旅行是更为常见的"移船锚"。和之前一样，我特别推荐骑自行车和滑雪，或者徒步旅行，或者皮艇。不过，你应该设置足够大的难度，使其成为真正的"移船锚"。前一段时间，我去了巴塞罗那一所为期一周的自行车培训学校。这是从事此类运动的一种很好的模式。学校自称拥有"真正的培训和真正的乐趣"，这正是"移船旅行"应该具有的特点。这里有一些严肃的培训，由一些真正的职业人士提供，包括美国上届女子自行车赛冠军。她懂得一些知识，而且看上去比格温妮丝·帕特洛 ① 更加强壮，这当然很好。你可以在俯瞰巴塞罗那的陡峭山峰之中以及世间少有的美丽海岸线上进行美妙的 130 ～ 160 公里骑行。营地里有两百名瑞士自行车手，还有一些瑞士教练，他们的幽默程度不尽相同。不过，我学到了一些简便易行的知识（即使你感到上气不接下气，你也应该进行充分的呼吸；这将使氧气交换更加高效，而且可以明显降低你的心率），而且我整个星期都在进行长达几个小时的高强度骑行。没有什么比这种事情更能激励和鼓舞你在未来几个月进行每日锻炼。而且，不要认为你必须去西班牙；你可以在本地找到许多类似的机会。

今年 6 月，我和一个老朋友以及我的教子进行了另一次名为"骑行落基山"的旅行。这是丹佛一家报社举办的为期 6 天的自行车旅行，旅行任务是翻越科罗拉多州的大陆分水岭。我做过许多次这样的旅行，它们一直是我最喜爱的"移船锚"。它们极为便宜，而且是一种很好的锻炼方式。大约两千人的队伍每天骑行多达 160 公里的路程，穿越高达 3600 米的山口（拉夫兰！拉比特厄斯山口！埃斯蒂斯帕克！

---

① 美国著名电影女明星。——译者注

这都是赫赫有名的地方），晚上在学校和体育馆里扎营。一辆巨大的卡车负责运送你的行李和睡袋。美好的骑行，美好的友情，这是最重要的事情。像这种旅行以及西班牙那种旅行可以为你带来持续几个月的期待和持续几年的回忆。它们专注于你的训练，而且可以让你坚持前行。此外，它们还非常有趣。

▷ 一次不愉快的经历

应该说，它们在很大程度上非常有趣。你应该抱有一种灵活的期望，因为正如我在去年冬天发现的那样，你可能会犯错误。你可能会受伤，丢脸，羞愧。下面是一个令人悲伤的故事。去年夏天，我在一年级结识的朋友奇伯打来了电话，他说他为这本书想到了一个好主意：我应该在 12 月前往佛蒙特州斯托市，和他共同参加他在那里举办的年度大师滑雪竞赛集会。我可以将老家伙们参加运动的故事写进书里，提高我的滑雪技能，并且做一些能够让我保持健康的事情。很好。在六个月之前，这些事情听上去都很好。

自从我到西部滑雪以来，我已经有 30 年没有去过斯托了。由于我感觉自己现在的技术还不错，因此我有点想回去看看。我的技术还赶不上奇伯那种水平，但比我在 1970 年的时候强；我希望在故地炫耀一番。而且，我在那里还有亲戚。算是吧。在斯托人开始滑雪之前，我母亲那个家族的一个贵格派分支已经在那里耕作了一百年。当我的母亲 1941 年 9 月开着她那辆绿色拉赛尔带着我们前往那里时，我见到了这个分支最后的成员：三个"比奇洛女孩"。

我喜欢这次旅行。母亲谈论了 19 世纪 90 年代当她还是孩子时，埃里亚奇姆·比奇洛（可能是她叔叔）用一对牛在地里收割庄稼的故事。我上了一堂挤奶课（我现在仍然能感受到我用紧张的手抓着奶牛乳房时的情景，尽管我已经 65 年没有碰过奶牛了）。"比奇洛女孩"们在装饰朴素的门廊上一边缝被子，一边争论，并用贵格派语言"汝"啊、"尔"啊地相互称呼。"苏西（Suzie）！汝之埃舒斯特松在何处？"埃舒斯特松是一种号角状助听器。（想想吧，我见过使用号角状助听器的女士。）这些女孩现在应该全都位于城镇中央白色大教堂后面的小公墓里——这没有关系，农场应该还在，我可以去看看农场，我还可以顺便去公墓向逝者致敬。

那个农场我只见过两三次，但它对我具有特殊的重要意义。我的母亲小时候经常去那里，因此她一直在谈论这座农场。而且，那些比奇洛女孩曾经帮忙抚养过我的母亲，她们一生都住在那里。那座古老而可爱的农舍俯瞰格林山脉以及位于丹佛斯、蒂弗顿和楠塔基特的六个与之类似的农场，而这些事情我只是听说过而已……它们一直在我的潜意识里发出细微的声响。当我们在狂热的世界上以喧嚣的生活方式走向某个讨厌的终点时，它们可以使我在恐慌中获得一丝安慰。

公墓被积雪盖住了。我一直没有找到那座农场。滑雪的部分也不是很好：它既可怕，又令人羞愧。问题出在奇伯和他的小伙伴身上。他们是非常正规的竞速滑雪选手。我并不是说"最后一个到达底部的人是臭鸡蛋"。我指的是具有旗门、奇怪装束和危险性的大师级竞赛。

在某个时候，我认识到了这一点。随着时间的临近，我试图退出。我说，我的身体状况还不够好，我生过病，我经历了长途旅行，诸如此类的理由。我对希拉里说了这件事情，她说，好的，她也担心我会受伤。

"哦，"我愚蠢地说，"不是这样的，是尴尬，我会表现得像个白痴一样。"

希拉里只停了一秒钟。"你是说，你之所以退出，是因为你会感到尴尬？"

我任性地说，我不是在"退出"；我根本就没有开始，因为我刚刚生过病。也许我有一点胖，我的身体状况并不是特别好。

"但是在这本书里，你和哈里一直在努力说服那些可怜的人离开乐至宝沙发，走进健身房，连续几个月在人前丢脸，"希拉里说，"现在，你却因为自己可能在五天时间里感到尴尬而待在家里。这太不像话了！"

她冲着我一阵狂喊。然后，她给哈里打了电话，后者对我一阵狂批。真是个讨厌的家伙。"如果这是真的，"当我接电话时，他说道，"我想这有点不成熟，而且，如果你感到了某种尴尬，这可能会成为这本书的优秀素材，希拉里说得没错，我们在某些时候可能有点傲慢，这对你可能是一件好事。"

"对我！那你呢？一个和蔼而温馨的医生，为一些只想坐着看电视的肥胖而恐惧的老绅士提供户外锻炼建议，这个世界上还有比这更加傲慢的生物吗？如果我们需要接受磨炼，为什么不是你去参加这次可恶的竞赛营呢？"

"我不行，"哈里平静地说，"我太年轻，而且，你知道，我有一份全日制工作。另外，这并不是因为你比我更加傲慢……"他停了一会儿，以便思考这件事："这是为了这本书的整体效果。实际上，这是为了我们两个人，还有读者。这非常人性化。"

"看在上帝的份上，我不需要人性化，我最不缺的就是人性化，你去吧。"如此这般。不过，他当然去不了，或者不愿意去。他和希拉里是立在我面前的一堵墙。我寄出了支票，并且拼命努力，希望在不到三个星期的时间里达到良好的身体状态。

让我向你稍微介绍一下我的训练过程。这很无聊，但它可以让你对于交叉训练、热身以及类似有益活动多一些了解，这些事情也许是你应该知道的。首先，我采取了完全错误的起步方式，那就是试图去做过多的事情。我的身体状况显然并不糟糕，但我的状态还不太适应大师滑雪竞赛营。大师级滑雪者是一群与正常人不同的家伙。因此，我迅速加入了一个高强度训练班，这个课程的内容包括许许多多挤压股四头肌的下蹲、跳跃和俯卧撑。当我加入进来时，班里的其他男生女生已经进行了几个月的训练。而且，这一小批运动健将之中没有一个人超过 35 岁。我想，管他呢，我已经连续多年对我的股四头肌进行了高强度使用。不会有问题的。

事实并非如此。你所锻炼的还是同样的肌肉，但你显然在以不同的方式对其进行训练。你的肌肉并不适应这种方式。骑自行车和动感单车是很好的运动，但它们只能在很小的范围内加强你的腿部力量。我现在暴露在了这个范围以外，而且远远超出了这个范围。一开始，这种训练还算有趣。我们跳上 13 厘米高的台阶，然后跳下来，跳到很远的地方，变成深蹲姿势，用手掌触摸地板。然后，我们迅速跳过台阶，跳到另一侧，然后做出同样的深蹲姿势。接着，重复这一过程，大约重复 20 次。好的……没问题，我做到了。不过，这只花了大约两分钟时间，而一节课的时间是一个小时。情况变得越来越严重。我还记得一个小小的数字：高高跃起 10 次，然后立即趴在地板上，做一组与之相对应的 10 个俯卧撑。幸好，我现在可以做 10 个不标准的俯卧撑……这是一种奇迹般的进步，因为我在 5 年前一个俯卧撑也做不了。不过，这仅仅是开场时的一点点乐趣。现在，做 9 次跳跃，然后是 9 次俯卧撑，依此类推。当你拼尽全力做到"1"时，你可以停下来吗？别做梦了，回到"10"。将整个过程重复 5 次。

我连一次也重复不了。因此，我站在那里，看着别人，就像一头被斗牛士下手过重的公牛。我在众人结束之前早早退出了训练。有趣的是，这不是有氧运动的问题。问题出在肌肉上。我的肌肉疼得厉害。

我瘸了好几天。我瘸得非常厉害，连走路都疼。该死，我连睡觉都疼。好吧，这件事为我们所有人提供了三个教训：第一，如果你上了年纪，不要全力投入到一项新的运动或训练活动中，即使你的身体状况非常好，你也应该让你的肌肉逐渐适应这项运动；第二，做一些交叉训练，作为日常训练计划的一个组成部分，以便获得一定的训练广度和灵活性；第三，当你将移船锚抛向大海时，应该在它入水之前放手，否则，它会将你拉进大海里。

▷ 前往斯托：真人表演（包括男人和女人）

大师滑雪竞赛集会是由五六十岁的疯狂人士举行的集会。在我介绍的这场集会中，参与者是从45～88岁的新英格兰人，他们非常喜爱滑雪竞赛，喜爱到了无可救药的程度。你听说过粉笔和奶酪之间的著名对比，不是吗？休闲滑雪者（我）和竞速滑雪者（这些家伙）之间的区别就像粉笔和奶酪之间的区别一样。对于大师滑雪竞赛集会，我的经验并不比金毛寻回犬更加丰富。至少，我是一个理性的人，竞速滑雪者则像潜鸟一样疯狂。

考虑营地第三天，也就是最糟糕的一天的场景。当时是上午7:45，我们在无盖货车附近的热身小屋里。这是美国东部的滑雪场。这座热身小屋是一座巨大而简陋的棚屋。在阿斯彭，人们在这种棚屋里放置重型机械或大型宠物。这里的一个微型杂货商店以极低的价格销售令人作呕的食物。如果这些食物可以食用，那么它们的价格实在是太令人惊讶了；当然，这个假设的前提并不成立。这没有关系，因为在这里滑雪的都是勤劳的新英格兰人，他们用牛皮纸袋带来了自己的午餐。他们每天都会把纸袋折起来，以便重复利用。他们的食物也很难吃，但他们至少不需要花钱。不管怎么说，他们对食物并不是很在意；他们关心的是滑雪，他们对滑雪极为关心。昨天下了很大的雪，但是今天应该会下雨。这些家伙中的大多数人带来了巨大的垃圾袋，以便在下雨时穿着垃圾袋滑雪。我没有垃圾袋。我不需要这种东西。

在棚屋的一头，我的新朋友们正在穿戴他们的装备，以便在8:00出现在山坡上，那应该是黎明时分。我在一生中的大部分时间里都在滑雪，因此我对这项运动的许多小仪式都有所了解，但是这里正在进行一些新的仪式。不仅仅是垃圾袋，还有比这更加糟糕的事情。

　　一群 65 ～ 70 岁的、长相漂亮的老妇人正在郑重其事地努力将塑料护具绑在小腿上。其他人正在平静地将类似的装备绑在前臂上。在某种程度上，我是装备的狂热爱好者。对于几乎每一种滑雪装备，我都会收集许多不同型号的产品，但我之前从未见过这样的装备，我甚至没有听说过这种事物。他们告诉我，这种东西叫做"护甲"，它受到了全世界障碍滑雪赛选手的喜爱。实际上，由于它是一种非常基本的装备，因此一个将其忘在家里的娇小的老妇人静静地用自己的莱泽曼小刀在一个大纸板箱上切下了一些纸板，将其改造成了自制护甲。她将纸板套在小腿上，并用强力胶带将其固定住——她恰好随身携带了强力胶带，我感到有些头晕。

　　一位 86 岁的男士坐在角落里，正在用他自己的莱泽曼小刀摆弄他的头盔。他在检查固定面罩的螺丝是否已被拧紧。我从未见过带有面罩的滑雪头盔。除了我，屋子里的每个人都有一件这样的头盔。"这到底是什么鬼？"我用哀怨的语气向奇伯问道。我们为什么会出现在这个阴森恐怖的房间里，和这些老年疯子在一起？还有，他们在做什么？

　　奇伯愉快地解释说，我们之所以出现在这里，以及他们之所以进行精心的打扮，是因为今天是"障碍滑雪日"。你可能会滑得慢一点，不会有事，克里斯，但是这些 60 多岁、70 多岁和 80 多岁的人将会沿着冰槽飞下来。他们会故意撞在指示转弯位置的障碍杆上，因此他们希望为自己提供保护。实际上，这些妨碍合理下山路线的杆子被安装在了弹簧或平衡环上，可以被强壮的滑雪者撞倒。这些人只有滑雪靴会出现在杆子的"正确"一边。他们那尖叫着的、长满皱纹的身体的其余部分将被危险地抛向杆子。他们当然必须将杆子撞开。因此，他们会巧妙地用胳膊、小腿、下巴等部位撞击障碍杆。他们喜欢这样做。他们期待着这一天。

我可不这么想，我想回家。我对奇伯说，回家可能是一种明智的做法。"不，"奇伯说，"你不会有事的。我看到了你过去两天的表现，你不会有事的。"

实际上，这是一个小小的谎言。我的确参加了障碍滑雪。我以在我看来足以摔断脖子的速度从那座可爱而古老的山上猛冲下来，尖叫着在结冰的滑道上进进出出，偶尔撞上可怕的柱子，并且常常完全冲出滑行路线，扎进树林。整整一天，我一直心惊肉跳，笨手笨脚，狼狈不堪。这和我之前预料的一样。你无法想象在专心进行了五六十年滑雪运动的极为挑剔的群体面前，在带有冰墙的深槽中进行一系列紧张滑行有多么危险和令人不快（即使你的速度并不快）。我再也不做这样的事情了。

不过，还有一些美妙的事情。

这些人是一群出色的滑雪爱好者，其中许多人60多岁，还有许多人已经70多岁甚至80多岁了。有一位65岁的优雅的女士曾经做过1960年奥运会的第一替补。相信我，她看上去仍然具有这种水平。还有三位80多岁的男士……我无法相信他们竟然如此轻盈。他们不是在滥竽充数，不是为了重温旧日时光而参与最后一次运动，而是在认真地滑雪。而且，他们显然非常快乐。有一位大约不到60岁的女士，她是我所见过的最出色的滑雪能手之一。作为一个高大而健美的斯堪的纳维亚人，她在山坡上以令人难以置信的优雅动作依次穿过每道旗门。奇伯说，她以 80 公里 / 小时的速度滑行时也能做出完全相同的优雅动作，而且她经常能够达到这种速度。我从未达到过这样的滑行速度，而且我并不想做到这一点。不过，我可能会再次回来欣赏她的表演。

另一个可能使我再次回到这里待上一两天的令人信服的理由是，我从未在如此短暂的时间里学到如此丰富的知识。优秀的竞速教练为我提供了许多帮助，但对我帮助最大的还是我的滑雪同伴。他们都很愿意为一个像我这样的无知者提供指引，就像我小时候成年人愿意教导所有孩子一样。一位老妇人对我提出了尖锐的指责，并且说："看在上帝的份上，请把两条腿分开！""我已经把两条腿分开了！"我抱怨道。"哦，拜托，"她嘲讽道，"像这样！"然后，她轻盈地飞走了。原来，她就是那个差点参加奥运会的人。因此，我稍微增大了两条腿之间的距离。

一天晚上，我在一座拥有 20 世纪 50 年代传统的小木屋里参加了一场鸡尾酒会。这是一场佛蒙特鸡尾酒会，拥有五种不同的炸土豆片和一份用脱水洋葱汤制作的调味汁。这是一场欢乐的派对。参加派对的一群大师级竞速滑雪者 20 年前就走到了一起，他们彼此认识，而且彼此喜欢。派对上有许多关于滑雪的谈话，许多关于竞速的谈话，以及许许多多老朋友之间的八卦。这是一种良好的氛围。稍后，我们将在这本书中谈论当你年纪变大时建立新的联系（并且维持旧有联系）的必要性。在这项任务上，这些男男女女表现得非常好。顺便说一句，这也是一项基本的人生建议：将一个运动团体或者体育团体——比如你的自行车好友或者游泳好友——打造成一个"联系和承诺"互助小组。这种互助组类似于读书会，但是比读书会更加紧密，也更加古怪。

谈谈积极向上的事情吧！有一位英俊的老绅士，他的新任妻子刚刚加入这个群体。他们都是正规的滑雪者。他们在一起的新生活显然使他们恢复了青春。约翰当时 88 岁，他的新任妻子 85 岁，但是他们的外表和言谈就像六十出头的人一样。奇伯告诉约翰，我在阿斯彭生活了一段时间，约翰立即产生了兴趣。原来，他和阿斯彭之间有一段有趣的故事。他在阿斯彭滑雪场出现以前就来到了那里。在第二次世界大战期间，他加入了具有传奇色彩的、驻扎在赫尔营的第 10 山地师，这是曾在意大利山区进行英勇战斗、随后成为美国滑雪运动发起者的滑雪骑兵之一。这个人曾经领导一支队伍从赫尔营连夜赶到即将消失的矿业城镇阿斯彭。他的一个骑兵、年轻的（后来大名鼎鼎的）弗里德尔·法伊弗说："这里将会成为一座伟大的滑雪城镇，我将在战争结束后回到这里。"他的确是这样做的，接下来就是著名的滑雪历史了。你可能对于这个故事没有什么感觉，但它让我感到非常激动。

第四天，我的好运来了。下雪了。很大。至少 0.6 米。在这个到处都是冰的地狱里，这场雪已经接近了历史纪录。而且，这是粉雪，不是常见的东部垃圾。你无法在这么厚的雪地里进行竞速滑雪，因此营地放了假，我们迎来了自由活动的一天。要知道，那些优秀的老家伙可以在任何场地上滑雪，其中显然也包括粉雪，但这有点像是一种平衡调剂。我们像疯子一样在粉雪里欢笑，一直滑到了天快黑的时候。其中包括两个 80 多岁的人，他们一直滑到了最后。我无法告诉你在那些山坡上、在深深的粉雪之上和这些人肩并肩向下俯冲是一件多么快乐的事情。

好的，我们可以得出一些经验教训。做一些使你吓得魂飞魄散的事情——或者使你觉得尴尬或者感觉自己像是傻瓜的事情——的确有一定的道理。在大多数情况下，你不会因此而丧命，而且你可以获得令人兴奋的陡峭的学习曲线。在一个很容易使你关闭心门的年纪，它可以开阔你的视野。此外，恐惧是令人难忘的。年纪变大的诅咒之一就是时间会加速，每天的经历似乎没有什么变化。你想让时间变慢吗？想记住一些事情吗？如果你不是竞速滑雪者，你可以参加竞赛营。如果你不是自行车手，你可以进行一段漫长的自行车旅行。我会清晰地记得我在斯托的那个星期，直到我去世那天。

最后一点：角色榜样。当然，我并不是说像奇伯和他的朋友这种真正的运动员所做的事情可以为你我这种普通人的生活提供指导。不过，我的确看到了三个80多岁的人在户外从事滑雪运动。他们并不总是看上去很棒，但他们看上去相当不错。而且，他们在进行户外运动。这才是重点。我的目标？我不想成为大师级滑雪选手，但我显然希望自己能够在85岁或者90岁的时候进行户外运动。而且，我希望你也能够进行户外运动。

现在想来，"大胆尝试"才是"抛锚移船"的精神核心。关于"移船旅行"和"移船设备"，你可以找到无穷无尽的优秀想法。不过，这些方法有一个共同的主题：让你的活动郑重其事且充满乐趣，然后进行大胆尝试。

第 10 章 痛苦的世界：力量训练

（克里斯篇）

某人溜到你跟前说"嘿，我有一个好主意！我们可以去健身房，举一举非常沉重的力量器械，直到我们疼得厉害、不得不停下来为止！"的频率是多少呢？一周一次？一年一次？让我猜猜。一次也没有？这是为什么呢？因为举重是一件愚蠢的、令人尴尬和痛苦的事情，这就是原因。

我还记得我第一次决定闯进举重房时的情景。当时我住在阿斯彭，那里的人们往往会将举重房藏在"水疗中心"里，后者从外面看起来很正常，颇具迷惑性。你可以看到许多昂贵的灌木丛和许多玻璃。进门以后，一个漂亮的女孩会收走你的银子，为你登记一年的时间。这件事发生得非常迅速。那个漂亮的女孩接过你的信用卡，说："顺便说一句，我是尚特雷尔，让我带你看看游泳池。"于是，她这样做了。游泳池很不错。然后是挤满有氧健身操练习者的快活的房间，以及散步机和固定式自行车。很好。这些看上去都很好。

接着，你开始谈论正事："那么，请问，你们，呃……有没有举重房？"

尚特雷尔的脸上闪过一丝不快："当然，当然，让我们去看看吧。"她回头匆匆扫了一眼柜台，做出"刷他的卡！"的口形，然后走下橡胶台阶，走进一片地下空间。这里看上去既像旧式驱逐舰轮机舱，又像女性施虐狂的物品寄存室。这里有许多瓷砖和镜子。地板上有下水道，因此当他们对你感到不耐烦时，他们可以用水管向你喷水。到处都是巨大的带有黑色衬垫的钢制机器。起重机、捻丝机……足以将卡特彼勒拖拉机累倒的机器。还有许多将这样或那样的事物连在一起的光滑金属丝，它们似乎是用来将漂亮女孩绑起来的。即使这些女孩费尽九牛二虎之力要想获得自由，他们也不太可能取得成功。还有年轻的男人，这些人的肱二头肌和脖子上全都是奇怪的血管，就像是皮肤下面胖乎乎的蠕虫，又像是充了气的通心粉。这是一个可怕的场所。

"听着，你很可能有许多事情要做。我只想——"

"不，不，"尚特雷尔迅速说道，"你已经付了钱，你已经穿好了衣服，让我把兰斯叫来，哦，兰斯……"

一个家伙赫然出现在眼前。他有着深褐色的皮肤，你从未在一个人的嘴里见过这么多的牙齿。他还算好看，但是某个地方出了严重的问题。比如，他的身体不是特别合理。而且，他脸上的棱角……实在是太尖锐了。这个家伙是……

兰斯（或者叫做比夫或霍克[1]）说："嗨，让我带你转转。"然后，他开始滔滔不绝地谈论各种机器以及他的特别训练技巧。不过，你并没有听到他的话……你只是紧张地看着他的身体，因为你意识到，他几乎一定是一个人形机器人。而且，他的制造者在体现生命特征的非常重要的小细节上非常吝啬。还有，他的制造者也许是个外国人，因为他的穿着很滑稽。他那小小的红色短裤在巨大的大腿上显得非常袖珍。而且，他穿着带有巨大袖孔的无袖 T 恤。透过袖孔，你不可能看不到他的胸肌——这个部位也可能被人用其他名字来称呼——还有他的腋窝。他的腋窝是你所见过的最深邃、体毛最重的腋窝。你甚至可以在里面养狼獾。你想要后退一步，以免他的睾酮溢出来，滴在你的运动鞋上。你想要离开这个鬼地方……

你会想，这个人为什么要在一本宣扬锻炼的书中向我讲述这些事情呢？我之所以向你讲述这些事情，是因为我希望说服你找到一位力量教练——也许这位教练不像兰斯那么糟糕，但他仍然很糟糕——然后学着进行力量锻炼。随后，在你的余生中，每周进行两天力量锻炼。我想让你知道，我和哈里已经意识到，这不是一个在直觉上具有吸引力的想法。在一生中定期进行力量训练的做法听上去愚蠢、可怕、令人厌恶。而且，如果它不是这本该死的书中最好的建议之一，

---

① 比夫意为拳打，霍克意为强硬派。——译者注

我们甚至不会提到它。一旦你克服了羞耻、恐惧和厌恶，力量训练将会使你感觉良好，并且使你在余生中保持健康。实际上，由于它非常重要，因此哈里专门用他的第三条原则来强调这条建议。第三条原则是这样说的：在你的余生中，每周两天用力量器械进行严肃的力量训练。

▷ **回报**

还记得吗？我们谈论过当你 50 岁时将你往回冲的浪潮，这股浪潮想要将你冲到海滩上，那里的海鸥和螃蟹准备对你做一些令人不愉快的事情。举重是你能够采取的使自己远离海滩的重要行动之一。原因有三点：你的骨骼，你的肌肉，你的关节。最后一点是最重要的。

首先是骨骼。在正常情况下（请记住，"正常情况"不再对你有利），在 40 岁以后，你每年都会失去 0.3% ~ 0.5% 的骨骼质量。没错，这股浪潮正在以大约每两三年 1% 的速度将你的骨骼从你的身体里吸出去。这件事和其他事情一起，使我们所有人变成矮小的老家伙，弯腰驼背，形象愚蠢。你会跌倒，摔坏腰部，永远卧床不起。

还有肌肉质量，它也会在这股浪潮中减少，使你年轻时美妙的肌肉在老年时布满干巴巴的皱褶，使你衰弱到无法做任何事情，比如在必要时跑到街道对面，或者从浴桶里爬出来，或者滑雪，或者取乐……以令人愉悦的方式将你的盆骨前后移动。无论如何，你都会在年纪增大时失去一部分肌肉细胞；这是你无法改变的事情之一。

在你的年纪，你的关节——相互啮合的骨骼以及辅助它们的肌腱、筋和黏稠的骨膜——更加重要，因为如果你不采取行动，它们会首先完蛋。当你年纪变大时，将肌腱连在骨骼上的小夹子会变得硬脆无力。它们会萎缩。它们会在你不知道的情况下松开。骨骼之间黏稠的护垫也会变干，导致你在移动时发出轻微的"嘎吱嘎吱"的声音。你会受伤。所有这些事情共同促成了关节的老化，它几乎比其他任何事情更能导致你的衰老。当你的关节衰退时，你会不断受到疼痛的折磨。你会以滑稽的姿势走路，你会摔倒。你会变老。

　　听上去很糟糕，不是吗？下面是一个奇怪的事实。提举沉重的力量器械可以阻止上面的大多数事情。每两三天提举沉重器械的做法基本上可以阻止骨骼流失，阻止（或者弥补）肌肉流失，阻止肌腱的衰弱，恢复黏稠的骨膜，摆脱疼痛。有氧锻炼更多的是阻止真正的死亡，但力量训练可以使你的生命变得有价值。它可以避免你的肌肉块变成垃圾，避免你的骨骼变成粉末，避免你的关节在你以可怜的步态行走时疼个不停。它是事情的关键。如果它不是事情的关键，我们就不会让你进行恐怖的重量训练了。下面是另一件奇怪的事情。在你进行了一段时间的力量训练以后，你将在一定程度上习惯这种训练。我们在后面还会谈到这一点。

▷ 雇用一位教练，并且（或者）阅读一本书

　　那么，你应该怎样做呢？雇用一位教练，至少是在开始时雇用一位教练。上帝知道，请教练的价格很高，但这是值得的。学习举重比看上去要稍微难一些。而且，你在健身房看到的很大一部分人的举

重方式是错误的。错误的方式不仅起不到应有的效果，而且具有危险性。不是"使你丧命"的危险性，而是"伤到你的关节，把你吓跑"的危险性。所以，你应该在前几次锻炼时雇用一位教练。而且，你应该不时回去找他，和他进行坦诚的沟通。此外，对于我们大多数人来说，举重的世界是一个奇怪的世界，让一位友好的向导帮助你摆脱奇怪的感觉并不是一件令人心疼的事情。

如果钱是一个问题——钱总是一个问题——你可以将一本关于这一主题的好书作为入手点。许多书籍提供了优秀的指导和小巧整洁的真人示范速写或照片。不过，你应该远离那些承诺一周五分钟让你实现所有效果或者类似愚蠢说法的书籍。你还应该避开诱惑，不去购买电视上承诺的那种无须付出辛苦努力即可实现所有效果的时髦的小玩意。你是成年人，不是吗？那就不要做一个傻瓜。真正起作用的不是设备，不是力量器械，而是你。如果你能通过邮包获得健康，那么我们所有人都会变得和电视广告上的那个家伙一样健壮。

好的，去一家像样的健身房，雇用你能找到的最出色、最聪明的人。我对兰斯的大部分描述都是在开玩笑。这个世界上有一些和他类似的家伙——实际上，这样的人有许多。不过，这个世界上还有许多有学问的人，他们对于身体的工作原理以及如何改善你的身体状况非常感兴趣。如今，这是一个很受追捧的小领域，一些优秀的人才正在投身到这个领域之中。我非常依赖纽约市的一个家伙，他看上去的确有点像人形机器人，但他实际上非常了解这些知识，而且非常关心我的锻炼情况。这也正是你所需要的东西。

不要雇用只和你空谈的人，或者只会倾听你的人，这种做法是错误的。健身房里有许多人花了很高的价钱请了一些教练，但是这些教练除了和他们聊天并且偶尔递给他们一个力量器械以外并不会做其他事情。你应该找一个认真的人，他应该教导你进行正确的锻炼，并且适时地让你进行高强度锻炼。他应该能够告诉你关于活动范围的知识以及进行一组指定重复练习的正确节奏。你往往会以很快的速度进行重复，但这样做总是不好的。你需要有一个人让你慢下来，并在你想要退出的时候让你将重复动作坚持下来。优秀的教练能够做到这一点，他们还会做其他许多事情。

▷ 一些训练技巧

我和哈里不会告诉你应该使用哪些机器或自由力量器械以及如何使用它们；我们会把这些内容留给你的教练以及其他书籍。不过，我们的确有几条建议。第一，你已经 40 岁、50 岁或者 60 岁了……你不是二三十岁的年轻人；第二，你来到这里是想在明年变得更年轻，不是在下周变得更年轻——你不想在前几天把事情搞砸吧？所以，我想说的是，你应该慢慢来，尽管这很不符合我的性格。如果你是你们这个年龄段屈指可数的身体状况非常好的人之一，你可以在一定程度上慢慢来。如果你和我们其他人一样，你应该真正做到慢慢来。在下一章，哈里将会告诉你，即使在你这个年纪，你也可以迅速练出肌肉，但关节的打造需要更为漫长的时间。强壮的肌肉会把虚弱的关节扯断。所以，在前几个月，你应该提举低于自己最大能力的重量，并且进行更多的重复——也许是 20 次重复，而不是通常的 10 次或 12 次。

为你的关节提供进入游戏的时间。

在初始阶段提举较轻的重量并进行较多的重复还有另一个理由：肌肉记忆。举重有点像学习一项新的运动——它不像滑雪或网球那样复杂，但在新运动这一点上是相同的——尽管你可能不这样认为。你的肌肉需要学习如何进行这项运动。这一点不太适用于机器，这也是自由力量器械对你更好的原因。自由力量器械涉及左右平衡以及细微的校正，它们会使用和加强其他一大批肌肉以及无数神经连接器，后者更加重要，它是你在现实世界中的运动能力的核心基础。重要的不只是力量，还有线路，也就是使你知道你在世界上的位置并且使你运动起来的令人惊奇的消息系统。不管怎样，你不仅要从机器起步并且永久性将机器混合到你的力量训练之中，而且要练习自由力量器械。

不要炫耀。男人们很难抵挡这种诱惑，他们喜欢举起他们能够找到的最重的力量器械，并且举着这些器械步履蹒跚地行走，就像6岁儿童一样得意。不要这样做，这是一种愚蠢而危险的行为。你的基因会让你在一群女性面前和其他男性竞争，但是这种做法已经不起作用了。而且，你会伤到你自己。还有，不要因为你很想做到更多的事情而去摇晃你的力量器械。这是举重最大的错误，而且这个错误一直在发生。同其他行为相比，它不太可能使你变得更加强壮，但它却更容易毁掉你的关节。问问你的教练，看看书，不要为了表现得更像一个男人而去摇晃对你来说过于沉重的力量器械。

最终，你需要提举较重的器械，进行较少的重复。有时，你需要做到"身体失效"的程度。这意味着疼痛。这意味着将你能够举起的器械提举一定的次数（比如10次），直到完全无法继续为止。听上去很讨厌，不是吗？不过，请记住这个过程的工作原理：你在通过拆毁肌肉的方式打造肌肉。这完全是哈里教给我们的生长和衰退过程的一个组成部分。当你提举沉重的器械时，你实际上拆毁了一小部分肌

将股四头肌作为默认锻炼对象

如果你缺少进行重量锻炼的时间或热情，应该以你能够做到的一切方式锻炼你的两条腿，尤其是股四头肌。这意味着深蹲，或者坐在某种大型器械上，用腿将负重滑橇推上斜坡，或者以你的股四头肌为主要目标的其他一些机器和锻炼方式。你还应该锻炼你的腿筋，比如借助于能让你向后牵拉脚后跟的机器。

许多人习惯于用杠铃锻炼肱二头肌，或者用仰卧推举锻炼胸部，他们忘记了自己的两条腿。这是一种不明智的做法。当你的腿罢工时，你就蔫了。这意味着手杖、步行器和轮椅。没有什么比阻止这件事更加重要。而且，没有什么比你用股四头肌和腿筋进行认真的重量锻炼更能起到帮助作用。

加强股四头肌也是预防膝盖问题的最佳途径。股四头肌是身体的减震器，加强股四头肌意味着你可以大大降低摔倒和受伤的可能性。股四头肌也是人体最大的肌肉，加强股四头肌意味着它们可以燃烧更多的卡路里，包括"闲置"时期。而且，它们可以生成更多的睾酮。所以，在你无法确定锻炼方式的情况下，应当锻炼股四头肌。

肉，当它们重新长出来的时候，它们将会变得更大、更强壮。同时，你的骨量也在提高。你还会获得肌腱力量。还有神经连接器的力量，这可能是最重要的事情。

为了在力量方面取得真正的进步，你可能需要每周进行三天力量训练。（我的教练说，两天可以维持现状，三天才能变得更强壮。）如果你每周锻炼三天，你应该对你所锻炼的项目进行轮换。你的肌肉需要一天甚至两天的时间从一次认真的重量训练中恢复回来。如果你在不休息的情况下连续进行两次训练，你就只进行了拆毁作业，没有进行建设作业。这是不好的。另外，不要忘记有氧运动。不管怎样，你需要每周进行至少四天的有氧运动。

一些举重房的家伙在举重的日子里进行迅速的"巡回"，以便获得有氧锻炼。也就是说，他们在做完一组重复训练以后冲向另一组训练的地点——从机器冲向机器——中间几乎不休息，以便同时进行有氧锻炼和力量锻炼。我想，这样做是可以的。当你在重量锻炼过程中进行巡回锻炼的时候，你很可能已经很清楚自己正在做什么了。不过，一定要每周4天、每天45分钟通过某种途径进行认真的有氧锻炼。这是不可缺少的。

▷ **养老院奇迹和其他关于回报的故事**

任何时候开启认真的力量训练计划都不算晚。恰恰相反，你的年纪越大，这种训练就越重要。不久前，有人在养老院进行了一项研究。他们让养老院里的所有人进行重量锻炼，包括那些使用步行器和卧床不起的人。这种方法创造了奇迹，尽管其中的一些实验者已经90多岁了。几乎所有卧床不起的人都用上了步行器。使用步行器的人用上了手杖，依此类推。这个故事蕴含的道理是，重量训练是阻止或逆转衰老创伤的有效疗法。如果在前期进行这种训练，你可以一次性地摆脱许多衰老问题。如果在后期进行这种训练，你也可以逆转其中的许多问题。我在自己身上非常清晰地感受到了这些结果。

下面是另一个关于回报的小故事，来自几个月前。这是纽约市的清晨，气温为15摄氏度，我正在东河河边带着自私的小狗安格斯散步。阳光明媚，河上吹着轻风。突然，我产生了奔跑的冲动。不是为了锻炼或者炫耀（周围一个人也没有）……仅仅是想奔跑而已。于是，我这样做了，并在不同的道路上穿行，就像一个一百岁的足球运动员一样。狗狗吃了一惊，然后立即跟着我跑了起来。很奇怪，很美好。我后来想到，一年以前，安格斯曾经以这种方式在草坪上东奔西跑，就像疯了一样。当时我对希拉里说："哎呀，真希望我也能有这样做的冲动。"现在，我做到了。我像疯子一样由于纯粹的喜悦而跑来跑去，因为我想要这样做。

力量训练可以让你做到这一点。它也可以让你的外表有所好转。注意，它不会使你的外表变得非常好。你仍然是一个老家伙。不过，如果你的身体状况很好，你可以在晚上脱掉衣服，然后以非常类似于正常人的方式爬上床，而不是像一个没有人愿意与之共眠的胖老头那样上床时发出扑通一声。这种痛苦是值得的，先生们，它是值得的。

不要为肌肉块过于担忧。在你目前的人生阶段，重量训练的目标不是让你获得健美运动员的外表，而是让你保持关节灵活、骨骼坚固和肌肉正常。而且，外在的肌肉块和力量之间并不存在完美的相关性，二者的偏差令人吃惊。你需要的是合理的力量，你不一定要变成大块头。柔韧和苗条是耐力运动员的理想身体特征，而你现在就是一名耐力运动员。

谈到肌肉块，大约一百年前，有一部由阿诺德·施瓦辛格主演的著名电影，叫做《铁金钢》。这部电影使举重的流行程度稍微有所提高。不过，当这位明星在远没有成为演员和加州州长的时候，在《今夜秀》中说"良好的举重就像高潮一样"，这项运动获得了真正的宣传。真的吗？突然之间，健身房的门前排起了长队，举重教练成为了明星。我不知道阿诺德的性生活如何，但我希望它能好于我的重量训练生活。不过，我不得不羞涩地承认，良好的举重拥有某种奇特的诱惑力。实际上，我发现自己对这项运动有了小小的期待，并在进行这项运动时感到了轻微的快乐。我并没有达到高潮的程度，但是，嘿……谁知道呢？

在你的性生活发生这种奇怪的转变之前，举重的真实回报是你在平时走路时感觉良好，尤其是你的关节。这种回报并不是即时的——可能需要几个月时间——但这是一件很重要的事情。就我来说，在我开始认真从事这项运动的时候，我有许多疼痛的关节：髋关节、肩膀、肘部、手腕跟腱……没有不疼的地方。虽然我从事了相当多的有氧活动，但我仍然像小老头一样步履蹒跚。这很可怕。我在打网球时使用一种奇怪的体侧发球姿势，这种发球效率很差，而且使我看上去像一百岁的人一样。有时，仅仅是伸手去拿架子上的某样东西就会使我感到有些刺痛。衰老，我在衰老，你也会这样，除非……

当我开始进行重量训练时，所有这些全都消失了！不仅是我患有关节炎的双手，还有其他身体部位。我并没有夸张。我还记得当我每天早上第一次下楼的时候，我的关节嘎吱作响，我的身体摇摇晃晃，而且有点疼。这些全都消失了！我的髋关节再也不疼了，还有我的脚，就连我的肩膀也不疼了。肩膀是我疼痛最严重的部位，恢复时间也是最长的。我的发球质量仍然很差，但我已经不再使用体侧发球方法了。就连我在 1982 年弄伤并疼了几十年的跟腱也出现了好转，我又可以跑步了。所有这些都是源于重量训练。哈里警告说，当我变老时，我的一些疼痛还会重新出现，但这是一段时间以后的事情，而且不会像之前那么糟糕。我会接受这项警告的。

我当时正在治疗的一项疾病是轻微关节炎，这是一种单纯的炎症，通常是由懒惰导致的。因此，当我的一些朋友说他们拥有关节炎、感到疼痛，因此无法进行重量训练时，我告诉他们，他们之所以感到疼痛并且患上关节炎，很可能是因为他们没有进行重量训练。考虑这样一个事实：大多数关节炎的治疗方法是六个星期的理疗。你猜怎么着？理疗在很大程度上不过是有人监督的重量训练而已。你不应该根据通常的保险期限将这种训练仅仅持续六个星期。你应该坚持一辈子，每周进行两次训练。它比其他任何事情更能预防大多数形式的关节炎（如果你还没有患上这些关节炎的话），或者使关节炎出现好转（如果你已经患上这些关节炎的话）。

下面是另一个巨大的改变：我不再摔跤了。在我六十出头的时候，我所经历的真正令人担忧的事情之一就是我开始毫无理由地摔跤。有两三次，当我横穿马路或者只是在城市人行道上走路的时候，我会被一小块不平坦的地面或者车道的突起绊倒。我会仰面朝天摔倒在地，仿佛我已经不知道怎样走路了。那时我还没老。我的身体状况还算不错，而且非常活跃，但我的确在摔跤。唉，说起来，我听到了瀑布的声音。我想，我就要玩完了。

有一次，我拿着许多东西，用绳子牵着安格斯，在绿灯即将结束的时候跑步穿越派克大街。突然，我被车道绊到了脚，然后倒了下来。绿灯灭了，我躺在了汽车的包围之中。安格斯挣脱了我，显得非常害怕。我感到天旋地转，周围散落着撞坏的包裹。汽车喇叭声四起，道路中间的一个女人甚至尖叫起来，因为她觉得我会被撞死——我也是这样认为的。

十年前，我在西部的一次登山旅行中遇到了类似的情况。我们有惊无险地越过了最陡峭、最具挑战性的路段。现在，我们在平地上前进，距离停车场只有 1 公里。突然，我毫无理由地绊了蒜，倒在了路上。我倒在了自己的腿上，把腿摔坏了。我打了石膏，整个夏天都无法进行锻炼。我想，这就是衰老。很好！

好消息是，我不是必须经历这样的衰老过程，而且我现在不再摔跤了。哈里告诉我，我之所以摔跤，是因为协调平衡的神经递质会随着年龄的增长而退化。也就是说，你会失去平衡，像傻瓜一样摔到各种东西上面。哈里说，对我们所有人来说，看似简单的行走实际上是一系列近乎摔倒的行为加上无数细微的调整和恢复。当你年纪变大时，管理这种特技的线路会土崩瓦解，你也是如此。你不再能够把握平衡。当然，我在这里提供了令人愉快的消息。举重可以治愈这种线路，解决这个问题。哈里说，这种方案的有效性不是百分之百，但是非常接近百分之百。至少，在我的经历中，这种做法是有效的。我已经多年没有摔跤了。我甚至不会踉跄，或者出现接近踉跄的情况。这很可能是因为我做了讨厌的重量训练。我告诉你，我极其信赖这种训练。你也试试吧。

幸运的是，你不需要仅凭信仰或者依靠一个老人的经历接受所有这些建议。在下一章，哈里将会解释这件事的科学原理，澄清一切问题。对我来说，这就是圣经。我不太喜欢所有那些摔跤的经历。

第11章　力量训练的生物学原理

（哈里篇）

有氧锻炼主要涉及肌肉的忍耐能力。力量训练主要涉及肌肉提供力量的能力。令人吃惊的是，作为实际力量，它与一种特殊的神经协调形式有关。这一点很重要。力量训练可以导致肌肉生长，这很重要，但它的背后隐藏着能够改变你的物质生活的协调能力的增长。这不是手眼协调，而是细小的肌肉通过连接大脑和身体的精密神经网络进行的协调。

通常，我们没有意识到当我们变老时神经的衰退，但它是我们关节磨损、肌肉松弛以及身体警觉性和力量开始衰退的主要原因。而且，它可以通过力量训练得到逆转。

我可以通过例子更好地说明这一原理，所以，让我们看看当你迈步走上一级台阶时发生了什么。这听上去可能很简单，但在我进入医学院的第一年，我听过一堂两个小时的讲座，讲座的内容是吞下一口食物所需要的神经协调。

▷ 简单的一步

考虑你的膝盖在简单的行走中发挥了多少作用：你的每一步都会让膝盖承受一定的弯曲和震动。现在，想象你站在一段台阶的底部，然后以缓慢的动作爬上台阶，每次两级。注意每上一级台阶最开始时大腿和小腿肚子的用力收缩，这种收缩的第一个结果是在你实际移动之前将你的膝关节拉成一种非常紧张的状态。

你可能认为这只是同时拉紧所有肌肉的结果。这是一个因素，但还有一个同样重要的因素，那就是每一块肌肉恰好收缩到正确的程度，使你的关节达到完美的状态，能够去做你所需要做的"机械任务"。技工会把汽车上的风扇皮带拉到指定的拉伸状态，然后将其固定住。你的身体远比汽车复杂，你每迈一步都可以将"风扇皮带"调整到具有最大的效率和安全性的位置上。每次迈步之前，每个关节都会被自动预拉伸到刚好合适的位置。

现在，用两只手把这本书举到你的面前，然后慢慢站起来。留意整个运动过程中你的肌肉对于力量的精确传递。它涉及你的下背、臀部、大腿、小腿肚子和脚部的主要肌肉群，以及脊柱、躯干、肩膀、腹部和骨盆的一系列具有稳定作用的次要肌肉群。认真而缓慢地从你的椅子上站起来，同时注意从头顶到脚趾参与这一运动的肌肉。

平均每天，你都会经历几万次这种协调周期。每迈一步，每做一次协调运动，你都会动用数千条神经纤维，它们共同构成了一个神经网络。你的身体里有几百万个潜在神经网络。每走一步，你都会在它们之间进行切换。你的身体会生长，你的大脑会不断以最细微的方式对每个网络进行学习。你必须这样做，因为 C-6 隐藏在幕后，它每天都在帮助你一点一点地忘掉所有这些事情。

当你的肌肉、大脑接口和控制性脊髓反射弧由于多年相对缺乏运动的生活状态而变得松弛和虚弱时，你就会遇到问题。日常生活中的偶然性运动不足以开启用于生长的 C-10。对于你的物理大脑来说，挡在椅子和桌子之间是一项微不足道的、具有侮辱性的任务。在几十年的时间里，物理大脑的大部分区域故意进入睡眠状态，以示抗议。还记得 C-10 的门槛吗？只有付出大量努力，你才能越过这道门槛，分泌出足够的 C-6，以触发 C-10 的生成。在这个门槛以下，你只有用于慢性衰退的 C-6。你需要进行力量训练，以便越过力量和协调性的门槛，将 C-10 引入到你的神经网络之中，引入到你的肌肉组织之中，引入到你的关节和肌腱之中。

有氧锻炼可以带你越过耐力、循环和长寿的门槛，但在力量和神经协调方面，你需要力量训练。仅仅在平地上迈出一步的轻松运动不会开启 C-10。爬上几级台阶也不会。不过，持续攀登台阶、直到你感觉两条腿在燃烧的行为可以开启 C-10。提举力量器械、直到你无法再次将其举起来的行为……可以真正开启 C-10。

▷ 大脑和身体之间的连接

力量训练可以在你的身体和大脑之间建立密切的联系。看待这个问题最简单的方式是自上而下，从你的大脑和神经系统开始考虑。你的物理大脑——负责管理身体的极为复杂的大脑——将来自身体的几百万条消息集合在一起，并且通过向下发出的所有神经冲动对其进行协调，让你的肌肉移动起来，抵抗阻力。创建协调和力量的神经冲动在你的神经回路中燃烧出一条路径。每当你使用它们时，你就会直接加强物理大脑的平衡、力量和肌肉协调中心。这些路径会变得更宽，更平滑，速度更快。

过去30年，运动员群体开始意识到力量训练的好处。有趣的是，最大的进步不是出现在推铅球和举重等力量项目上，而是出现在花样滑冰和滑雪等协调项目上，这些项目需要优雅、技巧和协调性。这种进步在很大程度上来自协调性和肌肉整合度的提高，以及通过力量训练得到加强的用于跳跃和落地的肌肉力量，同样的道理也适用于你。你的身体里仍然拥有穿着冰鞋进行三级跳的回路，或者穿过球场击出大力反手球的回路（这一点更加现实）。不过，这些回路永远隐藏在了你的身体里。实际上，我们大多数人上一次充分使用这些神经连接还是在四年级的课间休息期间。

持续的力量训练可以将你的神经连接从冬眠状态唤醒，从而改变所有这些事情。例如，在平地行走过程中，你可能感觉自己对每块肌肉进行了100%的收缩，但你只用到了这些肌肉中10%的细胞。这些细胞均匀地分布在每一块肌肉的所有部位，因此虽然这些肌肉的每一个部位都在移动，但是仍然有 90% 的细胞处于休息状态——它们都在"打酱油"。在更加努力的锻炼中，你可以使用更多的细胞。如果攀爬真正的高山或者长长的台阶，你可能会在某一步使用 30% 的肌肉细胞。如果提举你能够举起的最沉重的器械，你甚至有可能同时使用一半的肌肉细胞，但也仅此而已。

选择激活哪些肌肉细胞以及收缩到何种程度的能力为我们带来了惊人的身体潜能。要想穿过网球场击出正手球，你需要对击球的方向、弧度、旋转和力量做出精妙的协调——这意味着你的腿部和胳膊上的每一块肌肉需要同时扮演好自己的角色。几十万个神经细胞需要控制几亿个肌肉细胞。这是持续几分之一秒的大型交响乐，而它仅仅是为了将球击到球网另一侧。这就是我们之前谈论的神经信息超级高速公路——每一天的每一分钟都在你的身体里飞驰的几十亿个神经信号。

▷ 慢抽搐，快抽搐

控制肌肉的神经包含数千个细胞，每个细胞又会进一步分裂成数百个细微的分支。每个分支——仅仅一个——会进入一个肌肉细胞。大腿部位巨大的肌肉中有超过一百万个肌肉细胞，可能还有一万个神经细胞，这些神经细胞被捆扎成两三个主神经，控制着所有的肌肉细胞。

这部分内容涉及了一些具体的知识，但是请坚持看下去。你有两类肌肉细胞，分别负责力量和耐力，它们是不同的。这一点很重要，因此我要重复一遍。你的肌肉中拥有力量细胞和耐力细胞，它们是不同的。

肌肉耐力细胞被称为慢抽搐细胞，它们拥有较多的线粒体、较大的耐力以及较小的力量；肌肉力量细胞被称为快抽搐细胞，它们拥有较少的线粒体、较小的耐力以及更大的力量。每个神经细胞将所有触手伸向力量细胞或者耐力细胞，但它永远不会同时伸向两种细胞。这意味着每个神经细胞只能发送力量或耐力信号。记住，在你的某个部位，比如大腿，每个神经细胞拥有数千个细微的分支，伸向数千个肌肉细胞，这些细胞要么全是力量细胞，要么全是耐力细胞。大腿前方巨大的四头肌肌肉拥有超过一百万个肌肉细胞。控制它的巨大神经拥有大约一万个神经细胞。每个神经细胞控制着几千个肌肉细胞，这些肌肉细胞叫做运动单元，它们与电动机组有些类似。

现在，我们可以考察你的具体移动方式。你的大脑可以激活这些运动单元的任意组合，以执行特定的移动。你的物理大脑在每块肌肉的几千个运动单元之间做出的迅速选择使你获得了跳舞、旋转、跳跃或者扭动脚趾的能力。每走一步，你只激活了一部分神经细胞，但对每块肌肉来说，这些细胞经过了非常仔细的选择。想到所有这些事情，想到你的物理大脑为了让你站立甚至跳舞而在一瞬间做出的几百万个决定，你会感到有些畏惧。幸运的是，你不需要考虑这件事；你可以将其视作理所当然的事情。理解这个原理是至关重要的。不过，如果你能照顾好这个过程，那么你在许多年的时间里都不需要为这件事而担心。

克里斯将滑雪称为力量运动，这当然是正确的，但滑雪也是一项具有协调性的力量运动，这一点同样重要。力量训练使力量和协调性成为可能，并将它们以"完整组件包"的形式提供给训练者，使克里斯能够在 70 岁的时候在滑雪场上获得良好的表现，并且可以使你在任何年龄段过上良好的生活。

让我们在这种背景知识的基础上考察力量训练与耐力锻炼的对比。当你走路时，你的身体主要使用耐力单元，并且对它们进行轮换，使每个单元在前进过程中获得一个休息期，这意味着每个单元只能得到你认为你在为它提供的锻炼的一小部分。这当然没有达到足够的压力，无法生成强大的再生性 C-10。

当你开始奔跑时，每跑一步，你的身体会使用更多的耐力单元。现在，每个单元可能每三步就会被使用一次，这种压力足以触发高水平的 C-6，然后触发 C-10。如果你在往山上跑，而且你的努力程度超出了耐力单元的能力，你的身体就会将力量单元添加进来。你跑得越久，耐力单元获得的休息时间就越少。你越是用力，力量单元获得的休息就越少。在某个时候，它们的休息时间将会低于恢复周期。它们会疲劳，这种疲劳会对它们造成破坏。将它们带进疲劳模式会开启大量 C-6——这种良好的锻炼压力也会开启 C-10。

顺便说一句，这就是你在进行有氧锻炼时需要出汗的原因；在强度较低时，耐力细胞的轮换程度很高，不会疲劳。这也是你需要通过重量训练努力达到肌肉疲劳点（令我们大多数人讨厌的、我们在自愿情况下会避开的肌肉灼烧感）的原因。

当你雇用个人教练时，他最终会确保你提举足够的重量，以便通过循环练习超越力量细胞的备用能力。比如连续使用力量细胞 10 次

健康峰值：谁需要呢？

你不会通过力量训练打造新的肌肉细胞；实际上，不管怎样，当你年纪变大时，你的肌肉细胞都会缓慢而持续地变少。相反，你所做的是在每个现有细胞内部打造新的肌肉物质：蛋白质，各种材质——简而言之，就是打造红肉。这些剩余细胞有着不同寻常的增长潜力：它们当然足以使你在漫长的人生中余下的时光里保持强壮和健康。

换一种说法，你可能会在人生旅途中失去一半的肌肉细胞，失去一半的健康峰值，然后仍然在80岁时表现得比20岁时更强壮。而且，你何曾达到过你的健康峰值？除了奥运选手和海豹突击队成员，没有人能够做到这一点。目前，男子60岁仰卧推举纪录是198公斤。年轻男子的世界纪录是315公斤。这两个数字都使我感到害怕，但它们说明了一个重要事实。峰值表现随着年龄的增长而下降。能够在20岁实现315公斤仰卧推举的家伙到了60岁，只能推举198公斤。这是40%的最大力量降幅。

听上去很可怕？实际上，这并不可怕。毕竟，你不需要太多力量。那个60岁的人可以在仰卧状态下将你的冰箱以及站在冰箱上的你一齐举起来。他失去了40%的肌肉细胞，但是你瞧，他用剩下的细胞完成了多大的壮举！顺便说一句，85岁以上的仰卧推举世界纪录是79公斤。这仍然超过了我们大多数人的能力范围。

或 12 次，然后重复这一过程。如果方法得当，你就会耗尽它们的能量，然后强迫它们继续收缩几次。这才是重要的部分，是你故意破坏肌肉细胞的方式。不是破坏肌肉，而是破坏肌肉细胞。而且，你会故意破坏许多细胞。用电子显微镜拍摄的健美运动员肌肉照片显示，在一次锻炼以后，这些肌肉在细胞水平上会受到大量破坏。这很好，它正是你的身体所需要的事情。许多 C-6，许多炎症，然后是许多修复和生长。你的肌肉会颤抖，产生灼烧感，这并不好玩，但在你的体内，你会强迫大脑激活所有的力量单元。如果进行三组这样的练习，你就会强迫你的身体破坏所有的力量单元，而这又会强迫你的身体修复所有的力量单元。生长，力量——然后是年轻。

这就是你不应该每周进行 6 天力量训练的原因。如果你按照正确的方式每周进行 6 天力量训练，你就会造成一些真正的破坏。耐力单元可以在一个晚上的时间里从有氧锻炼中恢复过来，但你的力量单元在锻炼过后需要进入 48 小时的修复周期。每周 2 天的力量训练已经足够了。每周 3 天是最大值。

▷ 采取正确的方法

顺便说一句，有一件事情你应该非常非常小心，"通过耗尽肌肉细胞的力量对其进行破坏"与"通过使肌肉或关节超载对其进行破坏"是不同的。你可能很想使用沉重的力量器械，以便用更少的重复次数耗尽肌肉细胞的力量。这是因为，坦白地说，这种重复会使人感到疼痛。这是一种很不舒服的感觉。同 12 次或 15 次重复相比，8 次重复要更容易忍受。不过，你并不年轻。你明年将会更年轻，但你明年并不年轻。你的教练几乎一定比你年轻，他可能无法通过自己的骨骼理解这一点。所以，你需要负起责任，别让自己受伤。还有，当你的身体变得更好、更加强壮时，你的大脑将发出指令，在锻炼过程中分泌更多的肾上腺素。你会开始享受力量器械，并且期待着前往健身房。这件事的负面效应是，力量训练产生的肾上腺素将会激活你在其他男性面前炫耀自己、努力接近自身表现峰值的原始冲动，而这会对你造成伤害。不要这样做。

▷ **平衡行为**

现在，我们应该考虑一下你的大脑和一个叫做"本体感受"的概念。本体感受是一种看似简单的概念，指的是你需要随时知道自己身体的不同部位在什么地方。这是我们站立和移动的基础。我们像直立的梯子一样用两条腿站立，不需要倚靠任何事物。对我们来说，这是一种惊人的壮举。试着让一架梯子保持直立状态。你需要不停地调整，以免梯子倒下来。我们的身体也是一样的道理。这还是最简单的任务。试着举起一架梯子，使之保持直立，并在这种状态下在院子里奔跑。试着在保持梯子直立的情况下旋转身体并将球抛向一垒。试着去做那些我们在两条腿站立时一直在做的令人吃惊的事情。然后，试着在金鸡独立的情况下去做这些事情。

你的身体精确地知道你的四肢每一秒在空间里的位置，因为每个肌肉、肌腱、韧带和关节都有数千条神经纤维通过脊髓与大脑相连。

这些纤维在每一天的每个时刻都在发送关于收缩、力量、肌张力、方向、位置和运动的各种细微信号。闭上你的眼睛，将注意力放在你的食指上。你可以自动知道它的精确位置，误差不超过几毫米；同样的事情也适用于你的大脚趾或左肘。闭着眼睛，迅速想一想你的每个身体部位目前在哪里。你的大脑每时每刻都在小心地跟踪着你的每一个肌肉和关节的位置，以备不时之需。你的大脑一天需要发送几百万个信号，而这仅仅是为了使你保持直立并且知道自己站在哪里。

力量训练会作用于这些信号。当你用力拉动一条肌肉时，你向大脑发出了一个响亮的信号。还记得当你拉紧身体关节时你对"风扇皮带"的调整吗？这对你的身体来说是一件很重要的事情。如果你的大脑出现片刻的松懈，导致你没有做出瞬间的调整，那么你可能会受伤。你会拉伤肌肉，扭伤脚踝，或者摔断一条腿。在大自然中，你可能会因为一处轻伤而死去。由于扭伤脚踝而卧倒两个星期的耐力捕食者可能永远不会回来。所以，力量训练向你的大脑发送的信号是响亮而重要的，它们是"头等新闻"。而且，它们会导致生长——先是通过在神经网络森林中烧出最直接的路径实现信号通道本身的生长，然后是肌肉、肌腱、韧带和关节的直接生长。伴随着这种生长，你的大脑和身体之间出现了新的融合。它们总是融合在一起的；我们只是忘记了这一点。这就是你将它们重新连接起来的方式。这是一种不含比喻意义的、物理上的重新连接，是你可以在显微镜下看到的神经纤维，是你可以在磁共振扫描中看到的大脑化学物质，是你可以在实验室里测量到的反应时间。它意味着你可以更好地滑雪，感觉自己变得更好，更加强壮。

它也意味着你不会摔倒。正像克里斯说过的那样，当你的年纪变大时，你会变得非常容易摔倒，除非你能保持非常好的身体状态。这是一个重要的公共健康问题，因为你会摔得更厉害，对自己造成更大的伤害。到了晚上，C-6会发出嘶嘶声，甚至沸腾起来。人们对摔跤问题进行了仔细研究。结果表明，当你年纪变大时，你的跟跄频率并没有提高；换句话说，你的跟跄次数和你20岁时相同。不过，你现在更容易摔在人行道上，而不是轻松地恢复平衡。原因有两点：首

类固醇、营养补充剂和万灵油

我们认为你是一个聪明的家伙。不过，人类总是有一种寻找捷径的不利倾向。类固醇几乎不会为普通运动员带来任何益处，它们只会提高肌肉的保水力，使肌肉变得更大——但不一定会变得非常强壮。类固醇可能造成的副作用包括前列腺癌、人格变化（不是变好）、痤疮、脱发以及……阳痿。

营养补充剂作为另一种速效奇迹，在任何可靠的科学研究中都没有取得任何效果。这既包括力量训练方面的片剂，也包括维持青春的片剂。由营养补充剂制造商资助的许多非正规研究显示，这些补充剂取得了惊人的效果。不过，不管某人多么认真地看着你的眼睛做出承诺，维生素、营养补充剂、激素和特别蛋白质粉都不会起到任何作用。

我们的建议是每天补充多种维生素，饮用大量自来水，合理膳食，以自然的方式使用你的身体。

先，你的本体感受慢了至关重要的一点点时间，你的大脑意识到你即将摔倒的时间慢了若干分之一秒，在这若干分之一秒里，你的动量和重力对你造成了不可挽回的影响；其次，从踉跄中恢复回来是需要力量的，你的脚趾停在人行道上，但你的身体还在前进，并以一种符合牛顿力学的方式以越来越大的速度和动量朝地面移动，当你的腿动起来的时候，你的整个身体正在以越来越快的速度向前方和下方移动，这时你的两条腿需要拥有足以阻止身体动量的力量，否则你就会摔倒。

力量训练为你提供了对抗重力、站稳双脚的力量。即使你真的摔倒，强大的反应能力和强壮的肌肉也可以将正面碰撞转变成更加柔和的冲击。肌肉的协调行动可以减小冲击力，就像汽车里的撞击缓冲区一样。如果你很强壮，你可以降低摔倒次数，并以更好的方式摔倒，极大地降低严重受伤的可能性。

除了摔跤问题，力量训练还可以降低你在所有锻炼形式中受伤的可能性。这主要是因为力量训练可以提高你的本体感受反应速度。另一个原因是，力量训练可以加强你的肌腱、韧带和关节。肌腱和韧带属于活体组织，但是当你年纪变大时，它们的生长速度会变慢。当你用力拉动肌腱时，你可以加强神经连接，使肌腱朝着骨骼的方向出现进一步的细微生长，加强二者的连接性，使其变得更加难以受伤。

▷ 寻找一种力量运动

力量锻炼令人满意，甚至可能有点令人上瘾，但它对大多数人来说并不有趣——这也是你希望看到它为你带来回报的原因。我的建议是，寻找你所喜欢的或者可以逐渐喜欢上的一种力量运动。自行车、滑雪、网球、壁球和皮划艇都是很好的运动，可以使你觉得自己在体育馆里花费的时间带来了可以衡量的收益。大多数人还发现，力量训练明显提高了他们的高尔夫水平。

关节炎小议

拥有关节炎的人通常认为这种疾病是力量训练的障碍。不过，关节炎并不是禁忌症。事实恰恰相反。强壮的肌肉与得到提高的本体感受可以共同保护关节远离进一步伤害，使其更好地痊愈。大多数关节炎患者报告说，经过几个月的力量训练，他们的疼痛和关节限制减少了50%；轻微的关节炎通常会完全消失。不过，由于关节炎的各种疼痛，你在起步阶段需要更多的技巧，尤其是当你患有严重的关节炎时。在这种情况下，你应该和你的医生进行交谈，看看你是否需要找一位理疗师，让他在你的力量训练计划初始阶段对你进行指导。

当你身体健康并且变得很强壮时，你可以试试瑜伽。力量器械可以单独锻炼你的特定肌肉群，瑜伽则可以将力量和平衡训练结合在一起。同西方的锻炼相比，以不同的组合方式使用肌肉群的丰富感官刺激与呼吸、思维锻炼和拉伸的结合可以创造出更加充分的感觉神经和本体感受协调性。不过，请注意：在我们的文化中，在练习瑜伽时受伤的风险是很高的。在开始进行瑜伽运动之前，你必须具备很好的身体条件；毕竟，瑜伽是为那些在生活中经常运动的人准备的。此外，我们的有氧运动课堂有一种不太好的倾向，那就是要求我们每天做得更多更好。如果你的确想要试试瑜伽，你应该考虑首先接受五节课的个人指导。这很贵，但它非常值得。如果教练没有告诉你如何倾听身体的声音，你应该换一个人。当你掌握了瑜伽的基础时，集体瑜伽课是世界上最划算的交易之一。在大多数地方，一堂集体瑜伽课只需要10美元。

不管你决定进行哪种运动，你都应该将其付诸实践。力量训练对于你的余生是非常重要的，你可以在任何年龄段开始这种训练。经过三个月的力量训练，喜欢久坐的70岁老人可以将腿部力量提高一倍。遗憾的是，进行力量训练的人比进行有氧锻炼的人还要少。在65岁以上的美国人中，只有10%的人承认自己正在定期进行某种形式的力量训练。

这很可怕。现在，你应该清楚，每个人——至少是每个50岁以上的人——应该每周进行两天真正的力量训练。你可以进行半个小时的快速例行锻炼。或者，如果你能投入其中，你也可以花上一个小时或者更长的时间。不过，不要将这段时间跳过去。有氧锻炼可以拯救你的生命；力量训练可以使你有尊严地生活。

第12章　丑杖和其他趣事

（克里斯篇）

听着，在前面这些章节，你已经进行了许多提举重物的练习。你安静地聆听了许多关于锻炼的讲座以及哈里所讲述的一些相对严肃的科学知识。现在，我们要不要休息几章，讲讲故事？

例如，本章将会讲述一系列发生在"后三分之一"人群身上的离奇的小故事，我们觉得这些故事可能会使你开心。实际上，我们认为你可能应该提前知道这些事情，以免到时候感到吃惊或者恐惧，比如忘记小狗的名字，或者耳聋，或者变丑。唉！我们的想法是，如果你知道这种奇怪的事情即将来临，你可以来到门前，将它请进屋，就像对待新朋友一样。然后，你可以坐回到椅子上，继续阅读，就像什么也没有发生一样。或者，如果你想做点事情，你可以走到楼上，用一把斧子把你鼻子里突然长出来的像大麻植株一样的汗毛砍掉。我们的目的仅仅是让你知道，所有这些事情都是正常的。而且，"正常"已经不再是你的朋友了。

▷ 丑杖

还记得吗？当你还是一个刻薄的孩子时，你会和你的狐朋狗友们讲述这样的笑话："那个简妮，唉，她太丑了，她一定是被'丑杖'打过，所以才会变得这么丑。"呵呵呵。

实际上，你很可能要为多年前你所做的这件不近人情的小事赎罪。明天或者后天，当你早上醒来时，你可能会意识到，你也被"丑杖"敲打了一下——可能敲打得很厉害。你会知道简妮的真切感受。在五六十岁这个阶段，我们大多数人都会经历这种令人极为吃惊的根本性的外貌变化。诚然，这种变化只涉及外貌，不会改变我们的本质。不过，这是一种奇怪的经历，你可能希望做好应对它的准备

突然之间，你全身的皮肤开始出现奇怪的变化。如果我捏一下腿部肌肉，肌肉表面会变得像皱纸一样，因为我的皮肤变老了。我的两条腿很强壮，但它们看上去很可笑。你那可爱的小脸蛋上的皮肤也会发生这样的事情。你对此有什么想法？你的样子发生了变化，因为你的皮肤变得有些"透明"。实际上，到了某个时候，你的上嘴唇将会

出现小小的凹陷，仿佛露出了牙齿的外形。唉！还有皮肤表面那些斑点，还有脖子下面那些垂肉——当我早上出门时，我可以把脖子上的垂肉甩到肩膀上，就像甩围巾一样。我们的一切行动都无法阻止这些事情。它们是自然形成的。

我记得，当这件事发生在我身上时，我的反应滑稽得令人难以置信。实际上，我认为我的照相机出了问题。当洗相片的人把一组相片寄给我的时候，我突然发现其中包含我的相片看上去惨不忍睹。相片上的形象出现了可怕的扭曲。我的脸看上去很圆，就像老年时期的弗兰克·辛纳屈[①]一样。我的脸过于庞大，头发又不是很多，因此我的面部比例出现了严重的错误。我打算换一台新的照相机。

好消息是，我不需要新的照相机。坏消息是，我在变老，而这表现在了我的外貌上。我不是说我过去有多好看，我是说我现在变得非常非常糟糕。而且，这很突然。我感到很难过。老实说，我感到抑郁。我开始思考自己能够做什么。答案的一部分是……我什么也做不了。从某种程度上说，这个过程和你最高心率的下降处于相同的生物学时间线上。它是自然发生的。你还活着，不是吗？不要抱怨了。

不过，有几样事情你是可以做到的。比如这本书中谈论的所有那些关于锻炼的内容，还有我们接下来即将谈论的营养问题，还有投入到感兴趣的事情中的人们脸上表现出来的敏锐性，我们将在后面谈论这类事情。所有这些都具有很大的帮助。老就是老，但健康而忙碌的

---

① 弗兰克·辛纳屈，生于1915年，集歌手、演员、电台主持人、电视主持人、唱片公司老板等多重角色于一身，是美国20世纪流行音乐领域最重要的人物之一。——译者注

60多岁、70多岁、80多岁的人所具有的外表（当然还有感受）与超重25公斤、正在等待死亡的老年失败者之间存在巨大的差异。所以，请让自己获得良好的身体状态，积极投入到生活中，让自己的舌头远离炸薯条，这是大有裨益的。至于其他无法避免的事情，你应该将它们忘掉。

保持良好身体状态的一个好处是，人们会故意对你说谎。我一直在听到这样的话语："什么？你70岁了？我完全看不出来！"遗憾的是，这是在胡说。如果给予金钱奖励，他们可以猜出我的准确年龄，误差不会超过一个星期。不过，在某种意义上，他们说的也是实话。如果你很健康，那么你看上去的确比那些具有"标准配置"的老家伙要好一些。总结：如果你是一个健康而有活力的七八十岁的人，人们就会对你说谎，而且，你会相信他们的话；你仍然会被"丑杖"敲打，不过，岁月不会把你打倒，或者把你打得很惨。

▷ **冒险措施**

哈里和我对于染发和拉皮等"冒险措施"存在偏见。不过，这只是一种个人偏好。我们只是恰好认为具有与自己年龄相符的健康外表没有什么不好的地方。我们两个人都有一些好朋友进行过这类尝试。而且，其中的一些人非常喜欢做这样的事情，包括男人和女人。我所敬爱的姐姐佩蒂在75岁那年做了一个大型拉皮手术。我在她进入恢复期两三个星期以后拜访了她，以查看她的情况。"事实上，"她说，"我浑身是伤，而且仍然超重30公斤，但我看上去很可爱。"她说的没错。她有时看上去就像女孩一样——至少是她的脸——这为她带来了极大的快乐。

我的一个好朋友"做"了眼睛，而且取得了极大的成功，这使我感到有些吃惊。所以，你应该去做你认为最好的事情。不过，你也应该理解这件事的疼痛、花费和风险，它们都是不可小视的。另外，不要低估做一个看上去不错的老家伙的美妙之处，因为这样的人很健康，而且对生活很感兴趣。

染发也是同样的道理。我认为染过头发的人看上去就像染过头发的人一样，这与那些通过梳理稀疏的头发对抗秃顶问题的可怜人非常类似。你可以在某个时候仔细观察唐纳德·特朗普，看看你会有怎样的想法。我想，这会使你看上去像是一个陷入妄想之中的人。当然，我恰好拥有头发，因此我可能不是一个很好的判断者。如果我的头发突然开始消失，或者像某些人那样出现了一些黄白色头发，我会立刻冲进染发室。

▷ 牙齿美白

牙齿是另一个问题。没有什么比一口稀疏的黄牙更能让你显得老态龙钟、楚楚可怜了。当你 60 岁的时候，你的嘴里已经吃进了许多肮脏的东西，你的牙齿很可能染上了令人不舒服的托斯卡纳黄。你应该把这个问题解决掉。我不知道牙齿和头发的不同之处在哪里，但它们的确是不同的。这可能是因为我拥有黄牙，但却没有头发问题。不管怎样，你应该去找牙医，让他把你的牙齿染白。这件事非常简单，而且不会产生太大的费用。还有，你的牙医不会为你带来一口看上去很虚伪的骨白色牙齿，他只会让你的牙齿颜色回到正常的范围，这将改变你的外表和感受。

▷ 对亚西尔·阿拉法特说不

你可能很容易忘记刮脸，尤其是当你不是每天都去上班时。不要这样做。你可能认为自己很像布鲁斯·威利斯（Bruce Willis）[1]，但你在别人眼里可能更像亚西尔·阿拉法特[2]。不管发生了什么事情，你每天早上都应该起床，刷牙……并且仔细地刮脸。散布在脸上的一块块胡茬会强烈传达出你是一个老年失败者的信号。

过去，我在没有镜子的浴室里刮脸。现在，我不会这样做了，因为这种做法很容易遗漏一些位置。现在，我在光线良好的地方刮脸，并且一遍遍地去刮那些难刮的位置。这不会使我看上去更加年轻，但它也不会使我看上去像白痴一样。

当你照镜子的时候，找一把剪刀，将你鼻子里那些像獠牙一样的汗毛剪掉。它们会突然之间疯狂地生长出来，你需要不停地对它们进行"围剿"。这很重要。还有耳朵，如果你能应付得了的话。一定要找一个在这方面比较擅长的理发师，毛茸茸的耳朵不是一个良好的标志，除非你是霍比特人。

---

[1] 布鲁斯·威利斯，美国多产电影演员，曾出演《虎胆龙威》《第五元素》等卖座大片。——译者注

[2] 亚西尔·阿拉法特，巴勒斯坦前总统，1994年诺贝尔和平奖获得者。——译者注

▷ 皮肤问题的冒险

下面是"后三分之一"阶段发生的另一件趣事。你的身上会出现一些小斑点，它们会使你失去生命。我和哈里不是你的母亲，我们没有义务让你在出去玩的时候涂上防晒霜，戴上帽子，或者让你去看皮肤医生。我的职责是讲故事，比如下面这个故事。

当我住在落基山上的时候，每个人都知道，那里空气稀薄，阳光强烈，你需要分外小心，等等，等等，等等。我真是讨厌被人上课。所以，我有时也会涂上防晒霜，我甚至还看过几次皮肤科医生。当我搬到纽约时，我终于找到了一个了不起的医生。你可能还记得，我在第一章提到过她。她非常可爱，聪明绝顶。几句闲聊以后，她戴上一个小面具，取下了我的半个鼻子，以便挽救我的生命。

她很优秀，但切鼻子的经历一点也不有趣。我很固执，因为我是老人。不过，我现在也学会了戴帽子，涂抹防晒糨糊，每四个月看一次皮肤医生。我这辈子再也不想这样对待自己的鼻子了。（我是否说过，他们"收割"了我耳朵上的肉，以填补他们留下的孔洞？真恶心。）

不管你是否养成了涂抹糨糊的习惯——这件事现在比过去更加重要——我都要恳请你去看皮肤科医生。老家伙们在这方面很固执，但是请听我说：大多数皮肤癌都是可以治愈的，而且治疗方法通常只是用某种冰凉的东西给你来上"吱"的一下。（切鼻手术是为严重的患者准备的。）对于所有 50 岁以上的人来说，不去经常做检查是非常愚蠢的。

▷ 现代着装以及相关概念

我是世界上最没有资格谈论服装的人，因为我对这个话题一无所知。我也许不像哈里那样糟糕，但我显然谈不上出色。不过，我仍然要提醒你几件事情。我会把话说得简短一些。你应该考虑现代着装的可能性。你可能认为你现在穿的就是现代服装，但这很可能不是事实，你对于着装的观念很可能还停留在 18 岁那年。当我去年春天参加第五十次高中同学会时，我吃惊地发现，我们所有人的着装几乎完全相同。软肩运动上衣，蓝色牛津布扣领衬衫，丝光黄斜纹布裤或灰色法兰绒裤。我觉得我们看上去都很美好。希拉里觉得我们看上去像是朝鲜战争时代的人。

至少，考虑使自己振作一点的可能性（你已经有一段时间没有听过"振作"这种说法了），通过尝试某种有些陌生的事情使自己振作起来，稍微赶一赶时髦。这不是特别重要，但它可能会使你感到更加新鲜，更加新奇。去一家你平时不会去的商店。为自己穿上黑色的衣服，买一些奇怪的鞋子。我个人基本已经做好了不打耳洞的决定。而且，我也不想穿眉环，这不适合我。不过，我最终可能会做一些整容手术。而且，当我躺在手术台上的时候，我可能会让别人在我的耳朵和眉毛上打洞。不过，我是不会让他们在我的舌头上打洞的，老兄。

老年人往往不太在意外表。在某种程度上，这是一件很有吸引力的事情。不过，另一方面，这也是一件可怕的事情。休闲服装是一回事，浑身沾满食物、敞着拉链则是另一回事。人们的确有一种不再关注这些事情的倾向——衣领上的污物，领带上的斑点，急需修理的头发……不要变成这样。你应该更加关注而不是更加轻视你的外表，这可能会使你变得更加稳重。

如果你幸运地活到了很大的年纪，我建议你成为整洁和着装的狂热追求者。这会使人们感到困惑。我和希拉里有一个不可思议的朋友，他已经将近 90 岁了。他是我们两个人认识的最有活力、最有趣的人之一。他也是我们认识的最在意打扮的人之一。他很优雅。这种优雅似乎与他的活力和魅力非常协调。我个人是一个新英格兰老古董，哈里当然比我更加老土，这是不会改变的。不过，我会尽可能地避免情况变得更加糟糕……

▷ 脾气暴躁的老人

下面是一些令人担忧的消息。当我们进入"后三分之一"阶段时，大多数人明显会变得更加暴躁。我发现我自己在这方面特别严重，这使我感到很恐怖。

你现在大概能够发现，我通常具有开朗的性格。在法庭上，如果真的有必要，我能表现出一丝严肃，但在大多数情况下，我是非常开朗的。不过，大约 5 年前，我发现自己开始向希拉里吼叫，因为她开车的方式而吼叫，因为她想要告诉我在哪里转弯而吼叫，因为她没完没了地研究如何穿衣服而吼叫，因为其他任何该死的事情而吼叫。接着，情况扩展到了交通方面。我开始在出行时咆哮，因为这样或那样的事情而愤怒地按喇叭，在某个陌生人并线时试图愚蠢地阻止他跑到我的前面。很明显，这很糟糕，这很愚蠢。

而且，这很令人尴尬。我一直在努力避免最明显的衰老迹象，但我却在过马路时对某个出租车司机指指点点。最后，我开始思考，是世界上的恶行突然变多了，还是我正在变得古怪？答案是，我正在变得古怪，就好像我在胸前挂了一个巨大的牌子，上面写着"脾气暴躁的老人"！

那么，你应该做什么呢？我的建议是，像小牛一样对其宣战。每当你想要义愤地对某个可怜的出租车司机发火时，你都应该想到这一点。想一想，你准备消除的巨大的不公正可能是一件无足轻重的事情，即使你觉得它是你所见过的最令人愤怒的恶行。停下来，因为你很可能正在出洋相。你可以写信，但是不要寄出去。你可以在头脑中想出愤怒的语言，但是不要说出来。不要相信自己的脾气。当我将这些明智的口号记在心里时，我的表现有所改善，至少改善了一点点。如果你想到了一些好办法，请向我们发送电子邮件。如果可能，不要成为一个脾气暴躁的老人。这很可怕，但这是一种正常现象。

▷ **卷尾狗的尾巴**

下面是一件有趣的事情。一小部分人到了五六十岁的时候，他们的阴茎在勃起时会突然变弯，就像卷尾狗的尾巴一样。好吧，不像卷尾狗的尾巴，但是明显会向上弯。想象一下，在过去 50 年的时间里，它一直是笔直向前的。现在，它看上去稍稍弯向天空。你很害怕，认为你在做一些讨厌的事情时把它"压弯"了。发生了什么事情？！实际上，几乎什么事情也没发生，哈里说。对于一部分人来说，这是一种很自然的现象。它没有问题，只是有些弯曲而已，这是正常的。

▷ 滑稽的声音

一次，我和母亲一边开车，一边唱歌，这是我们经常做的事情。当时，我的母亲 80 岁，我 40 岁。我的母亲一辈子都拥有甜美的声音。不过，那一天，在唱歌过程中，她的声音突然毫无理由地沙哑起来，调子也变得杂乱无章，就像十几岁的男孩子一样。她笑了起来。据说，她过去常常因为她母亲声音的变化而取笑她。现在，她的声音也哑掉了。到了某个时候，不管是唱歌还是说话，你的声音都会发生变化，变得像老人一样。

你应该做什么呢？通常，你只能像我母亲一样一笑置之。不过，如果你恰好是一位歌手，你可能应该略微增加唱歌的次数。我知道，在我这个年纪——更不用说你的年纪了——大多数男人已经不再唱歌了，这很可惜。不过，那些仍然在唱歌的人（包括所有那些隐秘的"浴室歌手"和孤独的"汽车歌手"）是拥有资源的。实际上，嗓音是一种用进废退的事物。当我洗澡或开车时，我会像疯子一样唱歌。到目前为止，这种做法是有效的，至少我是这样认为的。

▷ 水

下面是一个可笑的建议：喝更多的水。这显然是这本书中最无聊的建议之一，但它并不愚蠢。在"后三分之一"阶段，离你远去的不起眼的身体功能之一就是使你感到口渴的信号。即使你的身体极度缺水，你也不会感到口渴，这意味着老家伙们会毫无理由地出现严重的脱水问题。所以，请考虑这一点，尤其是当你认真执行锻炼计划时。对你来说，脱水是很可怕的。你可能知道这一点，但我还是要强调一下。哈里告诉我，我们的身体里只有 5 夸脱①血液，这是一个奇怪而基本的事实。当你考虑到它们需要完成的所有工作时，你就会知道，这个数字一点也不多。你的血液需要吸收食物的营养，将垃圾排出去，运送所有那些极为复杂的信号和化学物质，为你的细胞营造良好的环境。你应该让你的血液保持顺畅地流动。

脱水会阻止血液顺畅地流动。你的血液会变得浓稠，它会变得黏稠而泥泞。你身体中的"外省"会开始出问题，比如你的肾脏，还有"首都"——你的大脑。正规的耐力运动员从一开始就知道水对他们的表现有多重要。他们小心地避免一次补充过多水分（正如花园里的涓涓细流胜过洪水）。更重要的是，他们会确保自己摄取足够的水分。他们希望自己时刻拥有充足的水分，这几乎是他们最为重视的事情。你也应该这样做，因为向你发出口渴信号的系统可能已经出了故障。

基本原则：每天喝 8 杯水（8 盎司②的水杯，也就是每天 64 盎司）。每锻炼一个小时，增加一夸脱的水。你可能不想喝这么多水，但你应该强迫自己这样做。

怎样做呢？试试这种方法。每天早上醒来以后，首先喝下一杯水。也许，你可以同时服用维生素药片、胆固醇药片或者小剂量阿司

① 夸脱，容量单位，美制 1 夸脱 ≈ 0.946 升。——译者注
② 盎司，重量单位，1 盎司 ≈ 28.35 克。——译者注

匹林。当你晚上睡觉时，做同样的事情。显然，每次吃饭时也要来上一杯。你已经喝下了 5 杯水，还剩 3 杯。

好的，下面这个建议尤其适用于你们这些酒徒。喝鸡尾酒和吃饭前点心的时刻是一天中最需要技巧的时刻。你所感受到的饥饿可能是来自口渴的"错误信号"。当你很想去蘸奶酪酱的时候，你应该用一杯水来替代。你会吃惊地发现，你的"饥饿"常常会不翼而飞。另一个建议：在每两杯葡萄酒或者你所饮用的任何饮料之间喝上一杯水。你的身体无法像过去那样容纳许多酒精，因此这是放慢速度的一个好办法。什么？还剩一杯？你已经是成年人了，自己动动脑子吧。

▷ 你说什么？

在某个时候，你的听力会开始消失。这个问题在鸡尾酒会和餐厅等人群聚集的场合最为严重。它会使你感到恼火，使别人感到愤怒。不过，更大的风险是，你会在你最应该努力维持社交的时候由于耳聋而变得孤独。我还没有到达这个阶段（很接近，但还没有到达），但我觉得表现最好的人是那些毫不犹豫地戴上助听器的家伙，不管他们的助听器看上去多么巨大和笨拙（现在的助听器已经不这样了）……不管他们认为这有多么丢人（这是一种愚蠢的想法）。我的听力医生让我等到真正需要助听器的时候再去使用助听器，但我不会等待太长时间。我希望在自己还算灵活的时候、在听不到周围声音的感觉开始对我产生吸引力之前习惯和适应助听器。不要把自己孤立起来。

▷ 放慢速度，左顾右盼，重复这个过程

还记得我毫无理由突然摔倒的那些讨厌的故事吗？我知道它们不会发生在你身上，因为你已经开始了举重练习。不过，请留意这个问题，以防万一。记住，你在街上摔倒的过程也适用于你开车、滑雪或骑自行车的时候。年纪大的人会遇到更多事故。而且，我也无法幸免，这使我感到很恐怖。听听这个故事：我在我自己那条平坦开阔的私人车道上倒车拐弯。难度系数：1.0。我是一名优秀的司机，我的倒车动作干净利落。然后，我重重地撞上了我自己那辆明明白白地停放在车道上的车子。损失：3000 美元。希拉里很喜欢我给保险公司打的那通电话："嗨。我是克里斯·克劳利，你的保险客户……巴拉巴拉巴拉。那个……呃，我的保险是否包含我，呃，撞到自己车子的情况？"

你知道，产生这些问题的原因是，你的本体感受正在逐渐消失。这很危险。你意识到其他人正在经历这个过程，但你可能没有意识到你自己也在经历这个过程，因为这种想法听上去很荒谬。这的确很荒谬，但它仍然会发生。当心这件事。如果你发现自己出现了容易摔跤的现象，或者出了一些轻微的驾驶事故，你应该放慢速度，因为这种事情的后果非常严重。不要感到害羞和尴尬……一定要将速度放慢一点，比平时更多地环顾四周。这件事关系重大，而你的误差容限又在变小。我要提出一个几乎永远不会被我再次提到的建议："请根据你的年龄行事。"

这个建议适用于滑雪、划船、骑马……以及你能想到的其他任何

运动。你对于自身位置的感觉以及你对身体的控制都在走下坡路。我希望你能够通过重量训练和交叉训练对抗这个问题，因为这非常有效。不过，它不会使你变得刀枪不入。

要想了解关于这些故事以及其他趣事的持续报道——或者，如果你可以为我们提供任何趣事——请访问我们的网站 www.youngernextyear.com。

第 13 章　追逐铁兔子

（克里斯篇）

本章的主题"个人经济"本来可以同其他衰老和退休的趣事一起收进"丑杖"一章里，那样看起来会比较整洁。不过，我们认为这个主题非常重要，应该单独占据一小章的篇幅。哈里甚至为它制定了一条原则。你可以把它看作我们转到饮食章节之前用来清口的古怪的小薄荷，或者将退休的焦虑和疼痛减半的神奇药片。不管你的年龄如何，你都应该及早开始思考这个问题。

在退休以后，你会经历一个无法回避的变化，你必须尽早对其做好准备：你的银子会变少。这件事不像你想象的那么可怕，除非你不去应对它；在这种情况下，你会因此而失去生命。而且，我们所谈论的关于锻炼、身体机能变得更年轻以及其他所有话题的愉快讨论将不会对你产生任何影响，因为你会死于焦虑。所以，哈里的第四原则是这样说的：让你的支出低于收入。听上去显而易见，不是吗？不过，许许多多来自各个收入阶层的人由于没能遵守这条原则而陷入了困境，尤其是在退休以后。

在这件事情上，人们会陷入一种神游状态。他们会进入一片虚幻的梦境，认为这件事不需要他们的关照。事实并非如此。它会影响到你、你亲爱的妻子以及你的那只小狗托托。你们都会深陷在霉运之中，除非你强迫自己正视这个问题，做一点规划。如果你不这样做，那么当大雾散去之时，你可能会发现自己已经触礁。你并不想在70岁的时候通过游泳逃离船只残骸。

制定一个计划。即使这个计划不完美，它也会极大地改善你的生活条件。如果你不再相信金钱和物质像你想象的那样重要，你会生活得更好。如果你不再追逐物质和地位的"铁兔子"，不再追逐你并不想要和并不需要的事情，你可以用更少的花销实现极为快乐的生活。

当然，我们不是财务顾问，但我们现在请你坐下来，对你在退休以后每年可以获得的收入进行现实的估计，然后，对其进行下调——除非你的收入能够抵抗通货膨胀。接着，假设情况将会变得更糟糕，并把这个数字再减掉5%。你可能还需要对你的一些预期收入来源进行严格的审视，对它们的可靠程度做出冷静的计算，然后做出适当的调整。好的，这就是你的年收入。很少，不是吗？现在，制定一个计划和一种生活方式——也许是一个物价比较便宜的小镇和一幢不起眼的房子——并且确保你的生活开销低于这个年收入。从那时起，你将安全而快乐地生活。同那些没有进行这种分析的人最后的生活方式相比，你会生活得很快乐，不管你的房子多小，不管你的生活方式多么简朴。

如果你能在一定程度上诚实对待自己，你很可能会发现，你将依靠收入峰值的一小部分生活，比如2/3或一半，甚至1/4。我得到的数字就是1/4。根据各种因素，你可能会看到一个令人痛苦的差距。

和以前一样，你可以同时听到好消息和坏消息。先说好消息：在贫困线以上，金钱和幸福之间没有相关性。一些精心设计的调查发现了这一结论。想想吧，你一生都在为了获得更多金钱而奋斗，但金钱和幸福之间是没有关系的。怎么会这样？我也不知道。不过，这显然是事实。

那么，坏消息呢？做出依靠更少的金钱生活的决定是非常非常艰难的。我们认为我们拥有的物品、驾驶的汽车、嘴里吃的食物、身上穿的衣服代表了我们自己。我们是物质和地位成瘾者。和所有成瘾者一样，我们完全相信自己必须拥有这些东西，必须拥有金钱、地位和权力。我们一直在接受追逐铁兔子的训练，就像跑道上的格力犬一样。我们无法跳出这种思维模式。我们把大量精力投入到了我们的产出上，投入到了我们的房子里空房间的数量上，投入到了汽车速度指针从0飙到60的秒数上，投入到了办公室的大小上。我们听信了人们的说法，认为我们的成就代表了我们的一切。公司、事务所和单位为我们提供钞票，并且占据了我们的全部注意力。我们像吸毒一样专注其中。这就是我们的"铁兔子"，老兄。我们汪汪地叫着，摇着尾巴，像疯子一样朝它追去。天晓得，这不是为了获得营养，而是因为这就是我们的游戏规则。

结束食用"铁兔子"的行为并不困难。不过，消除食用"铁兔子"的愿望是很难的。你需要让自己相信，这场游戏已经结束了。不要在意这场游戏是否好玩或者你的表现多么优秀，它已经结束了。结束游戏的时间到了，回家吧。回来看看你的收入。尽早做到这一点。和吸烟一样，你可以恢复过来。这需要时间，而且越早越好，但你一定要去做这件事。从游戏中恢复过来，否则它会杀了你，就像上帝制作小锡杯一样确定无疑。这个世界上一些最不幸的老人也是最聪明的人，他们曾经是最成功的人。不过，他们无法理解这个简单的真相。他们认为之前的规则非常有效，因此同那些住小房子开旧车的人相比，他们可以通过酗酒的生活方式过上更好的生活。最终，他们追悔莫及。

也许你根本不会退休，这是完全有可能的。也许你会永远工作下去。不过，你仍然需要对这种前景进行规划。想一想你能做什么，你能在哪里进行这项工作，等等。考虑联系人、再培训，以及其他一切合理的方案。不过，你应该及早去做这件事，而且应该具有一丝务实精神。对许多人来说，最好的规划是通过某种方式将退休后的工作与一种极为简单的生活方式结合在一起。这完全虽然不是一个糟糕的前景，但许多人高估了完全退休的乐趣。不过，这也是要看规划的。现在就开始规划吧。

告别过去的开销水平是很困难的，它不仅仅是量入为出这么简单。我们在这里真正想要说的是，跳出过去40年主导我们生活的对于群体地位的不断争夺。这是本书最后几章一些严肃讨论的主题，它涉及一些非常严肃困难的问题。简而言之，道理是这样的。从你十几岁的时候开始，你就迷上了——并且在别人的鼓励下迷上了——你在某个群体中的地位。你在高中的小团体，你在成人世界里的公司或法律事务所，你的乡村俱乐部，你的保龄球联盟……的地位。不管这个具体的游戏有什么价值，它对于你已经结束了。你应该量入为出，忘记群体里其他人看待你的眼光。不管怎么说，他们已经跑到了那边的垃圾场，正在用鼻子探测着新鲜的垃圾。根据你自己的标准照顾好你自己。还有，寻找一个新的群体。

如果你在这方面的确存在问题，找一个财务咨询师——花这笔钱是值得的。（找一个独立咨询师，而不是通过让你购买这种或那种理财产品赚钱的咨询师。）或者，阅读关于这一主题的一本好书。我所发现的一本有用而有趣的书是《邻家的百万富翁》。（实际上，真正能够积累起一笔银子的家伙从不认为花钱是成功的标志。他们把银子攥得很牢，最终成了富人。）这样的书还有很多。

我和哈里能做的是提醒你与"后三分之一"阶段关系密切的一些逆耳忠言，比如狄更斯真理：100 美元收入除以 99 美元支出等于幸福。100 美元收入除以 101 美元支出等于不幸。狄更斯列出的公式是以英镑单位的，但它适用于一切货币。其他规则：钱无法买到幸福，但高于收入的支出会使你的头陷在马桶里。而且，你的债主会尽职尽责地为马桶冲水。

正像财务咨询师将会告诉你的那样，正像我们之前说过的那样，第一步是保守地估计出你在未来 30 年每年的预算总额（别忘了，你会活很长很长时间），得到一个真实的数字。然后，暗中窥探一下你的支出和生活方式。接着，挥动斧头。

这件事看上去似乎极为痛苦，但是请记住：和所有广告向我们传达的消息相反，你并不是要将你的小弟弟切成合适的尺寸，你只需要牺牲你的饮食和墙上的装饰。不必紧张。你不会感到非常痛苦，除非你不去这样做。让你的支出低于收入……远远低于收入。不要让这个问题出现在你的视线中。对你来说，由于年老而无法尝试的事情并不多，这种愚蠢的想法就是其中之一。

一个好主意：和你的伴侣确定你们之中最擅长管理财务的人，让这个人管理财务，不管钱是谁赚的。或者，你们也可以共同管理。制订一个计划，将相关内容写下来，认真对待这件事。对老年人来说，焦虑是很糟糕的事情，非常糟糕。

第14章　不要愚蠢地减肥！

（克里斯篇）

　　我和哈里平静地意识到，在下一本畅销节食书中宣称自己的招数的确有效，可以使你在两周内减掉 25 公斤并在你的余生中将其维持住的家伙将会获得一张 880 亿美元的支票，因为有两亿丰满的美国人热切希望这种说法是真的。遗憾的是，这并不是事实。而且，我们并不会拿走你的钱。节食是无效的，这是一个令人沮丧而又不可改变的事实；95% 的节食是失败的，因此将减肥作为目标通常不是一个好主意。几乎肯定会发生的失败将会影响你对健身的态度，而像悠悠球一样的上下起伏反而会使你增重。所以，不要节食。这是大标题。简单来说，我们的建议是，忘掉这件事。同时，每周锻炼 6 天，并且遵循哈里的第五原则：不再吃垃圾。

下面是附属细则。

在你遵循这种训练方案的过程中，你是否会在某个时候减掉一两磅体重？在不节食的情况下，轻松愉快地减掉体重？是的，这是有可能的。事实上，你可能像我一样减掉 20 公斤。老实说，这种可能性很大。如果你做到了，那么请你在有空的时候寄给我们 880 亿美元。不过，不是现在。我们现在是不会收钱的。现在应该做的是获得良好的身体状态。翻到开头，读一读前面几章，然后开始锻炼！因为不管你是否胖得像海象一样，锻炼都是有效的。正如我在一开始说的那样，锻炼一直是改变一切的神奇的第一步。所以，请把注意力放在这件事情上，不再吃垃圾，忘掉减肥。

你可能觉得哈里的第五原则听上去有些不知所云，但你会吃惊地发现，你现在的直觉可以告诉你许多事情。我要求你立即坐下来，列出你认为你应该完全放弃，但你现在仍然在吃的一大堆垃圾食品。我敢打赌，在你阅读我们的两章营养论述之前，你可以答对 85%。（初始提示：炸薯条，几乎所有的快餐，名字以字母"O"结尾的加工类零食。）

锻炼和远离垃圾不是节食，而且你不会失败。如果你无法减掉体重，你仍然可以从根本上获得更好的生活，在身体功能上变得更年轻。如果你能够减掉体重，这说明你获得了额外奖励。

▷ **说谎的神明**

　　节食是过去 30 年的假神明。在至少 30 年的时间里，美国大众开展了一系列极其昂贵的节食运动。我们为此花费了几十亿美元，这笔钱足以让德克萨斯州和马萨诸塞州的每一个孩子去法律学校读书，剩下的银子足以资助针对美国每一家快餐连锁店的集体诉讼。我们花掉的钱为我们带来了什么呢？——我们每个人增加了 20 公斤体重，少数人发了财，其他人变成了胖子。我们的银子和时间没有得到有效利用。实际上，这是一种可笑而可耻的浪费。所以，我们也许应该停止这种做法。

　　和假神明引发的问题类似，关于节食的各种典籍不是非常可靠和自洽。宣传真正信仰的富裕的狂热分子无法就神圣文本达成共识。我说的不只是普里蒂金－奥尼什派（低脂肪，低快乐）和阿特金斯派（高脂肪，高快乐……最近，可怜的阿特金斯博士去世了，因此他的利益继承者对于"吃牛排吃到减重"的主张有所回避）之间奇怪的正面冲突。我说的是正版主流的健康机构，比如美国心脏协会和美国农业部。

　　还记得美国农业部的健康金字塔吗？还记得神奇的"糖原负荷法"吗？意大利面食曾经是顶级食品，米饭和土豆紧随其后，尤其是在 20 世纪 90 年代早期。1992 年，当我们许多人正在寻找可靠的指导方案时，美国农业部提出了新的食物指南金字塔，这个金字塔看上去是这样的：

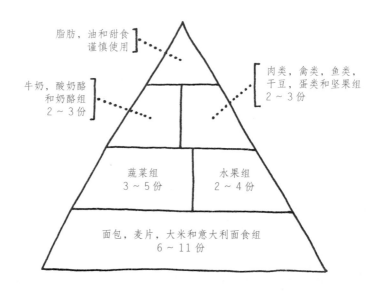

看上去有些眼熟？那是当然的。它现在仍然出现在美国所有小麦脆饼和特里斯饼干的包装盒上。好极了。这张图受到了饼干制造商、面包师以及炸薯条供应商的喜爱。

问题是，其他人现在几乎全都认为这张图错到了极点。过了不到 9 年，哈佛公共卫生学院营养系主任沃尔特·C.威利特博士（出版了《饮食与健康：哈佛医学院健康饮食指南》一书，书中包含这样一幅图：

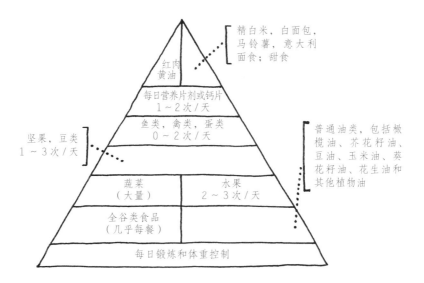

哎哟！仔细瞧瞧。这些家伙不可能全都是对的。今天看来，现在和过去的美国农业部似乎总有一个是错误的。想一想，在短短9年时间里，这是一种多么巨大的变化。看看碳水化合物，白面包、精白米和意大利面食曾经属于你应该吃得最多的食物，现在已经变成了你应该吃得最少的食物。这很奇怪，不是吗？这个世界上难道没有一个跟踪这类事情的科学社区吗？还有脂肪，在旧版的美国农业部金字塔上，所有的脂肪都是近乎禁忌的存在。现在，橄榄油之类的有益脂肪被列为最有益的食物之一。

那么问题来了：这里有人知道威利特在说什么吗？答案既是肯定的，也是否定的。从否定的角度看，大多数饮食方案在科学和医学上完全无法得到证明。这不是因为它们的支持者都是笨蛋或江湖骗子，尽管其中一些人的确如此。这也不是农场主团体、快餐店、说客和腐化的当权政客的某种巨大阴谋，尽管他们的确起到了一定的作用。相反，正如哈里指出的那样，关于我们能够获取的具体食物，人们还没有掌握多少可靠的科学知识。

真正的困难是，你所吃下的每一口食物都是成千上万种化学物质的复杂混合物，这些物质能够以数百万种不同的重要方式与人体的不同部位相互作用。没有人深入研究过这方面的生物学和化学原理，搞清到底发生了什么。事实上，没有人知道人类能否做到这一点。所以，没有人着手设计过评估每一种食物的测试，这并不奇怪。

哈里将这个问题放在了一个有趣的视角下。他说，肯尼迪总统1961年决定投入一笔资金，在十年之内将一个人送上月球。结果，我们做到了。不过，哈里说，如果亚伯拉罕·林肯说了这样的话，并且投入同样的资金，他不会取得任何结果。同样的事情也适用于泰迪·罗斯福（Teddy Roosevelt），或者富兰克林·德拉诺·罗斯福。你无法利用蒸汽机登上月球，你必须拥有合适的基础科学。如果今天有一位假想的总统决定用一种具有突破性的药片、饮食方案或者其他任何方法"解决"国家的肥胖问题，他也会碰壁。你可以把银子花出去，但你无法实现目标，因为这方面的核心科学并不存在。

这并不是说当科学家埋头工作的时候，我们只能坐在这里吃着比萨饼和炸薯条等上200年的时间。例如，一些针对大量人口的研究表明，淳朴的冲绳人民历史上遵循的饮食方案是健康的。在转向西餐之前，冲绳人是世界上最长寿的民族。从我个人角度讲，使我感到更加欣慰的是，地中海饮食的得分也很高。我觉得我对这种饮食的接受程度稍微高一些。许多美味的蔬菜、橄榄油、一些肉类和充足的红葡萄酒……我有一种身临其境的感觉。

你可能认为这是用巨大"宽头刷子"做出的评估，因为它认为一个国家或者整个南欧的人都在吃"有益"的食物。听上去有些粗糙，不是吗？如果你对营养学界采取公平的视角，你就会发现，范围更小、更科学的人群研究是很难实施的。在理想情况下，这种研究需要让大量正常人在很长一段时间里（比如十年）对这种或那种食物进行测试，比如西兰花。这个世界上有谁会连续十年食用西兰花并对其进行记录？谁会自愿进入同时食用西兰花和老鼠药的对照组？所以，这是一项缓慢的工作。不过，我们掌握的知识至少可以使我们提出一些原则。

▷ 是的，弗吉尼亚，卡路里的确很重要

卡路里的确很重要，尽管过去的一些畅销书给出了相反的说法。归根结底，卡路里是唯一起作用的事情。所以，你可以信心十足地宣布，变胖的秘密是食用超出个人消耗能力的卡路里。真是奇怪。就变胖而言——不考虑心脏病、癌症之类的事情——卡路里的种类不是很重要。对肥胖来说，100卡路里的菠菜和100卡路里的炸薯条没有好坏之分。这就像那个古老的恶作剧：一吨羽毛和一吨铅哪个更重？这里也是同样的道理：卡路里就是卡路里。

好吧，它们并不完全一样。一些食物在消化时需要消耗一定的能量，比如那些美味的纤维食品以及所有的麸质。（它们很美味，不是吗？）如果你能受得了，你应该多吃这些食物，因为它们可以填满你的肚子，并在穿过你的消化系统的漫长过程中使你保持饱胀感。它们

还含有一些对健康有益的物质。

现在看一看你应该具有的理想的卡路里摄入水平。遗憾的是，在不锻炼的情况下，随着年龄的增长，你的基本代谢率（自动燃烧卡路里的速度）会稳步下降。这一事实——以及我们这个社会中老年人的久坐习惯——就是你从40岁或50岁开始变得大腹便便的原因。要想降低体重，正常的美国人在五六十岁的时候需要将摄入的能量降到1500卡路里左右。每天2000卡路里只能维持现状。看一看你每天摄入的卡路里数值。找一本这方面的小书，查一查你食用最多的那几样食物。这比你想象得要容易，因为我们所有人都具有相对狭窄的食物范围。你不需要为水果、蔬菜和鱼类过于担心，因为它们的卡路里值很低，几乎相当于没有，只需要跟踪酒类、碳水化合物、肉类和糖类就可以了。你不需要做到精确，但你应该对自己的卡路里摄入量有一个印象。毕竟，这就是你所有体重的来源，也是所有胜利和所有失败的根源。测量一下你摄入了多少卡路里，排出了多少卡路里。

这就引出了重要而令人压抑的份量控制问题。在这个国家，我们疯狂地追求食物的分量。食品供应商推出超大份和"吃到饱"菜单，因为将你的食物分量加倍并不需要快餐店增加太多成本，但它会使你增加许多成本，不要将你的盘子打扫干净，不要像猪一样吃饭，并且称之为美德。

▷ **短周期饥饿尖峰**

正像哈里即将向你讲述的那样，另一个重点是，一些食物——

尤其是碳水化合物和糖类——具有短而强的饥饿周期。同一碗菠菜相比，一盘炸薯条会使你在更短的时间里感到更加强烈的饥饿。几乎没有人能够抵挡这种饥饿尖峰，因此限制——不是取消——碳水化合物和单糖的摄入量是极为明智的。从我个人角度讲，我甚至等不到碳水化合物饥饿尖峰的到来。在吃这类食物时，我可以吃到没有力气为止。我可以在分发菜单之前吃掉一整条法国黄油面包。我可以吃下整整一桶爆米花，整整一碗意大利面。我在吃菠菜和鳕鱼时从来没有表现得这样贪婪。真是令人遗憾。

不过，即使你的意志力比我强，你也应该明确地限制你对白面包、精白米、意大利面食、土豆和甜食的摄入量。它们位于新版金字塔的最顶端，这是有原因的。顺便说一句，我极为喜爱的炸薯条应该被单独圈出来，它们应该被划到金字塔顶端的旗杆上。首先，它们是土豆，因此它们本质上是碳水化合物；其次，它们通常是用饱和脂肪制作的，这使情况变得更加糟糕。如果世界上存在罪恶的话，那么炸薯条就是它的化身，因为它吃起来就像来自天堂一样，但它却是魔鬼的专属食品。

这就将我们引到了那些对你来说非常糟糕、应当被彻底禁止的事物上——这份名单将会因人而异。关于如何应对我们知道对我们有害但却非常喜爱的食物，我的个人饮食导师、博学的斯蒂芬·古洛（Stephen Gullo）给出了一个良好的建议：将其完全丢弃。他最喜欢对我说的是约翰·戴布雷德（John Dybred）的名言："对于习惯于放纵的人来说，禁戒比节制要更加容易。"这是我所听过的最好的营养建议。你可能已经猜到，对我来说，这意味着不再食用炸薯条。这可能也适用于你——不再吃面包比只吃一点面包要容易得多。我曾有过放纵的时候，但是这种情况并不多。而且，我所知道的事情足以使我感到内疚！

▷ **不再吃快餐**

营养科学并不完美，我们的理解也很贫乏——但这并不意味着我们不知道灯光明亮的快餐店招牌正在将我们引向黑暗之地。我不想在法庭上度过余生，所以让我们直接看看新版食品金字塔，然后看看麦当劳的菜单，让一些事情自己显现出来。（汉堡王和其他许多品牌也是一样的道理。）在我们开始之前，请记住：卡路里很重要。红肉、白面包、土豆、糖类和饱和脂肪是有害的。好的，麦当劳……我们能在你那金色的招牌下面得到什么呢？

我和希拉里刚刚去了我们街角的麦当劳，以便查看那里正在做什么：街对面是一所公立高中，因此麦当劳充当了这所高中的食堂和社交场所；这里挤满了孩子。和以前一样，这里既有好消息，也有坏消息。好消息贴满了餐厅正面的窗户，巨大的海报正在推销"麦当劳的真实生活选项"，还有午餐和晚餐低于400卡路里、早餐低于300卡路里的快乐话题。我们应该为麦当劳欢呼……或者为他们的律师欢呼。这里是在饮食上对孩子负责、关心孩子的乐园，孩子们几乎住在了这里。真是一个180度的大转弯。

让我们进去看看。更多的好消息：巨大的菜单展示板上仍然列着超大份薯条和超大份可乐，但价格一栏是空白的。这是因为他们已经不卖这些东西了。是的，这些家伙不会向你销售超大份可乐（410卡路里）和超大份薯条（610卡路里）。他们现在已经不是"那种女孩"了。嗯，不全然是那种女孩。实际上，他们会向你销售分量大减10%的大份薯条（540卡路里）和缩水25%左右的大份可乐（310卡路里）。让我们看看这里还发生了哪些事情。

哦，这是今天唯一的特价。你可以花5.39美元买到一个巨无霸汉堡（它是我们所有人来到这里的原因）、一份中等尺寸薯条和一份中等可乐。你还可以"通过索尼连接系统免费下载一首歌曲"。这是一款热销单品。这很可笑——你看不出这顿饭拥有多少卡路里。要想获得这个数字，你需要去角落里查看一张带有许多小字的巨大图表。

好的，我已经阅读了这些小字。特价单品包含1430卡路里。哎呀，这是橱窗上宣传的食品所含卡路里的三倍多……他们忘了告诉我们？你还记得"诱导转向法"吗？答案很可能是否定的。不管怎么样，1430卡路里几乎足以满足一个成年人一整天所需要的能量。而且，它们几乎都是对你有害的食物。巨无霸汉堡拥有600卡路里，其中300卡路里来自脂肪；薯条是520卡路里，其中230卡路里来自脂肪；可乐是310卡路里，它们全部来自糖或玉米糖浆——这就是麦当劳真实的"真实生活选项"。我的理解是这样的：好消息在橱窗上，坏消息则正在进入这些孩子（以及假装不懂事的成年人）的食道。我的温和建议？不再食用快餐！门都不要进！一些快餐店的确在变好，但它们大体上仍然是罪恶的花园。你不会去一家妓院聊天，你也不要去一家快餐店吃色拉！别再骗自己了。

关于传统快餐场所，我再说最后一句。想一想它们多像那些制作难吃的饭菜供我们食用的可怕的工厂化农场。想一想北卡罗莱纳的那些巨大的猪舍，那里的人为数百万头猪强行喂食。那些猪从出生到被宰杀从未踏出过狭窄而令"猪"痛苦的围栏。这些"农场"正在污染数百英里的地下水。我显然说得有些夸张，但我认为快餐场所就是为人准备的工厂化农场。我们有数百万人前往那里，就像待宰杀的猪一样。我们愚蠢地进食，仿佛变胖是我们的工作，就像北卡罗莱纳的那些可怜的小猪一样。这完全是为了使快餐店的人变富，不管它会给我们带来多么可怕的灾难。让它们见鬼去吧。不要去这些地方。看在上帝的份上，不要让这些人在你的学校里开店，不要让你心爱的孩子们学会吃垃圾。

▷ 看看金字塔，看看标签

你已经知道了黑体字规则，如何遵守它们呢？你有一些不吃垃圾的机会：在食品市场里，当你购物时；在你的家里，当你决定食材时；在餐桌上，当你决定将哪种食物以及多少食物塞进你那贪婪的嘴里时。在上述每一种场合，试着稍微想一想什么对你有益，什么对你有害，然后努力做出成年人应有的表现。

关于餐厅，你也可以做出三种选择：第一，一些餐厅专门出售对你极为有害的食物，你应该对其敬而远之；第二，在餐厅里，你可以点一些对你有益的东西（让服务员直接把面包拿走）；第三，当该死的东西出现在盘子里时候，你可以不去碰它。三振出局，老兄。想一想每一条内容吧。

此外，你应该心怀感激地对食品标签加以利用。天知道这是怎么回事，在这个奉行激进资本主义和自由放任政策的国家，贴标签竟然是一种法律规定。当然，这非常好。标签的字体很小，但信息量很大。你应该学着看看标签，学着不要食用太多含有饱和脂肪的东西。试着完全远离真正的杀手：反式脂肪。（标签上将其称为某种形式的"部分氢化油"。）远离含有大量卡路里或者大量碳水化合物的食物，这很容易。最终，查看标签会成为一种乐趣。你常常会吃惊地发现一些卡路里含量极低的美味食物。更多时候，你会极为吃惊地发现，你认识最早、最为喜爱的一些"朋友"多年来一直含有大量卡路里和碳水化合物。我偶尔会拿起一盒意大利面，以查看这个令人愉快的小包装是否仍然含有大量卡路里（比如一千卡）。我过去常常将这些包装里的东西倒进我的肚子里，并且认为我在为自己做好事。事实并非如此。读一读标签！

不管怎样，请在货架周围好好转转，寻找味道不错，由有益的物质组成、卡路里含量不是很高的食物。这是一种寻宝游戏。一定要非常小心地检查与卡路里数值相对应的分量大小。这是一种小型作弊。例如，你可以在汤罐上看到一个合理的卡路里数值——但你随后发现，这个小盒子的名义分量是 17 份。这是一种阴险的谎言，已经有人提出了解决这个问题的建议。不管怎样，请保持谨慎。

▷ **可以吃鱼**

你是个男人，不是吗？而且，你不是很热衷于改变？那么，在这个人生的后期阶段，别人又怎么会看在上帝的份上认为你会做出根本性的饮食改变？我只能说，你会吃惊的。当我开始做这件事时，我已经快乐地、急切地、情不自禁地吃了 60 年垃圾。在我人生中的大多数时候，我并没有受到惩罚。从大约 50 岁起，我的运气用光了，我从 70 公斤变成了 93 公斤。这可不好。最终，我回到了大约 75 公斤，这使我很高兴。我现在大约 85 公斤，这是我能够接受的体重。不过，在这个过程中，我学到了一些事情。下面是其中最令人吃惊的一件事。我过去一直讨厌鱼类。讨厌！我每年会极不情愿地吃两次鱼。不过，人们一直在告诉我，鱼类对你多么有益，它对减肥和体重控制多么重要。当不情愿即将演变成恐惧时，我再次进行了尝试。不管详细过程如何，我现在已经养成了每周 5 个晚上吃鱼的习惯。而且，这使我感到快乐。至于那些如同用硬纸板和小树枝制作的味道可怕的黑麦脆饼干？我现在吃起它们来就像吃花生一样。我很喜爱它们。我再也没有动过曾经是我青少年和中年时期心爱主食的流行饼干。顺便说一句，有一个关于标签的好故事。现在有一种小麦脆饼带有令人窒息的"新低脂！"标识。看一看营养标签吧，之前对人体有害的小麦脆饼是每份 150 卡路里，新版小麦脆饼是每份 130 卡路里。难怪这些家伙会感到窒息。

▷ 减掉 20 公斤

好的，现在稍微转变一下关注点。说到底，也许这并不是一个非常糟糕的主意，如果你能够减掉 20 公斤或者通过某种方式重新获得你的真实体重的话。不必着急，也不必节食。这件事是自动发生的，因为当你开始认真锻炼时，你会对自己产生不同的看法，你会开始感到超重是有些奇怪的。你现在可能已经感到有点奇怪了，但我想说的并不是这个意思。当你获得良好的身体状态，并且进入锻炼节奏、稍微付出一定的努力时，你会开始感到超重是不合适的。我不知道这是怎么回事，但事实的确如此。接着，你的体重开始以缓慢或迅速的方式下降。你真的可以减掉 20 公斤。从某种程度上说，你不需要拼命，也不需要节食。

最近，我听到了一个令人愉快的故事。一个朋友的父亲在 65 岁时退休，搬到了基韦斯特。他是第二次世界大战中的海军军官，在基韦斯特有一些朋友。他喜欢高尔夫之类的运动，他在退休时的体重是 94 公斤。他吸烟，并且每天独自喝下一瓶红葡萄酒。不过，他很快注意到，他的许多老朋友相继去世，他觉得他应该将这些事情中止一段时间。他开始游泳，开始去健身房，在一名教练的指导下进行重量训练。他真的钻了进去，并且非常喜欢锻炼。他没有节食或者参加任何减肥计划，但他的体重开始稳步下降。在两三年的时间里，他的体重变成了 70 公斤，那是他在大学期间的体重。他每周锻炼五六天，并且最终开始学习跆拳道。82 岁那年，他获得了一级黑带；86 岁那年，他获得了二级黑带。他在去年秋天去世，享年 91 岁。当时，他的体重仍然是 70 公斤。他仍然和之前的一些海军伙伴关系密切，他仍然每天喝一瓶红葡萄酒。我们觉得他喝得太多了。不过，他生活得很不错。

我们当然无法确保你获得这样的结果。我们强烈希望你不要对此过于着迷。不过，这是有可能发生的。你现在可能已经知道，我几乎做到了这一点，而且我非常贪婪，非常放纵自己。我承认，我进行了一些节食，这是我们不推荐的；不过，最重要的是锻炼和改变自我形象。

▷ 在脑海中勾画出自己的形象

一个关键技巧是，在脑海中勾画出自己的正确形象。锻炼会使这件事变得更加轻松。当你锻炼时，你会在脑海中自动形成自己年轻的形象。摆脱掉不属于你的那些多余的重量是一种很自然的感觉……就像放下自己扛得太久的包裹一样。

顺便说一句，由于一些社会和国家认为肥胖与他们的自我形象存在强烈的反差，因此他们不会变成肥胖的社会和国家。这不是因为基因甚至食物的差异，而是因为这件事完全是不可想象的。想一想你认识多少肥胖的日本人，或者法国人。在这些国家，人们不会变成这样。你应该将肥胖变成你的禁忌。在脑海中勾勒出自己骑自行车、登山或者划船的画面，将这幅画面勾勒得鲜明、清晰、印象深刻，将"做一个大胖子"完全排除在考虑范围之外。听上去有些神秘、牵强？试试吧。当你在明年的某个时候变得更年轻时，你也会希望自己获得更加年轻的形象。你也许可以做到这一点。

▷ 锻炼和体重

我们很少有人能够直接通过锻炼减肥，因为要想燃烧一定的脂肪，需要进行大量锻炼。奥运会耐力项目运动员每天燃烧 4000 到 6000 卡路里，但他们每天都要疯狂地进行 4～6 小时的锻炼。你不会这样做。你的活动会使你比久坐的人燃烧更多的卡路里，但这不足以明显降低体重。不过，通过逐步打造肌肉块，你仍然可以为自己提供很大的帮助。不管你是否处于活跃状态，同脂肪相比，肌肉的维持需要更多食物和更多能量。不管你是否做事，不管是白天还是夜晚，都会有更多的线粒体持续燃烧。所以，当你获得良好的身体状态时，你可以持续燃烧更多能量，不管你是否正在进行锻炼。

每个人在无所事事的空闲时期会燃烧他所摄入的大约 60% 卡路里。对于进行体育锻炼、拥有更多瘦肉的人来说，这个比例会进一步上升。哈里说，你可以通过严格的锻炼将基础代谢率提高 50%。这是一个很大的数字。

当然，锻炼的另一个作用是，它可以极大地改善你的自我形象。到健身房瞅一瞅，你会看到几个胖子？当你的体重很大时，你完全可以采用重量级训练方案。我就做过这样的事情。不过，这并不常见。去瑜伽班上看一看，你就知道我说的是什么意思了。也许他们全都经过了自我选择，第一天来到这里时就是这个形象，但我对此持怀疑态度。我想，和我一样，和基韦斯特的那个家伙一样，和那些在全国各地的健身房里与我有过交谈的人一样，当他们获得良好的身体状态时，当他们在脑海中形成新的画面时，他们通过某种方式降低了体重。我还记得自己最初几个月在动感单车课堂上坐在自行车上时的情景。你知道，那些房间里总是配有镜子，我的视线无法离开自己。我发现我像被催眠一样着迷地盯着自己肚子上的一圈圈褶皱。我已经开始了这项严格的锻炼，所以我希望自己能够摆脱这些赘肉。

不过，还是那句话，我们谈论的是明年乃至后年更年轻，更苗条。我们谈论的是一种完全不同的生活方式，开启这种生活方式是需要花一些时间的。这没有关系；你会活上很长一段时间。所以，请努力锻炼，对生活产生兴趣。苗条会自动到来的。

第15章 营养的生物学原理：明年更苗条

（哈里篇）

几十年来，数千项医学研究传达了一个明确的消息：再也不要节食了。减肥的唯一途径是开始一项持续而严格的锻炼计划，回避美国饮食方案强加给你的最糟糕的食物，减少所有食物的摄入量。我希望这不是真的，但它的确是真的。这一章讲述的不是节食，而是营养。所以，正像克里斯跟你说的那样，不要吃垃圾。下面是原因。

你可能已经猜到，我们还会提到达尔文，探讨你的"达尔文身体"对于各种食物的反应。这样一来，当我们督促你不要进入使你变胖的"饥荒模式"时，你就会知道我们说的是什么意思。你还会理解为什么我们督促你回避那些使你变得贪吃、对你的细胞具有刺激性的垃圾食品。

首先,最基本的一点是,你的达尔文身体不知道如何处理过量食物。它不知道在面对持续过量的食物时应该做什么。它不是为食物过剩或静止状态设计的,它会做出疯狂的反应。它会将其看作饥荒的信号。

在自然界,所有的卡路里都是宝贵的,所以我们的早期祖先发展出了处理食物供应可预测波动的非常具体、非常成功的方法。我们体内的脂肪含量会出现季节性波动,这种波动的来源非常古老。冬季、旱季、迁徙,我们从出生起就面对着不时发生的饥荒。作为回应,我们的身体会储存脂肪,同时极大地降低对于能量的使用。这种生物学现象深深地存在于我们的身体之中——以及地球上其他每一种动物的身体中。

根据我们自己对于过量食物的反应,你可能认为所有动物都会在所有可以获得额外食物的时候尽可能地储存脂肪,但这并不是事实。动物根据它们所感受到的更加微妙的需求增加或减少体内的脂肪含量。例如,小鹿在 10 月份停止生长,并将它们摄入的卡路里以脂肪形式存储起来,用于过冬,不管它们体型多大,不管它们能够获得多少食物。到了春天,它们开始再次利用卡路里生长,打造骨骼和肌肉。不管它们摄入多少食物,它们都不会变胖。如果食物更加充足,它们的体型会变得更大,但它们不会存储脂肪。座头鲸夏天在北大西洋活动区域进食时会储存大量脂肪。随后,它们会以鲸脂为燃料迁徙数千公里,抵达赤道附近的繁殖区域。它们在六个月的时间里不吃任何东西，最大限度地利用它们所储存的每卡路里脂肪维持生命。秋天在切萨皮克湾以虾为食的候鸟在不到一个星期的时间里将脂肪储备量翻倍，然后不间断地飞往非洲。到了春天，当食物更多时，它们会打造肌肉和骨骼，雌鸟会产卵。不过，它们不会变胖。

大多数动物对春天的基本反应是将多余的卡路里投入到瘦肉和生长上。它们要变得更大更强，而不是更胖，即使此时周围的食物很丰富。对雄性来说，这是长出肌肉、骨骼和肌腱等新组织的时候：这不仅是为了捕猎，也是为了竞争配偶。对雌性来说，除此以外，它们还需要将每一丝多余的能量投入到怀孕之中。女人的确会存储一些脂肪，以便为怀孕做准备。不过，这些脂肪并不多，而且并不等于同肥胖。它们自然有变胖的时候，但那是即将进入冬天的时候，而不是春天。健康和苗条是大自然对于春天的反应。周围有大量猎物，你是一个健康的捕食者，你当然不想让 30 磅多余的脂肪成为你的负担。

不过，在饥荒初期，这正是你想做的事情——就像即将冬眠的熊或者即将进入冬天的鹿一样。那么，对于人类来说，饥荒的信号是什么呢？对我们来说，最主要的饥荒信号就是久坐的生活。在缺乏猎物时，我们会安静地坐下来，在与死亡的缓慢竞赛中保存能量。你的身体倾听的正是"无所事事"这一信号。在你的脑海中抹去这种形象。你的身体会将静止解读成你在延缓被饿死的速度，不管你吃了多少东西。

▷ **通过锻炼对抗衰退**

对于人类和其他动物来说，饥荒正在接近的信号也许存在差异，但我们做出的反应在生物学原理上是基本相同的。这是一种生物学衰退。你现在已经知道，这本书从头到尾只有一个核心思想——你要么生长，要么衰退。当然，这也是营养生物学的本质。简单而言，肥胖背后的化学涉及衰退。你会关闭你可能使用的每一个系统，以便活过冬天、干旱或饥荒——虽然你今天拥有足够甚至极为过剩的食物，但这一点并没有发生变化。如果你长期静坐，你的身体就会将培根芝士汉堡解读成在你之前饿死的动物的尸体——这是你最后一次狼吞虎咽的机会。下面是一件有趣的事情。你的老朋友 C-6 会开启这种生物学反应，锻炼所产生的 C-10 则会关闭这种反应。科学家几年前刚刚认识到这一点，但它是非常合理的。毕竟，C-6 和 C-10 是生长和衰退的基本信使。

因此，要想远离或摆脱肥胖问题，你的唯一方案就是变得活跃起来——持续地进行足够多的锻炼，以便每天发出春天的信号。锻炼的意义不是"燃烧"卡路里，而是向身体的各个部位发送生长信号，将资源投入到新组织的建设中，在白天和夜晚的每时每刻以更高的代谢率运行。你的身体需要通过燃烧多余的卡路里完成这些工作，包括你睡觉的时候。减肥是需要时间的，但它一定可以实现。最终，你需要减少食量，因为你可以依靠很小的卡路里值承受最活跃的新陈代谢。当你获得良好的身体状态时，这件事会变得更容易。你的身体不需要多余的燃料，你的自我形象也会在几个月或者一年的时间里自动而无意识地发生变化。所以，请将分量控制牢牢地记在你的脑海里，让它渗透到你的自我意识之中。未来某一天，你会发现自己在吃完开胃食物后已经获得了饱足感，只需要将一份色拉作为午餐。在此之前，你只需要专注于戒除那些毒害你的食物。

▷ 不再吃淀粉（白色食品）

毒害你的食物之一就是淀粉（精制碳水化合物），这意味着目前关于碳水化合物有害的声音基本上是正确的。（拥有一种有一定道理的重要饮食指南，是多么令人振奋啊！）有害的碳水化合物是指白色食品——土豆、精白米，以及用精制面粉制作的几乎所有食品。有益的碳水化合物是指存在于大自然中的碳水化合物，它存在于水果、蔬菜和全谷类之中，这些食物每磅所含的卡路里相对较少。淀粉之所以有害，是因为它不断向你发出再吃一口的信号。脂肪和蛋白质在某个时候可以向你的身体发出停止进食的信号，但碳水化合物不会这样做，包括有益和有害的碳水化合物。在自然界，你需要摄入大量碳水化合物，以便获得足以维持生存的卡路里，因此被填饱的肚子是你唯一需要的停止信号。

我们今天吃的淀粉富含卡路里。不过，当你摄入足够多的淀粉时，你并不会收到"停止"信号。更糟糕的是，在你进食后不久，它会再次引发强烈的短时饥饿感。淀粉具有令人着迷的吸引力，它富含卡路里，几乎没有真正的营养价值，而且会使你在进食30分钟后再次变得极度饥饿。

淀粉之所以对你如此有害，是因为它实际上是一种糖，而糖在你的身体对其自身食物供应的"解读"中起着重要作用。简单来说，糖的积累可以使你的身体知道你刚刚吃了多少东西。这听上去很奇怪，但它是事实，下面解释一下为什么糖类如此重要。你用来消化食物的化学物质是强大而危险的。它们可以分解和吸收你所吃下的东西，比如肉类。这意味着它们也可以分解你的一些身体部位。例如，胃酸可以直接烧穿你的胃壁；胰岛素是一种重要的消化媒介，过多的胰岛素可以使你立即丧命。所以，你需要分泌适量的酸和胰岛素，以消化你所吃下的食物。这些物质不能偏少，因为你需要吸收你能吸收的所有能量，当然也不能偏多，因为你并不想消化你自己。你需要根据你所吃下的食物获得某种可靠的信号，以管理这些消化物质的分泌量。

糖就是这种信号。在大自然中，每顿饭的含糖量与可用的脂肪和蛋白质存在近似的比例关系，这个比率在大多数动植物物种中存在惊人的稳定性。用餐后血液中游离糖的增长极为准确地指示了刚刚摄入的卡路里值。因此，糖成了最重要的消化控制信号。它不是唯一的信号，而是最重要的信号。食物中游离糖的含量被称为升糖指数，它是一个重要的营养指标。它没有出现在食品包装上。不过，认真对待疾病的糖尿病人对升糖指数记得很清楚。

由于大自然中没有太多的游离糖，因此糖的小幅增长意味着一顿大餐的结束。别忘了，所有的消化物质——胰岛素等——都在密切注视着这些血糖变化。

不过，这种几亿年来由鱼类、鸟类和恐龙发展出来的具有精妙平衡的反应系统在快餐世界中出了故障。想一想我们还在做狩猎采集者的时代。在我们发明耕种以前，我们食用超过两百种不同的植物、水果和坚果，以及多达一百种被我们捕捉的动物、蛇、蠕虫和昆虫。所有这些食物只含有一点点宝贵的淀粉或糖类。淀粉含量极高的食物是农业的产物，是在一万年前刚刚引入的，包括小麦等谷物以及土豆等根用蔬菜。对我们来说，这似乎是一段很长的时间，但在人类消化道的进化过程中，这段时间可以忽略不计。

在很长时间里，我们勉强能够收获足以使我们存活下来的食物。现在，我们拥有巨大的剩余，它与久坐生活和饱和脂肪的结合正在毒害我们的生命。

下面是你在今晚吃饭时应该考虑的事情。土豆泥里的游离糖（直接流进你的血管、触发消化反应的物质）比食糖里的游离糖还要多。下面是另一件事，一罐可乐里的游离糖与 2 公斤鹿肉里的游离糖一样多；下面这个怎么样？一份超大份炸薯条里的游离糖——更不要说饱和脂肪了——比 2 公斤麋鹿肉里的游离糖还要多。你的身体做出了怎样的反应？混乱的反应。你只摄入了包含 1000 卡路里的汽水、炸薯条和一个汉堡，但你向身体发出的信号是，你刚刚吃下了 10000 卡路里的"天然食品"。作为回应，你的身体发了疯，分泌出了大量胰岛素和其他消化性化学元素。

这就是淀粉的真正问题。你调动了超出合理水平 9 倍的消化能力，包括胰岛素、胃酸和其他几十种危险的化学物质。于是，各种事情开始发生。首先，你将你所吃下的食物中的所有卡路里吸收得干干净净；其次，由于你显然刚刚杀掉了一头巨大的动物，因此你的身体努力将所有多余的能量以脂肪的形式储存起来；第三，由于你目前拥有足以消化一头巨大动物的胰岛素，但你只"杀"了一瓶汽水和一些炸薯条，因此你的血糖直线下降，你再次感到了饥饿，非常非常饥饿，因此你会再次进食，通常是大量进食。对你那可怜的达尔文身体来说，你在几个小时的时间里从饱食转为饥饿，然后又转为饱食——这没有任何合理的解释！这种饱食和饥饿之间的超短循环在自然界从未出现过。我们谈论了你通过锻炼或久坐向身体发出的信号，但我们的现代饮食远远超出了人体原始设计参数的范围，因此你并没有发出任何一致的信号。整个系统在过度吸收和衰退的起伏中陷入瘫痪。这就像是摇滚明星在舞台上摔吉他一样。你可以听到噪音，而且你再也听不到音乐了。成人糖尿病就是这种瘫痪的结果之一。肥胖、关节炎、心脏病、癌症和中风是其他一些结果。

所以，回到那个简单的消息上。不要节食，不要吃垃圾。不管你在其他方面怎样做，你都应该远离垃圾食品。远离淀粉和糖类，将它们换成水果、蔬菜和全谷类——原始的、没有加工过的谷类，比如裸麦粉粗面包和七谷面包。不要过度进食，对超大分量说不，不管是快餐店的炸薯条还是电影院的爆米花。认真考虑一顿饭只点一份开胃菜和一份色拉的方案。虽然这种方案所含的卡路里通常超出了你的需要，但这至少是一个开始。

▷ **用于燃料的脂肪**

你已经知道了食用淀粉导致的胰岛素激增如何让你的身体将卡路里吸收得干干净净并将其以脂肪的形式储存起来。现在，你应该开始考虑脂肪了。脂肪会使你感到吃惊的。在你的身体里，脂肪有三个作用，在你的皮带上面鼓出来是其中最不重要的一个作用。你认为脂肪是一种仓库，是年复一年在你的腰部稳步增长的一坨肉。不过，在大自然中，脂肪本应是一种积极而有活力的组织。只有在冬天到来时，它才会变成这种呆滞的肉坨。活跃的脂肪是健康、重要、神奇的事物。毁掉我们的是冬天那种呆滞的脂肪。

首先，让我们看看活跃的脂肪。我们每天都会吸收和燃烧这种脂肪，这种脂肪只会在我们体内储存几个小时或者一两天，它们进出我们的身体就像进出飞往非洲的候鸟的身体一样容易。它们就是人们所说的健康的"不饱和"脂肪。这种脂肪应当是你所摄入的主要脂肪，它是新陈代谢的基本燃料，也是人体的一个重要组成部分。

在你的一生中，不管是白天还是夜晚，你的身体都需要使用由脂肪提供的稳定的能量，这也是你可以通过锻炼减肥的原因。想一想跑一次马拉松所带来的 C-6 的百倍增长，然后是跑步后产生的 C-10 的洪流——拆除所有疲劳受损肌肉的一波炎症。随之而来的是席卷全身的生长浪潮，它会重建肌肉，将生长信号输送到身体的每一个角落。所有这些工作所需要的能量都是由脂肪提供的。

锻炼结束后，修复和重建浪潮可以持续数小时，你的身体也会一直维持在"高速挡"，通过燃烧多余的脂肪为肌肉补充能量，重建葡萄糖储备和身体组织，以便使你明天能够继续狩猎。你在锻炼后的恢复过程中燃烧的脂肪远远多于你在跑步机上燃烧的所有脂肪。这是减肥的重要秘密——虽然你离开了健身房，但你仍然可以在一天中的其他时候进行高强度新陈代谢。即使在重建结束、肌肉得到重新打造并且获得了能量储备以后，你仍然能够以高于久坐人士的速度进行持续的新陈代谢——包括睡觉的时候。你的肌肉不是金属，而是肉。你无法在夜间将它们停在车库里。你需要每天 24 小时为它们提供营养。

久坐人士每天摄入 2000 卡路里也会变胖；真正的运动员在颠峰状态下每天摄入 4000 卡路里也可以降低体重；进行基本训练的奥运选手和海军海豹突击队队员每天需要努力摄入 6000 卡路里，以避免体重下降。你无法达到这种程度，但你可以通过正确严格的每日锻炼将静息代谢需求提高 50%，这是事情的关键。你可以通过活跃的锻炼实现高达 50% 的基础代谢率增长，你可以通过这种方式减肥。

▷ 用于生长的脂肪

你不仅可以燃烧不饱和脂肪，而且可以将它作为建筑材料。例如，你的所有 400 亿个细胞的细胞壁在很大程度上是由脂肪组成的。脑细胞之间的所有连接、性激素以及许多人体化学信使分子也是如此。如果没有支撑人体活细胞的健康脂肪的骨架，你一刻也活不下去。实际上，你无法在没有脂肪的情况下制造新细胞，而你一直在制造新细胞——每年制造超过 200 亿个细胞——尤其是在你变得更年轻的时候。

你的身体是一个巨大而持续的建设项目，不饱和脂肪是重要建筑材料之一。

▷ 用于存储的脂肪

如今，在我们的饮食中，绝大多数脂肪都是饱和脂肪——它是我们在困难时期用来存储能量的脂肪形式。在自然界，这是一种好东

有益的脂肪

存在于自然界的大多数脂肪都是不饱和脂肪。它可以轻松进出我们的身体，而且可以充当清洁的燃料。它还可以建设强壮而有弹性的细胞和组织。作为被我们抛弃的自然饮食的基本成分，不饱和脂肪存在于野生动物肉、大多数植物油（尤其是橄榄油和芥花籽油）、坚果、水果、蔬菜，以及鲭鱼、鲑鱼和沙丁鱼等特别肥的鱼类之中。在我们的原始饮食之中，30%的卡路里来自脂肪，其中大多数是有益而健康的不饱和脂肪。具有讽刺意义的是，我们的现代饮食也有大约30%的卡路里来自脂肪，但是其中大部分是有害而不健康的饱和脂肪。

我们饮食中的不饱和脂肪之所以变少，原因有两点。首先是经济原因，自由放养的动物只有大约10%的体脂，而且主要是不饱和脂肪，当你将它们运到饲养场、禁止它们运动、让它们变胖时，它们的体脂百分比会上升到30%，其中大多数是饱和脂肪。农民的利润急速上升（肥牛可以比瘦牛多赚许多钱），你的体重和胆固醇也在急速上升。所以，请大幅降低你对红肉的摄入量。仅仅食用尺寸较小的精肉切块，就连这种肉也不要吃太多。

不饱和脂肪的另一个问题是，它的腐败速度比饱和脂肪快。它不是储存型脂肪；它是活跃脂肪，可以迅速用到你的整个身体中，但它在储存和运输方面的难度也比较大。因此，食品行业会尽量把它从我们的饮食中剔除出去。从他们的角度看，这是非常合理的。在我们的饮食中，不饱和脂肪已经大幅缩水。同我们在自然界生活时摄取的不饱和脂肪相比，它只剩下了一个零头。

西——一种极为轻便的能量存储途径。当你低头去看你的肚子时，这听上去可能有点违反直觉，但它是事实。每磅脂肪存储的能量大约是糖类的两倍。另一件意外的事情是，在自然界，即使是这种脂肪也可以相对轻松地离开你的身体。在唐恩都乐（Dunkin' Donuts）的世界里，这仍然是一件违反直觉的事情。在现代生活中，在我们用懒惰和暴食创造出来的永恒的冬天里，你的身体会想尽一切办法将多余的卡路里以饱和脂肪的形式储存起来，并且拼命地阻止它们离开你的身体。

饱和脂肪拥有最长的保存期，人体内部的饱和脂肪如此，超市货架上奥利奥里面的饱和脂肪也是如此：它是储存型脂肪。这就是食品行业喜爱它的原因。这些人并不恨你，他们也不是希望你早死；他们只是喜欢饱和脂肪，因为它具有稳定的化学性质和漫长的保存期，而且可以很好地保持风味。你的身体也变成了货架，这太糟糕了。

下面是更多的坏消息。饱和脂肪并不是被动的玩家；它本身是一种炎性信使，是一种自动的衰退信号。如果将饱和脂肪添加到实验室动物的饮食中，它们就会立即开始产生 C-6。胖子血液中拥有炎性蛋白的可能性是瘦子的 5 倍，最喜欢久坐的人血液中拥有炎性蛋白的可能性是最健康的人的 4 倍，即使他们进行了体重控制。还记得吗？炎性蛋白可以通过心脏病、中风和癌症将你置于死地。这就是全世界人口中前列腺癌、结肠癌、乳腺癌和卵巢癌的比率与饮食中饱和脂肪含量存在直接比例关系的原因。

这是因为过去的冬季从未持续几十年，过去的 C-6 也从未持续几十年。对于肥胖者来说，血液中的炎性指标（比如 C- 反应蛋白，它也是心脏病风险的指标，这并不是巧合）会逐渐上升，这是有道理的：久坐会触发 C-6，它会使你的身体开始储存脂肪。这种脂肪反过来又会触发更多 C-6，导致更多衰退和更多脂肪储备，而这又会触发更多 C-6……周而复始。作为回应，白细胞会入侵你的脂肪组织，形成一堆腐坏的结构。接着，白细胞又会分泌自身的 C-6，形成"脂肪—炎症—脂肪—炎症"的致命的恶性循环。更糟糕的是，你越胖，你的脂肪组织分泌 C-6 的速度就越快。

C-6 还会使你的身体更加难以听到你在饮食上做出的变化。研究人员发现，系统性炎症水平最高、心脏病发作速度最快的老鼠和病人对饮食中胆固醇含量下降的反应最为迟钝。胖人脂肪组织中高达 40% 的细胞根本不是脂肪细胞，而是炎性细胞——也就是我们谈论过的动脉壁上的白细胞。它们会不分昼夜地持续释放 C-6 的细流，这些 C-6 永远不足以触发 C-10。当你在午夜打开冰箱门时，如果你仔细倾听，你可能会听到 C-6 的声音："嘶—砰"，"嘶—砰"。

所有这些听上去是否耳熟？如果你读过第 5 章关于心脏病的内容，你就应该感到耳熟，耳熟得令人不安。入侵你的动脉壁并形成斑块的白细胞也会入侵你的脂肪组织，造成慢性肥胖炎症。即使是最小的维护修理周期也会开始出问题。由于没有足够的不饱和脂肪作为建筑材料，胖人的身体会用饱和脂肪作为替代。它会将饱和脂肪直接作为细胞壁的组成材料。不过，饱和脂肪与不饱和脂肪的形状稍有不同，因此饱和脂肪与周围不是很匹配。想象你在建造一面墙壁，墙上的一些砖块稍微偏离了位置：这就是你的细胞壁。因此，它们运转起来也会出现一些问题。另一个问题是，饱和脂肪仍然具有炎性，它会导致局部发炎，生成微量的 C-6，它们聚集在你最重要的组织的所有细胞壁上。让我再说一遍：心脏病、中风、癌症甚至阿茨海默症与饮食中饱和脂肪导致的炎症存在密切的联系。

饱和脂肪（以及胆固醇）存在于全脂乳制品之中（黄油、奶酪、牛奶和奶油），但脱脂牛奶、脱脂酸奶和脱脂奶酪对你是很有好处的。适量食用鸡蛋很可能没有问题，尽管没有人能够确定这一点。肉类通常是有害的。非常瘦的牛肉块和猪肉块是没有问题的，但是它们很难获取。我所喜爱的培根和香肠则很糟糕。你还需要避开反式脂肪，这是食品行业开发出来的一种隐性人造脂肪。它在功能上与饱和脂肪相同，但它在未来几年不会出现在大多数食品标签上。它存在于你在美国能够买到的每一种油炸食品、每一种炸面圈、每一种曲奇饼、馅饼、糕点以及几乎每一种薄脆饼干之中。拿起一包薯片，将标签上列出的所有脂肪加起来，然后查看脂肪总量。你会发现，二者是不同的。"缺失"的脂肪就是反式脂肪，它对你非常非常有害。

对于这段关于营养的简短介绍来说，上述负面信息已经足够多了。不过，我希望你已经清楚了其中的核心思想：不再吃垃圾，减少食量，每周 6 天进行高强度锻炼。

▷ 你能吃什么？

请做好准备，我们要迅速过一遍有益食物的名单。尽量多吃水果、蔬菜和全谷类。它们之所以重要，原因有两点：纤维和微量营养素。纤维很简单，它是可以消化的粗糙的食物，它可以降低脂肪的吸收速度，使你的结肠维持运转、保持清洁、远离癌症，它也是将你的肚子填满、使你感到吃了一顿饱饭的主要食材。我们最早的饮食中包含大量纤维，但是它们现在几乎消失了。食品包装上列出了纤维含量，所以请阅读这些标签。高纤维麦片和面包每份含有大约 3 克纤维，你的目标应该是每天大约 40 克，所以你可以看到我们还有多长的路要走。

以微量无机物和维生素为主的微量营养素也很重要……而且它们有点奇怪。这些营养素有数百种之多，没有人确切知道每一种营养素的健康摄取量。我们知道它们对于我们体内的数千种化学反应非常重要，而且我们的现代饮食无法提供足够的微量营养素。我们知道它们之中包含对我们的免疫系统、肌肉和大脑功能、心脏健康、骨骼健康和造血功能非常重要的化学物质，以及保护我们远离癌症的抗氧化剂。我们知道它们大量存在于水果和蔬菜之中，而且你无法通过营养片剂获得这些营养素。此外，我们还知道每个人的需要存在差异。你的身体所需要的微量营养素的组合与克里斯或者你的邻居稍有不同。不过，你无法弄清你所需要的微量营养素的种类和浓度（尽管你可以花费数千美元让人们对你的毛发、指甲、尿液和血液进行分析，但是他们会给出不同的结果）。所以，你可以服用复合维生素片，但你不要愚蠢地相信维生素片能够以任何形式替代一顿健康的早餐。相反，你应该食用各种有益的东西，你的身体会准确无误地从中挑选出它所需要的元素。

最新的官方建议是每天吃 9 份水果和蔬菜。是的，这意味着大量绿叶食物，但你应该努力完成这个目标。你的结肠甚至有可能恢复正常的功能！你所食用的具体食物种类关系不大，但是请尽量做到每天食用至少 4 种不同颜色的水果和蔬菜（包括不同明暗度的绿色）。不要听信那些由于含糖量而诋毁水果的人，那是胡说八道，水果中富含营养物质。在我们的现代饮食含有大量糖分的背景下，为水果的缺点感到担心是非常愚蠢的。

全谷类和豆类是另一个重要的健康食物类别。在加工之前，谷类含有丰富的营养物质，而且没有太多的游离糖。（面粉的精制过程会破坏面粉的细胞壁，将糖分释放出来，这就是精制面食味道比较好的原因，不过，这个过程也会剔除大多数微量营养素和纤维。）超市里的大多数"全麦"和多麦面包算不上真正的全谷类食物。如果你看一看标签，你就明白了。超市"健康"面包的第一种成分是未漂白的精制面粉。（漂白会使其变成白面包，但精制工序才会将其转变成淀粉。）唯一有益的食物是来自健康食品店的没有发好的面包——七谷面包、十二谷面包、裸麦粉粗面包，等等。全谷类（全小麦、全黑麦，等等）应当是配料表上的第一种成分，而不是最后一种成分，否则就是有人在误导你。全麦面包拥有比精制面包更加丰富的味道，因此你很快就会适应并喜欢上这种食物。（精制面粉的味道并不会变好；你只是习惯了糖分而已，而糖分是一种后天养成的嗜好。）幸运的是，当你变老时，你的味蕾不会像之前那样喜爱糖分，你可以领会到其他味道的好处。你可以适应不加糖的咖啡（至少是少于十块糖的咖啡）；这只需要一个月左右的时间。在这方面，早餐麦片可以轻松排在第一位。脆谷乐将全小麦列为第一种成分，后面是一些你不需要的东西，但它仍然是一种不错的食品。施莱迪德碎麦片只有一种成分：全小麦！加上一点脱脂牛奶和一个香蕉，或者冻蓝莓，你就完成了"健康的一天"这一目标的三分之一。

只要你稍稍接近健康的饮食，蛋白质就不会成为问题，尤其是当你强迫自己喜欢上脱脂牛奶和其他脱脂乳制品时。（还是那句话，拿出一个月的时间去适应。）多吃鱼类，含油越多越好。你还应该吃白色鸡肉：它不像鱼那么好，但比红肉好得多。显然，你还会吃一些红肉——毕竟，这里是美国，而且红肉的味道的确很好——不过，请悠着点。你应该大幅减少红肉的摄入量，同时尽量食用瘦肉，尤其是对于汉堡而言。实际上，你应该将肉类看作一种调味品，而不是主食；一点点红肉就够你品味很长时间了。

食盐很容易讨论：我们吃得太多了。我们每天应该摄入两克盐，但我们大多数人在不碰盐瓶的情况下就已经摄入了八到十克。食品制造商在他们的一切产品中都添加了盐和糖，所以请尽量选择新鲜食品，永远不要添加食盐。

再说一条建议：将哈佛食品金字塔复印下来，贴在冰箱门上。食品供应商喜欢说，只要不过量，没有什么食品是有害的。这种说法不太正确。一些东西对你非常糟糕，你完全有理由将其直接看作有害食物。看看这座金字塔，靠近底部的是有益的食物。

请记住，如果你购买某种食物，那么你最终一定会将其吃掉。有益的营养物质来自超市，而不是厨房。购物之前吃一顿饱饭，列出你希望购买的所有健康食材，并在出门之前迅速看一眼食品金字塔。你猜怎么着？你明年将会变得更苗条。

第16章 "那种饮料"

（克里斯篇）

在爱尔兰，人们与威士忌和其他烈性酒之间有着特殊的关系。他们称之为"那种饮料"（The Drink），你能从他们的语气中感受到这两个单词的大写字母。一个人可能会说："我想，就是'那种饮料'把那位老兄带走了。"他仿佛是在说，逝者被一种比他更加强大的力量抓住了，因此不应该承担全部责任。作为拥有四分之一爱尔兰血统的人，我对"那种饮料"抱有谨慎而尊重的态度以及深切而持久的感情。就好像它是一位极为有趣的老叔叔——或者是一个迷人的侄子——每隔很长很长时间才会杀死一个人，比如每月一次。不过，对于在其他时候如此有趣的人来说，没有什么是你无法原谅的。

在我们的人生甲板上，"那种饮料"是一个极为风趣的家伙，你很难想象出你能对它说什么。哈里认为它非常可怕，我们根本不应该谈论它，因为如果你去谈论它，你就不得不提到它的优点，这会对一些家伙产生危险的误导性。他担心这些人只会听到他们想要听到的事情，并且对它上瘾。哈里说，如果酒精是一种药物，拥有它所拥有的副作用——也许是 20% 的使用者在人生中的某个时候成为它的滥用者——那么它永远无法获得食物和药品监督局的批准。我向来尊重哈里的意见，但是这一次有点不同。

首先，葡萄酒和烈性酒拥有食药局的批准，而且拥有了**大约一万年**。人们试图在禁酒时期改变这一点，但是效果并不好。它存在于这个国家；它已经成了我们生活中大多数时候的必需品；它不会离开。所以，谈论它是有道理的。其次，一个令人不安但难以改变的事实是，对于我们中的一些人来说，葡萄酒和烈性酒是人生中最大的快乐之一。第三，一些值得注意的人群研究表明，适度饮酒（你应该记住"适度"一词）对你很有好处。所以，这是一个复杂的故事，包含我们已经非常熟悉的好消息和坏消息。

▷ **从好的方面看**

好消息是令人震惊的。我的饮酒历史并不短。不过，我在 2002 年新年前夜的《纽约时报》以及随后的《科学美国人》上读到了一条令人吃惊的消息：稳定而适量地饮酒（这意味着男士每天饮酒两次或少于两次；女士每天饮酒一次）不仅有趣，而且是一种有效的治疗方法。（先别急着激动，"一次饮酒"是指饮用 1.5 盎司烈酒，或者 5 盎司葡萄酒。）定期适量饮用烈酒可以极大地缓解你所遭受的一切痛苦。我应该马上补充一句，前提是你不会成为酒鬼。否则，它会取走你的性命。许许多多非常正派的人在六七十岁的时候的确变成了低级（和高级）酒鬼；这就是哈里感到害怕的原因。不过，适量饮酒对你是有益的。这类研究有很多，它们的结果非常清晰，你很难提出异议，除非你希望采取某种宗教或道德立场。下面是那天我在《纽约时报》上读到的一部分文字：

"酒精已经成了医学领域最锋利的双刃剑。一项用时 30 年的研究已经使许多专家相信，适度饮酒对一些人的健康是有益的。专家称，一天喝一两次葡萄酒、啤酒或烈性酒通常是以非处方方式预防心脏病的唯一途径——它优于低脂饮食和减肥，甚至优于高强度锻炼。适度饮酒有助于预防中风、断肢和痴呆。"（断肢？是的，断肢，对于你们这些手脚不灵活但又喜欢手工制作的人来说，这是一个值得考虑的风险。）

文章记者艾比盖尔·楚格尔（Abigail Zuger）继续写道："'酒精具有保护作用的科学原理是无可争辩的；现在，没有人会质疑这件事，'波士顿大学医学院医学与公共卫生教授柯蒂斯·埃里森博士（Dr. Curtis Ellison）说道，'我们已经进行了数百项研究，所有研究得到的结果是一致的。'"

"在一项针对超过 8 万名美国女性的研究中，适度饮酒群体的心脏病风险只有不饮酒群体的一半，即使后者身材苗条、不吸烟并且每天锻炼身体。"

"在数千名具有高胆固醇问题的丹麦中年男性中，适度饮酒者由于动脉阻塞而患上心脏病的风险比戒酒者低50%。"

"在超过10万名加利福尼亚成年人中，在40岁以后的每个十年区间，适度饮酒都与死亡率的下降存在联系——一些人的死亡率甚至可以降低30%。"

考虑哈佛公共卫生学院营养系主任沃尔特·C.威利特在《饮食与健康》中说过的话："对于男性，一项又一项的研究显示，每天饮酒一两次的男性患上心脏病的风险比完全不饮酒的男性低30%到40%。这与被称为斯达汀的强效降胆固醇药物表现出的效果相同……每天饮酒超过两次可以进一步加强对心脏病和中风的预防，但是酒精表现出副作用的可能性也会提高。"2002年1月的《科学美国人》根据不同的研究得出了基本相同的结论。

《纽约时报》的文章指出，这些研究至少解释了为人们带来无尽快乐的"法国悖论"。这个悖论的来源是，法国人食用的奶酪、黄油和其他脂肪多得数不清，同时"他们的心脏发生脂肪堵塞的风险相对较小"。这些研究也解释了意大利或地中海悖论，以及克里斯·克劳利悖论——将这些事情解释清楚是一件好事。哈里对于令人愉快的法国悖论和其他悖论抱着警惕甚至带有敌意的态度，他怀疑其中某个地方存在伪科学，我则对他的清教徒出身感到怀疑。

这与酒精饮料的具体类型关系不大。一些人仍然认为红葡萄酒是对抗癌症的良好解药。不过，通常来说，这件事并不重要，只要你能稳定地饮酒。每天喝一点，他们都是这么说的。不要一次喝个够……

不要放纵。每天如此。我想，你的妻子会把头探到你的书房里："宝贝儿，你喝马提尼了吗？"或者"快喝葡萄酒，该死的！你不想活了吗？"

所以，就是这样……这是我们所有人应当始终牢记的事情。葡萄酒、啤酒和烈酒对我们很有好处。科学界终于说出了一些有道理的事情。

▷ **阴暗面**

好的，《纽约时报》《科学美国人》和威利特博士的确拐弯抹角地提到了与饮酒过度有关的小问题。实际上，他们的说法是，饮酒过量的风险会抵消好消息带来的许多乐趣。而且，过量的标准很早就被提出来了。

还是《纽约时报》那篇文章："大量饮酒会提高高血压、心力衰竭以及六种癌症的风险；它可能导致糖尿病、胰腺衰竭、肝功能衰竭以及重度痴呆。酗酒者的死亡率远高于适度饮酒者，这个数字甚至不包括汽车事故和酒后暴力的影响，这两件事情不仅会毁掉饮酒者，也会对其他人产生影响。"

接着，他们提出了令人沮丧的观点："酒精对健康的总体效果受到了其风险的严重影响。世界卫生组织估计，整体而言，酒精导致的疾病和死亡与麻疹和疟疾一样多，它所导致的提前死亡和残疾的年份总数高于烟草和毒品。"这可不太好。

换句话说，看起来，酒精既有很大的益处，也有很大的风险。公平地说，你应该知道，当你年纪变大时，这些风险会变得更加严重。你显然已经注意到，现在，你只需要喝上很少的烈酒就会变得愚蠢。在退休以后，你也许更容易变成酒鬼，因为你的生活方式会变得单一，一些人还会变得更有压力。所以，在60多岁的时候，你获得了另一次变成酒鬼的机会。根据哈里的经验，这种可能性很大。他还说，这不仅仅发生在傻瓜和失败者身上。成功、可靠、拥有稳定家庭的人也会突然之间发生奇怪的转变。这种事情太多了。所以，不要仅仅因为你过去40年能够应对"那种饮料"或者因为你是一个优秀人士而认为你现在能够处理好这件事情。事实可能并不是这样，请当心。

我不得不稍微谈一谈这样一种悲伤的观念，尽管我并不想这样做：当你年纪变大时，同样程度的烈酒会使你变得更加愚蠢。我们每个人的头脑中都有关于"正常"饮食的根深蒂固的观念。在"后三分之一"阶段，正常吃饭会使你变胖；正常喝酒会使你变醉。这很简单，但也很糟糕。我们真的需要改变我们头脑中关于这两件事情的规则，否则我们就会陷入麻烦。对不起，在"后三分之一"阶段，每天饮酒两次的确是大多数男性的极限。这是一个令人难以置信的事实。

下面这件事可能会使你感到欣慰：如果你真的在60多岁变成酒鬼，你可能不会醉倒街头。在这方面，哈里也是我的知识来源。他说，"大器晚成"的酒鬼可能会成为"高配酗酒者"。恭喜你，这意味着你将像白痴一样在人生的大道上徘徊。你会胡说八道，但你不会做太多事情……你会成为穿着格子花纹短裤、鼻子发紫的乡村俱乐部醉汉的一分子，或者是在下午3点坐在黑暗之中盯着电视、完全醉倒的退休老人。这不是对你"后三分之一"人生的一种良好的利用方式。

饮酒的负面影响不仅仅是上瘾或酗酒，尽管我不想提到这一点。哈里最近给我发了一个故事，讲的是关于在社交场合大量饮酒的非酗酒人士的一项研究。一个晚上饮用稍多于 3 杯葡萄酒的男性在磁共振成像检测中，表现出了可以测量的大脑损伤。研究员迪特尔·迈耶霍夫（Dieter Meyerhoff）在 2004 年 5 月的《酒瘾》杂志中写道："我们的大量饮酒者样本在工作记忆、处理速度、注意力、执行功能和平衡等指标上受到了严重损伤。大量饮酒会以极其轻微的方式损伤你的大脑，以不易觉察的方式降低你的认知功能。为了安全起见，不要过度饮酒。"换句话说，喝点烈酒是有益的，但稍微过量就会产生不利影响。最佳饮用量是很小的。

一天，我的教练提出了一个关于饮酒的可怕观点。我对他说，我感到很虚弱，因为我前一天晚上几乎喝了整整一瓶葡萄酒。我无法提起和平时一样重的器械，或者做出和平时一样多的重复次数。"这是预料之中的事情，"他说，"过度饮酒会使你变老。"什么？我在这里像疯子一样锻炼，只为变得更年轻，而我所喜爱的饮料却在使我变老？是的，这是真的。

好的，下面是我所提出的严肃而实用的建议，它与专家的说法类似。如果你不喝酒，请不要去碰它，它太危险了。这是一个主流建议。如果你的确喝酒，不要停下来——如果你能适量饮酒的话。做到适量饮酒不是很容易。如果你能够适量饮酒，那就太棒了。不过，请记住，一个晚上最多只能喝两次，这不是很多。长期来看，即使每天晚上只喝 3 杯或者多于 3 杯葡萄酒，你也会受到不利影响。

下面是我所追求的中庸之道，尽管我有时成功，有时失败：将一两杯葡萄酒作为晚餐的神奇配菜。这是获得一个愉快夜晚的温和推动力。也许，你可以在每个星期的某个晚上喝上 3 杯，然后打住。如果你注意到这种"温和推动力"变得有点急迫——就像你所熟悉的宠物突然开始咆哮并做出古怪的举动——请停下来，因为那家伙会突然咬你一口，伤口会持续你的一生。在我们这个年纪，事情会以超乎想象的速度变得极为糟糕。

不过，在我们这个年纪，我们也需要尽可能地追求快乐。对我来说，这当然包括在去世之前的几乎每个晚上喝上一两杯葡萄酒。我偶尔也会改善生活，喝点精致的马提尼——也许是喝两杯。

管理你的人生

2

第 17 章 "泰迪不关心！"

（克里斯篇）

当我在 1940 年秋天被送进一年级时——一百年后，哈里也被送进了同一所学校——我的父亲和本叔叔（两个极具活力和魅力的人）不断为我打气。他们对我极度关心，这种情绪感染了我。他们怂恿我在第一天抢到第一排的座位，我做到了。他们让我认真听讲，积极举手，我也做到了。我和迪迪·贝瑟尔（Deedee Bethell）在月度拼写比赛中进行了激烈竞争，她赢得了大多数胜利，但我也偶有斩获。这使爸爸和本叔叔很开心。

一个名叫泰迪的孩子采取了不同的策略。他坐在教室后面，对课堂上发生的事情不是很感兴趣。一天，在被老师催促时，他极为平静地说了一句令我吃惊的话："我不关心。"仅此而已，老师就这样放过了他。那天下午，我呆呆地回到了家。我对爸爸、本叔叔和其他人说："泰迪不关心！"在那天以及随后的日子里，我一遍又一遍地说："泰迪不关心！"我无法摆脱这句话，它成了我们家里的一个笑话。当我催促我敬爱的姐姐佩蒂做某件事情而她又不想去做时，她有时仍然会说这句话。"泰迪不关心，"她一边说，一边悲伤地摇着头。说完这句话，她就不会改变主意了。现在，这种说法仍然会把我难住。

你现在可能认为我在小时候以及老了以后一定是大家的一个噩梦，的确。不过，你应该这样想：关心，每天充满兴趣地起床并进行尝试，从事新的活动，从事之前的活动，在休息一会儿也没有关系的时候坚持前行……这是上帝、达尔文或者肖尔农村走读学校的礼物。它是这本书的伟大主题和真正的祝福。在某个节点上，在某个黑暗的暴风雨之夜，当你无法入睡时，在某个沉闷的周一上午，当你对自己和他人失去兴趣时，你会产生一个几乎难以抗拒的问题："谁在乎呢？"的确，谁在乎呢？谁关心你今天是否起床锻炼身体呢？谁关心你是否在电影院吃了一大桶爆米花呢？谁关心你是否为自己非常感兴趣的项目而工作呢？的确，到底有谁在乎呢？

我要郑重地说，答案最好是"我在乎"。否则，你就要倒霉了。特别地，这是本书最后几章所传达的消息，这也是它能够上升为哈里第六原则的原因。哈里第六原则的完整内容是：关心。

作为一条消息和建议，"关心"就像三管加特林机枪一样强大。首先，我们强烈建议你对锻炼和营养给予足够的关心，以便在进入

"后三分之一"阶段时拥有像样的身体和良好的态度。天知道，这很重要。不过，更重要的是，这本书在此时会转向新的领域，我们会谈论一件稍有不同的事情。到目前为止，我们几乎一直在谈论你的身体以及如何在明年获得更加年轻的身体。这显然很重要，它是你余生的基础。不过，这只是"关心"的一部分内容，而且不一定是最重要的内容。通过锻炼，你获得了一组优秀的车轮。不过，如果你不上路，它们就不会有太大的意义。本书接下来的内容谈论的就是人生的旅途。当你管理好你的身体时，你需要考虑如何管理你的人生。

我们认为在"后三分之一"阶段的出行意味着与他人重新建立联系，对他人重新做出承诺。事实上，这是哈里的第七原则：联系和承诺。它意味着将自己重新投入到家庭、朋友和同伴之中。参与到群体之中，从事一些团体事务，不管是工作还是娱乐。随着年龄的增长，我们很想减少这方面的活动，但这是一个巨大的错误。这是因为，事实上，我们被设计成了与别人交流、关心别人的个体，这一点不会随着年龄的增长而发生任何改变。这是哺乳动物的天性。这是哈里下一章的论述，这些论述很有力量。如果我们不锻炼我们的社交技能——如果我们在变老时将自己封闭起来，变得日益孤独——我们就会生病和死去。数百项有趣的研究证明了这一点。所以，"关心"意味着关心他人并参与到他们之中，做出我们作为群体动物应有的行为，直到人生的终点。

下一条建议超出了上面的讨论范围。这条建议是，我们应当参与到另一种关心之中，这种关心可能会牺牲我们理性头脑和重要人性的核心元素。我们相信，我们的使命是追求我们自身以及直属群体利益范围以外的事物——这是一种高尚的"关心"。至少，这种"高级关心"可能是身为人类和拥有理性头脑的意义。

我和哈里并不想过多地谈论高级关心，比如在施粥厂工作，或者建设大教堂，因为这是一件属于个人范畴的事情。对许多人来说，选择如何为更多人的利益工作受到了个人灵性观念的影响。我们无法在这本书的范围内认真探讨这个话题。不过，我们可以说，找到你心中的无私精神——找到适合自己的无私行为——可能是最为重要的事情。关心是你在"后三分之一"人生中可以做的最重要的事情之一，包括各个层面的关心。

▷ 记日志还是失去指挥权

让我们回到地面上，谈论一些关于关心机制的世俗建议。要想关心你自己的人生，一个重要的关键就是观察你的人生，并且对其进行跟踪，就好像它是一件非常重要的事情一样。它的确是一件非常重要的事情。如果你想拥有一个美好的人生，一个充实的人生，一个你和别人关心的人生，那么它必须得到仔细的检查。这意味着将一些事情记录下来。这听上去很老套，但它是有效的。你很容易看着窗外的大雨，说出一句完整的泰迪名言——"我不关心"——然后翻个身继续睡觉。如果你知道你需要以书面形式承认这件事，你很可能会起床出门。

所以，请维护一份简单的日志，并在每个讨厌的日子里在上面写下三件事情：1.我吃了什么；2.我进行了（或者没有进行）哪些锻炼；

3. 我用我的人生做了什么——两性方面、社交方面、道德方面……任何点燃你的生命之火的事情。这非常有助于你在每时每刻做出行动选择的时候意识到"一切都会被写下来""一切都会被知晓"。这是一种法宝，是"某人关心你"的标志，即使这个人只是你自己。

从最早的时候开始，记日志——以及准确记日志——一直是船长和指挥官的神圣职责。那些篡改日志或记录虚假日志的人将会受到严重的惩罚，其中当然包括失去指挥权。实际上，这是一种很好的说法。如果你不能准确记日志，你就会失去对于自己的指挥权。

这种记日志技巧最初是由我那位充满激情的一对一饮食顾问斯蒂芬·古洛传授给我的。他拥有一种合理的方案和一百种高明的技巧。他的第一个技巧是关心。他真正的技巧是让我学会关心。他最重要的策略就是记日志。

我每天需要填写一张表格，列出我吃下和喝下的每一种该死的东西，然后给他发传真。我每周需要拜访他一次，坐在他的办公室里接受他的指导和鼓励。在我们的合作结束后，我仍然坚持记日志，并且自己鼓励自己。我知道哪些东西不应该吃；每个人都知道这一点。最重要的是教导自己学会关心。健康的代价是永远保持警惕。要想做到勤奋，最大的激励就是每天记日志。它与你在"联系和承诺"上付出的努力具有一样好的效果。从"某人在关心你"的意义上说，只要把事情写下来，你就会成为一个认真的人。日志是你虚弱时可以倚靠的拐杖，是你疲惫时抵挡厌倦的盾牌，是你犹豫时显示决心的利剑。它是一种实用的工具和神奇的策略，可以将你与你不断产生的"你知道什么？我根本不关心"的想法分开。我有几次弄丢了日志，并且无一例外地直接走向了地狱。根据我的经验，丢掉日志与下地狱之间存在完美的相关性。所以，我现在不管走到哪里都会把日志带在身边。而且，我会认真地做记录。

不过，不管你是否愿意尝试这种做法，你都应该记住：人生中最重要的技巧是关心，全心全意的关心。顺便说一句，泰迪很早就去世了。泰迪才不关心这件事呢。

第 18 章 边缘大脑与情感的生物学原理
（哈里篇）

到目前为止，这本书一直在谈论我们的身体以及如何在未来的岁月里在身体上变得更年轻。现在，我们希望谈论我们在情感和思想方面的人生，因为我们在这方面做出的许多选择与我们为自己的身体做出的选择具有同样重要的生物学影响。特别地，从生物学角度看，保持情感联系实际上是必不可少的，它是美好人生的一个重要组成部分——也是我们在这个社会上变老时需要面对的一个真正的挑战。

一般而言，男性在与人们保持联系或者在年纪变大时保持充实生活方面做得并不好。男性认为他们可以将理性与情感、头脑与内心、思想与感情分开。在完成这种惊人的特技以后，他们认为他们可以将情感放在次要地位，或者将其完全忽略，而且他们往往认为自己可以因此成为更加优秀的人。这是一种错误的观念。它不是一个好主意，而且无法实现。它是一种不健康的妄想；它与我们的进化过程存在直接的冲突。

我们进化成了一种社群动物，就像狼和海豚一样。这不是一种选择；要想生存，我们必须成为群体的一部分。没有人在亚马逊丛林里见过孤独的人；他们总是以部落的形式存在。自然界里并没有孤独的人，因为孤独是致命的。我们被设计成了情感动物，换句话说，我们是哺乳动物。

"那又怎样？"你问道，"身为哺乳动物为何如此特别？"毕竟，在一亿年前，我们是浑身长毛、微不足道的小型啮齿动物，一边努力躲避着恐龙的大脚，一边勉强维持着我们的进化优势。我们之所以特殊，我们之所以取得了胜利，是因为我们发明了第二大脑。

还记得那个原始的爬行动物大脑吗？那个完美地管理你的身体、精确地执行你的命令的独特大脑？哺乳动物在爬行动物的大脑上方建立了一个全新的大脑。你可以将它看作情感大脑，但它真正的名字是边缘大脑。将这个词语读出来：边缘（limbic）。你会发现，在你读完这本书以后，这个词语会反复出现在你的对话中。克里斯现在不停地使用这个词语，他非常喜爱这个词语。这是一块真实的物理大脑，负责管理我们的情感。从许多方面来看，它是你所拥有的最重要的大脑。你可以将这个大脑舀起来，握在手里。你可以在功能性磁共振扫描中看到它在工作。你可以将它的出现追溯到一亿年前。来自边缘大脑的复杂情感是哺乳动物胜出的原因——它是我们能够存活下来而恐龙无法存活下来的原因。我们自始至终都是一种社交动物和情感动物。

▷ 恐惧与愤怒，喜爱与玩耍

来自爬行动物的物理大脑拥有负责恐惧和攻击的控制中心，而恐惧和攻击是我们最深刻、最原始的情感。捕杀猎物、防御地盘、战斗或逃跑、性侵犯以及残忍的利己主义是我们最早的祖先为我们留下的遗产。爬行动物发展出了我们的主要负面情感。当鳄鱼的猎物潜入水中时，它的大脑中会出现大量的肾上腺素、吗啡、血清素以及其他几十种化学物质。我们今天仍然拥有这种大脑和这些化学物质。它们是我们对环境、威胁和猎物的自动化学反应，它们非常有效！

我们继承了同样的化学反应、同样的神经通道和同样的基础结构，但是我们转变了它们的方向，创造出了积极的情感。这是哺乳动物辉煌而彻底的胜利。爬行动物仅仅依靠负面强化（negative reinforcement）运转。哺乳动物则发明了喜爱、欢乐、高兴和玩耍，所有这些都铭刻在我们的 DNA 之中，铭刻在我们边缘大脑的化学物质和神经通道之中。

不过，爬行动物依靠愤怒、恐惧和攻击生活得很好。为什么要继续前进呢？喜爱、友谊、快乐、悲伤、乐观和热情的生物学意义是什么呢？为什么要投入额外的能量建设一整套全新的大脑结构层级呢？答案是，为了合作。

大自然为我们的爬行动物祖先提供了有利于个人生存的硬件。除了性交的驱动力，爬行动物没有亲体本能。大多数爬行动物会愉快地吃掉它们的幼崽，这就是它们被设计成在产卵之后、在卵孵化之前远走他乡的原因。记住，爬行动物的本能仍然是隐藏在我们内心深处的一种强大力量。我们的原始大脑仍然管理着我们的大多数基本功能，为我们提供强烈而原始的个人生存驱动力。它没有为我们提供关心后代生存状况以及感受他人情绪的能力。

我们的边缘大脑为我们提供了相对于爬行动物的两个重要优势：喜爱我们的后代，开展团队合作。它所带来的第一个也是最重要的结果是我们后代的形象和声音所触发的大量情感。强大的父母之爱这一生物学现象胜过了我们更加基本和自私的本能——不要吃掉婴儿！随着时间的推移，这种"边缘工具包"帮助我们建立了一个复杂的正面强化（positive reinforcement）神经序列，用于分享食物、温暖、栖息场所、信息以及亲代教养。

▷ 在群体中养育后代和生存

哺乳动物之所以取得成功，是因为同爬虫相比，我们学会了如何将更多精力放在我们的后代身上。我们所有人都知道"不要站在熊妈妈和它的幼崽之间"这句至理名言，"不要站在海龟和它的蛋之间"则从未出现在任何出版物之中。

同蛋相比，幼崽在出生之前的孕育阶段需要花费更多精力。待在原地抚养每个幼崽又需要花费更多的精力。像老鼠这类被捕食的哺乳动物对幼崽的关心程度相对较低。它们经常下崽，一次下一大群，而且它们知道每一窝都会有相当多的幼崽活不下来。从遗传学角度讲，这些动物与其说是由亲代保护的，不如说是由数量保护的。另一方面，像熊和人类这样的捕食类哺乳动物拥有较少的后代，需要花费很长的时间抚养后代，直到后代独立和安全。而且，它们与后代之间存在深切的联系。对于捕食者来说，孩子的去世对于亲代是一个巨大的遗传性打击，因此边缘大脑会驱动它们与后代形成更加强烈的情感联系。

下面这一点很重要。你的边缘大脑在物理上控制着你的原始大脑，并且与你的原始大脑之间存在深层次联系，但这只是一种部分控制。你的边缘大脑拥有一系列小型控制中心，位于物理大脑的上方和周围，每个中心主要负责不同的情感，但它们之间存在交叉线路，因此它们一直在相互交流。确切地说，你的情感和心情控制着身体的基本物理化学反应。

想一想你对焦虑的物理反应。那是你的边缘大脑在控制你的爬行动物肾上腺素，就像一名骑手驾驭一匹强大而脾气暴躁的骏马一样。如果骑手很优秀，他可以获得强大的控制力，但马儿永远都是一种更大、更强壮的动物。如果骑手不太优秀，或者马儿受惊，他可能会被掀下来，马儿可能会独自飞奔而去。同样的道理也适用于你的原始本能。如果你在这方面付出努力，你的边缘大脑可以成为一名优秀甚至伟大的骑手，但马儿永远都会比你重 450 公斤；你永远无法像你希望的那样牢牢地控制它。从实用的角度说，如果你不能将你在生活中的情感结构控制在相对较好的状态上，你就会在身体上付出巨大的代价。

　　幸运的是，对我们来说，虽然边缘大脑会同时响应正面和负面强化，但它响应最积极的还是代表快乐的化学物质。我们的后代会使我们获得良好的感觉，身在工作团队之中也会使我们获得良好的感觉。在自然界，群体生活使我们能够在觅食时共同提防捕食者，更加有效地打猎，分享抚养后代的工作。群体生活还可以使我们有机会睡觉：这是一项极为重要的活动，我们三分之一的人生都在进行这项活动。哺乳动物可以在晚上睡觉并在白天打瞌睡，因为它们的边缘系统能够与整个群体保持同步。至少会有一个动物永远处于浅睡眠状态，它可以在出现威胁时叫醒其他动物。爬行动物无法保持相同的节奏，因此无法通过群体生活获得睡眠的机会。它们永远无法休息……永远无法在闭上眼睛的时候依靠群体的力量提防身后的危险。

　　睡眠在很大程度上仍然是一个谜。不过，我们知道它的重要功能之一是为我们的新陈代谢提供一段休息时间，用于进行例行维护。这很重要，因为我们是恒温动物。恒定的体温使我们能够随时进行全速奔跑。我们可以在夜晚或黎明前寒冷的天气中狩猎，因为我们的肌肉维持在 37 摄氏度，随时可以运动起来。不过，持续的高速奔跑也会产生代价。纳斯卡车手每次比赛都会用坏一台 7.5 万美元的发动机。赛后，他们需要回到工厂更换新的发动机。我们也差不多。当我们高度警觉和高度紧张时，我们会持续分泌大量肾上腺素和皮质醇。这是我们的应激激素，它们可以使我们保持在高速挡位，以满足殊死搏斗的要求。不过，和赛车一样，这是有代价的。我们的身体需要不断进行修复，这种工作只能发生在我们不运动的时候。实际上，在我们需要依靠修复生存下来的时候，肾上腺素和皮质醇会阻止我们的身体将资源投入到修复工作中。在周围没有威胁的时候，在你可以休息的时候，你的身体会释放另一组化学物质，比如血清素以及与吗啡和安定片类似的物质。它们会告诉你的身体，你可以安全地放松下来，去工厂更换发动机，重新组装传动系统，为明天的比赛做好准备。这种高度警觉与修理模式之间的平衡在一天之中会出现波动，但主要的修理时间段还是在我们睡觉的时候。

关于睡眠的一些实用建议

当你年纪变大时，你每天所需要的睡眠时间会减少一个小时，但你的睡眠也会变得更加重要。生物学的第二十二条军规是，随着年龄的增长，你无法像以前那样获得良好的睡眠，这意味着你需要在这方面付出更大的努力。我的建议简单得令人尴尬：在全黑的房间里睡觉，并将上床时间提前一个小时。尝试一个月，看看你的睡眠质量有多大的改善。确保你在午夜醒来并且无法获得优质睡眠的最佳途径就是在晚上喝酒，紧随其后的途径是午饭后摄取咖啡因。所以，请注意你的饮品。最后，如果你没有获得良好的夜间睡眠，试着在午饭后小睡一会儿。

身为恒温动物的缺点是，我们需要维持恒定的体温。当天气条件恶劣时，这不是一个小问题。偎依是为自己加热的最廉价、最有益的方式。实际上，哺乳动物会相互吸引，以便进行社交性的身体接触。

相互接触会使你生成血清素，它会使你感觉良好。我们希望获得更多血清素，因此我们希望与别人接触。群体中的偎依和温暖的安全感可以使我们的大脑释放更多血清素，这种血清素会阻止肾上腺素和皮质醇的分泌。这种物理信号意味着狩猎结束了，现在可以放松了。经过一天的狩猎、采集和对攻击的躲避，现在是时候让我们的身体进行自动修复了。在过去那段艰难的进化过程中，被吃掉和饿死并不是抽象概念——它们是每天的现实。在恐惧和高度警觉模式与平静放松的修复和进食模式之间取得合适的平衡是非常重要的。由于有了情感，我们可以共同去做这件事情，无须单打独斗，这使我们在竞争中取得了半步的领先。

不过，爬行动物的大脑一直是存在的，它隐藏在集体生活的表象之下。作为个体，你仍然需要存活下来，以便繁衍后代。因此，边缘大脑和爬行动物的大脑学会了合作，以便在个体和群体之间取得平衡，在恐惧和攻击的原始情感与喜爱、快乐、喜悦和玩耍的新情感之间取得平衡。成为群体的一分子具有持续的正强化效果；如果我们不去参与到群体之中，如果我们将自己孤立起来，爬行动物大脑的负面化学物质就会占据上风。因此，玩耍是哺乳动物极为重要的一种成就。它可以发出一种强烈的信号：我们是一个健康群体的一部分。我们的边缘大脑为了自身的利益而引导我们产生对于陪伴的渴望，使我们希望归属于周围的人并对周围的人产生影响，使我们喜爱别人并因此被别人喜爱。

大自然从不浪费，它从不停止工作。所以，让我们为边缘大脑提供一亿年的成长时间，看看结果如何。

▷ 说书人

很久很久以前，一个身材结实、穿着百衲衣的流浪说书人和你的部落一起围着闪烁而微弱的火光坐成了一个紧密的小圈子。夜晚晴朗而凉爽，黑暗的天空中闪烁着点点星光。在火光之外，世界迷失在了阴影之中。男男女女坐在一起，他们的孩子靠在他们膝盖上。这时，说书人开始讲故事。最初的声音很低，你需要将身体前倾，以便听到他的话语。这是一个男人喜欢一个女人的故事——关于背叛、战争和孤独的故事。在讲述过程中，他缓慢而谨慎地环视周围的人。他的眼睛在火光上方和你的眼睛相遇，你感受到了这种联系的物理冲击力。他的眼睛非常深邃。当你深入探究这双眼睛时，他那柔和的话语变得真实，他的故事变成了你的故事。你爱上了女主角。当她溜走时，你感受到了男主角的痛苦和愤怒。为了复仇，你和你的兄弟们开始为战争作准备。当说书人坐在火堆对面讲述特洛伊的陷落以及尤利西斯漫长的归途时，你迷失在了与尤利西斯直接而原始的联系之中。

那么，火堆周围发生了什么呢？为什么我们对他人如此感同身受呢？为什么火堆或桌子对面的人能够如此有力地影响你的情感，将你引向热情和愤怒，让你放声大笑或者泪流满面呢？你有过这种经历。你知道朋友、家人、说书人、音乐家、演员——以及观众——对你自己的情绪和情感拥有这种影响。这是怎么回事呢？

这个问题的终极解释是一种简单的物理性解释。由于我们具有边缘系统，因此我们并不是情感孤岛。简单来说，我们是互补的。这当然既有优点也有缺点，但我们的确是互补的，因此我们无法完全独立。这是生存的一个极为神奇的组成部分，因此窥探它背后的原理几乎是一种亵渎。不过，这种生物学原理实际上和你的经历一样神奇，它非常简单，而且对你的余生非常重要。

你的边缘大脑可以阅读真实世界并表现出相应的情感。我们在每次与别人相遇时都会阅读数百种微妙的信号：身体语言、说话的语气，为每句话赋予细微差别的转瞬即逝的面部表情，具有重要意义的扫视。从神经学的角度讲，我们在很大程度上是一种视觉动物。我们的大脑中拥有大量视觉处理中心——就动物的平均水平而言，这远远超出了与我们的视力相对应的比例。那么，我们为什么要为这种相对弱小的信号建立所有这些额外的大脑功能呢？你到底在看什么呢？

实际上，你并没有将太多的大脑功能投入到对树林、岩石甚至猎物的注视中。你最重视的是看人。具体地说，当你去看别人的脸时，你会调动起许多大脑功能。标准的视觉信息会进入相对较小的大脑区域里，比如门把手在哪里或者网球的运动速度有多快。不过，功能性磁共振扫描显示，当你注视另一个人时——更确切地说，当你注视一个人的脸时——你的许多大脑区域都会醒来，以便处理这些信息。这就像是有人为扬基体育场的晚间比赛打开了电灯开关；扫描仪上出现了一幅巨大而明亮的图像，它与被试者看到岩石画面时的大脑区域图像完全不同，这些大脑区域专门用于吸收和解读面部表情的各种微妙细节。

遗憾的是，自闭症儿童无法做到这一点。受到严重虐待或者被严重忽视的儿童以及重度抑郁症患者在一定程度上也存在这个问题。关爱他们的人的面庞只会引发标准视觉区域的活动——在最严重的案例中，边缘系统的参与和路标所引发的反应相同。扬基体育场仍然一片黑暗，仍然没有观众。

我们主要是视觉动物，但我们内部和外部的大量传感器也会带来关于声音、触感、味道、温度等方面的其他大量信息；边缘大脑时刻都在面对关于身体内部和外部正在发生的每一件事情的极为庞大的信息流。每一秒都有数百万个信号抵达边缘大脑，每个信号在大脑中移动时都带有一个小小的化学标签，对应于微弱的情感。科学家还没有在你的边缘系统中发现任何不具有特定情感标签的大脑信号。

你的大脑如何理解这种惊人的、令人难以置信的信息海洋？答案简单而巧妙。你的大脑会制作地图。不是几张地图，而是关于一切的地图——每秒钟数千张。你的大脑持续接收物理地图、社交地图和知识地图，同时持续输出情感地图。在很大程度上，你在用情感地图为你的世界和人生指示方向。

下边的物理大脑会向上输送感官地图；一张地图显示整个身体的温度，另一张地图显示整个身体的轻微触觉（微风吹在皮肤上的感觉，轻柔的抚摸），另一张地图显示视觉信息，一张地图显示听觉，一张地图显示血液中的含盐浓度，还有肌肉位置和紧张度、肠功能、膀胱充盈度、唾液分泌量、气味——以及几千张关于其他单一物理模式的地图。

此外，上边负责思考和社交的大脑——使你成为人类的大脑——会向下输送数千张社交地图。你在群体中的位置在哪里，谁欠你食物或人情，你能相信谁，你不能相信谁，谁喜欢你，你喜欢谁，群体里的每个人有什么感觉，每一秒钟的思考和行动……数百种社交计算一直在持续。

而且，在你每秒钟生成的数千张关于身体和社交的地图中，每张地图上还有一个情感标签，也就是与你的世界有关的化学感觉。每张地图都会为边缘化学反应带来微妙的化学差异，带来少量血清素、吗啡或者肾上腺素——每张地图都会带来一点放松、愤怒、焦虑、喜爱、激动、恐惧或乐观。你现在的一部分地图与你阅读这一页文字的体验有关，但你还有其他数百张地图。你是躺在舒适的吊床上，还是坐在通勤列车上？你今天早上是否进行了锻炼？昨晚是否睡得很晚？你昨天是否获得了提拔？是否丢了工作？你的皮带是否过紧？膀胱是否有点满？微风是否吹拂着你的头发？如果你花一些时间想一想此刻你的情感所包含的大量感觉，并且意识到还有大量你没有意识到的潜意识输入（比如血液中的含盐浓度），你就会对边缘大脑一直在进行的工作有所了解。此时此刻，你在阅读这本书时所具有的各种情感是你对这种特定经历产生的所有地图的叠加，这些地图混合在一起，形成了此时此刻一张复杂的整体地图。在几秒钟或者几分钟之后，这张地图就会变得稍有不同，因为你那极为复杂的内部和外部世界将会变得稍有不同。你将会形成数千张新的地图以及与情感相对应的一整套不同的化学反应。

实际上，许多基本的人类行为（不是所有行为，而是很重要的一部分行为）是大量自动神经链式反应的结果，反之亦然。此外，行为也会导致大量自动神经链式反应——它们在很大程度上受制于习得影响和基因影响（这种程度非常之高），但它们也是强大而不可避免的。

▷ **生命的舞蹈**

还有最后一步：现代生活。让我们跳过哺乳动物缓慢打造大脑并且变得越来越聪明的一亿年时间，直接跳到人类。两百万年前，我们开始脱离大自然。我们开始将进化甩在身后。我们的大脑开始出现爆炸式增长，体积变成了之前的 3 倍，形成了一个可以思考、计算、解决问题、使用工具、攀附上流社会和聊天的具有新的大脑皮层的微妙的语言大脑：思维大脑。物理大脑使用的语言是感觉和运动。情感大脑使用的语言是感情和情感。而你我所具有的那个有意识、会思考的思维大脑使用的语言是……语言。

突然之间，除了我们自己关于环境的大脑地图，我们还可以阅读其他人的大脑地图。狩猎、觅食、分享知识……相互传授手工制作方法等需要依靠集体的合作活动是早期交流的优先任务。身为群体的一部分是一件很好的事情，身为部落的一部分、拥有真正的交流则是一件惊人的事情：你们可以获得更多的食物，以更好的方式狩猎、穿衣、使用工具，并且能够举全村之力抚养孩子。在两百万年的时间里，我们扩张到了地球上具有各种气候条件的土地上。语言和对生拇指（opposable thumb）驱动了这种进化爆炸，但是这种爆炸的前提是我们知道如何喜爱对方，如何归属于对方。当然，我们也学会了欺骗、偷盗、撒谎和谋杀，但帮助、关心和喜爱才是最主要的驱动力量。

现在，在我们的所有三种大脑就位以后，我们可以跳出严酷的进化考验，进入我们的现代生活，自由地思考和行动。你可能倾向于认为，你终于可以自由地过上完全理性的生活了。事实并不完全是这样，因为大自然从不浪费。别忘了，你的基本生理结构并没有发生变化。你刚刚学会了如何以全新的方式将整个大脑连接在一起，以便对开始涌入的信息洪流加以利用。有意识的思维大脑叠加在我们的原始大脑和边缘大脑上方，但原始大脑和边缘大脑仍然在很大程度上控制着我们的行为内容、行为方式和身份。

我们同时具有原始动物、哺乳动物和人类的身份，我们的三种大脑以复杂的方式连接在一起。对边缘大脑来说，这意味着它们所生成的有意识的思想和行动会将大量信息流返还给边缘系统。思想和情感共同上演了一场永不止息的探戈，一场生命的双人舞蹈。思想和情感会交替充当领舞者。不过，细致的研究表明，大多数时候，我们的情感是弗雷德·阿斯泰尔（Fred Astaire）——它们是领舞者。我们引以为傲的思想（我们对它们极为信任）是金吉·罗杰斯（Ginger Rogers）。弗雷德负责领导；金吉负责跟随。也许情况"应该"反过来，但这就是事实。此外，我们的物理性行为也会闯进舞池，与我们的情感分享领导权，这使情况变得更加复杂。

如果情感在物理上强于思想——事实的确如此——这意味着我们的工作方式应当具有完全不同的重点。认知疗法可以教导人们学会将思想训练成更加积极的模式，这种疗法在抑郁症的治疗上和药物一样有效，而且具有更低的复发率。这不是戴尔·卡耐基（Dale Carnegie）的理论，但它和这种理论的区别也不是很大。你的生活方式以及你对它的思考方式是你的生活质量的一个重要组成部分。因此，拥有积极的情感的确是很有好处的。好消息是，你可以通过有意识地创造积极的环境获得积极的情感。为此，你可以谨慎地赶走现代版本的狮子和老虎——压力、孤独以及关于地位的徒劳担忧。你可以追求良好的刺激因素：锻炼、像样的睡眠、合理的饮食、喜爱以及玩耍。幸福主要来自联系，来自给予和获得喜爱和友谊。这需要付出很大的努力，但它可以带来很大的回报。换句话说，你应该与别人建立联系，并且承担相应的责任，以形成积极的情感，将绝望赶走。

▷ 与尤利西斯跳舞

考虑到边缘大脑的重要性，你在营火之上注视陌生人的眼睛、聆听他的话语和他的说话声音时受到触动也就不足为奇了。不过，边缘系统最初摄取的信息以及你在注视说书人的眼睛时体验到的内心冲击仅仅是边缘舞蹈的开始。接下来发生的事情更加不同寻常。

你的反应立即传达到了说书人的边缘系统里。你的每一丝细微的反应都会通过他的视觉联系在他的大脑中产生深刻的影响。当你分泌肾上腺素时你的瞳孔的细微扩张，你的身体转向他的动作，你轻轻伸直脊柱的动作，当你沉浸在故事之中并且反映出故事的情感时你的面部肌肉的轻微变化——所有这些都会直接传导到说书人的边缘系统之中。他吸收着部落中每个人发出的这些信号，每个信号都会使他发生一点变化。别忘了，这些全都是化学变化。他并没有进行控制；这是自动发生的。部落在情感上与他形成了一致，他的反应又使你进一步融入到他的节奏以及整个群体的共同节奏之中。你与说书人以及营火周围这个神奇群体的所有成员之间形成了一种巨大的情感和化学反应循环圈。这个圈子拥有一个好听的名字：边缘共振。

记住这个名字：边缘共振。记住这个概念，因为这种独特的过程并不仅仅发生在特殊场合。它发生在你与其他人在一起的每时每刻。实验心理学家几十年前就知道，我们可以共享情感。一些人仅仅走进屋子就可以使我们振奋起来；现在你知道原因了。你一直在与周围的人保持一致，在一种持续的边缘舞蹈中改变他们的情感并被他们的情感改变。这个不同寻常的过程会使你获得良好的感觉。实际上，这种直接的无意识感觉是非常美好的，我们根本离不开它。如果没有这种感觉，我们就会衰老和死亡，所以，不要轻视情感生活。与别人建立联系，承担相应的责任，然后保持年轻。

▷ 失去联系将使你陷入危险之中

自然界的一切都有其阴暗面，边缘共振也不例外。对于共振的渴望极为原始，无法被人忽略。切断这种共振与唤醒这种共振具有同样强大的影响力，但它们具有完全不同的方向。医生和心理学家对不幸和疾病的研究远远超过了对幸福和健康的研究，所以我们知道孤独是最大的边缘危险。

苏联倒台以后，大量俄罗斯人失去了他们所知道的唯一组织。由于没有替代物，许多人失去了位置感、归属感、重要感以及仅仅被人需要或者自己与家庭和社会之间存在关联的感觉。结果如何？在几年时间里，俄罗斯人的预期寿命从 64 岁骤然降至 57 岁。他们死于边缘系统。心脏病和癌症的发病率激增，抑郁、酗酒、自杀、事故和暴力死亡也是如此——这些都是边缘痛苦的表现。在某种程度上，发生在俄罗斯的事情也发生在我们许多人的退休阶段，这非常可怕。

单身男性的死亡时间比已婚男性提前了好几年：他们具有更多的癌症和更多的心脏病，每种疾病的存活率也要低一些。同最幸福的人相比，最愤怒的人在心脏病发作后的死亡率要高出大约 3 倍。在第一次心脏病发作以后，如果你回到一座空空如也的房子里，那么你在几个月内第二次心脏病发作的风险就会提高一倍。拥有亲密的朋友预示着存活，与朋友的联系越紧密，存活率就越高。

联系的美妙之处在于，它适用于一切年龄，因为你总是可以在这方面做出选择。你可以在任何年纪重新与别人建立联系，重新获得边缘接触的好处。和锻炼一样，你总是可以做出选择，不管你是否希望做出选择。你的童年和之前的生活具有很大的影响。不过，即使你之前过得不太好，你的大脑仍然可以拥抱新的改变。

例如，考虑匿名戒酒会的成功。是的，这个组织并不适用于所有酒鬼，但它的确适用于许多酗酒者。为数不少的酗酒者在陷入谷底以后才获得匿名戒酒会的帮助。想想这件事吧。陷入谷底意味着什么？它意味着你毁掉了人生中所有的边缘联系。你的一切，包括家庭、朋友、工作、职业生涯、资产、住宅、社区——都被冲进了马桶。什么也没有剩下，什么也没有。在极端情况下，你会一个人穿着破烂肮脏的衣服在灰狗车站后面颤抖着向人们乞讨 25 美分硬币，用于购买家酿白酒。这是一片肃杀、寂寥、贫瘠的边缘荒地。

不过，这些人有一条很好的出路：一群坐在火边的陌生人会为你腾出地方，并且分享他们的故事。就是这样，这是一种纯粹的边缘体验。在美国各地以及世界各地昏暗肮脏的教堂地下室里，他们一边喝着过期的咖啡，一边在屋子里吞云吐雾。不过，这种方法是有效的。它创造了一种短暂的社区、部落和群体。由于这些故事质朴、感人而真实，因此它们很有吸引力。通过将失去联系的人重新联系在一起，它可以直接作用于边缘系统，开启治愈过程。和正在从酗酒中恢复过来的朋友谈谈这件事。（你有这样的朋友，如果你想不起这样的朋友，这说明你和你身边的人可能不够亲近。）他们会告诉你这种方法的效果。他们还会告诉你，这些聚会有时会失败——这总是因为某个饶舌之人只顾谈论自己的事情，不知道分享情感；此时，边缘魔法无法发挥作用。不过，大多数时候，这种方法的确有效，而且效果非常好，因为它经历了一亿年的进化过程。

真正意识到这件事的人是一群非常有故事的人，将漫长的恢复期成功坚持下来的酗酒者是我最喜欢的一类病人。他们几乎无一例外地非常踏实，过着有意义的生活。他们的生活并不轻松——一些人永远失去了家人，或者家人受到了深深的伤害，因此他们之间的联系总是有条件的；许多人从未在财务方面恢复正常——不过，他们的生活状态更重要。他们拥有明确的优先事务，他们每天都在为之努力。你猜怎么着？他们大多数人不愿意用他们的生活和你的生活相交换。如果你去询问那些真正处于恢复过程中的酗酒者，他们很可能会告诉你，他们不会为了任何事情放弃他们在人生中发现的意义。

对于许许多多的人来说，退休和高龄与酗酒的边缘影响产生了共鸣；他们变得日益封闭、孤独和绝望。不过，我们可以克服将我们推向这条道路的身体上和社交上的力量。我们大多数人拥有朋友和家人、一定程度的财务安全以及社区。遗憾的是，我们可能没有一个昏暗肮脏的教堂地下室，无法受到边缘群体的欢迎，这是我们所建立的社会最为冷酷无情的地方。所以，我的建议是：振作起来，做一个男人，做你的工作，建立你自己的群体。这并不容易，但是任何有价值的事情都需要付出努力。

像狗一样玩耍

幸运的是，打造边缘力量的最佳途径之一就是玩耍。休息中的小狗、水獭、小猫和儿童都在很努力地完成他们的边缘功课。我们建议你从现在开始将大量时间投入到玩耍之中。这既是一种思想状态，也是一种身体状态。它是纯正的边缘黄金。和你的朋友、妻子或者几乎不认识的人在高尔夫球锦标赛或保龄球联赛中玩耍，或者和狗玩耍。狗的边缘性很强……不是永远那么聪明，但永远是摇着尾巴、舔着你的脸、见到你时很高兴的那种边缘性。拥有一只狗可以提高你在患上心脏病和癌症后的存活率。

还记得四年级的夏季即将到来的时候，你在无数阳光明媚的日子里骑自行车、踢球、读书或者仅仅和你的朋友闲逛时的情景吗？即使你现在的夏天不像小时候那样悠闲，你也可以将它们握在手里；事实上，我们的观点是，你必须这样做。这不是一种选项，不是自我放纵，它是非常重要的。你必须花一些时间和你的朋友建立真正的联系，以便为严肃的人生阶段做准备。所以，在暑假的钟声响起之前，让我们先来看一看人生的严肃一面。

也许，你拥有一群认识你、关心你的朋友，你只需要与他们重新建立联系。或者，你也可能没有这样的朋友。你可能只有一些伙伴——他们是你的同志，但不是朋友。伙伴和朋友是不一样的。这就是人们喜欢战争电影的原因，这类电影中充斥着完全由环境决定的深厚而有意义的联系。工作上的朋友往往也是这样，他们和你的关系很紧密，但并不亲密。和战争伙伴一样，你们可能在 30 年的时间里一起喝咖啡，一起吃午餐，一起玩到深夜，一起完成办公室里的日常工作。不过，当"战争"结束时，你往往再也见不到他们了。这完全没有任何问题。伙伴是人生中真正的乐趣之一，他们非常重要，不管你们在一起工作、钓鱼、打高尔夫球还是打扑克。不过，你还需要几个真正的朋友。他们是你偶尔可以倾吐心声的对象。他们是男是女并不重要，但你需要能够和他们进行真正的交谈——不仅仅是在形势严峻的时候。

顺便说一句，你应该在他们需要表达自己时倾听他们的声音，这是一件更加重要的事情。这是一项技能，而我们的社会并没有传授这项技能。实际上，我们许多人在这方面表现得非常愚蠢，而且在学习曲线上的起点非常低。因此，下面我要对这个话题进行简短的介绍。

首先，你应该放松。做别人的朋友属于边缘行为，你的大脑只有很少的区域需要运转。它不是解决问题，提供建议。在大多数情况下，它也不是肩负责任。它只与倾听和关心有关，仅此而已。对我们大多数人来说，它是简短、甜蜜而坚实的。

让我分享一下我在多年工作过程中观察到的现象。临终病人无一例外地发现，他们的许多朋友并没有出现在现场。我怀疑我们都对这件事产生过内疚。它使我们感到羞愧，使那些需要我们的人感到受伤。这并不是因为人们很糟糕，这通常不是因为人们害怕死亡、医院或疾病，尽管它们的确起到了一定的作用。相反，这是因为人们感到尴尬。这很奇怪，但病床的确会使许多人回忆起那些令人痛苦的学校舞会：男生站在一边，女生站在另一边，没有人知道如何走到对面邀请舞伴。人们只是不知道应该做什么。他们不敢问"你怎么样"，因为他们不知道如何应对对方的回答。

在我们的文化中，我们认为每个问题都应该有一个解决方案。当你提出上面这样的问题时，你也需要对它的回答负起责任。"你感觉怎么样，比尔？""我要死了。我很痛苦，很害怕。"看在上帝的份上，你要如何应对这种回答呢？我的第一反应是，我应该做点事情。你可能也会有同样的反应。比尔要死了，做点事情！

实际上，你需要做的和能够做的仅仅是倾听和关心而已。这就是友谊的神奇秘密。你通常不需要做任何事情。你只需要出现在那里并且倾听对方。你偶尔需要稍微主动地提出一个问题；在非常罕见的情况下，你也可以提出有价值的建议，但也仅此而已：只需要边缘共振，不需要解决方案。对于生活中大多数真正的问题来说，没有一种外部回答是有价值的。我要死了，我很害怕。这是一种陈述，不是一个问题。你不需要负起提供答案的责任。不过，作为一个朋友，你有站在那里倾听对方话语的责任。当你意识到你不需要负责改变任何事情时，你会变得更加轻松。这也是你需要向你的朋友提出的全部要求，你应该让他们知道这一点。

我们希望你不要等到临终的时候再去建设或者强化真正的友谊。边缘肌肉和物理肌肉一样需要积极锻炼。实际上，当你谈话时，你的血压会上升；当你倾听时，你的血压会下降。因此，请尽一切可能分享你的感情，并且学会倾听。如果你在某个地方感到尴尬，不要吃惊，也不要放弃。这是一波缓慢的潮水，但它永远都在那里，所以你应该开始游泳。

边缘课程的最后一点是，身为群体的一员意味着回馈群体。利他主义是一种生理需要。如果你回馈别人，你会对自己感觉良好。如果你不这样做，你会付出生理上的代价。你的身体结构决定了你应该这样做，应该在你不需要付出的时候付出。所以，部落可以发展壮大，并在你需要的时候为你提供帮助。

令人担忧的是，我们的"社会资本"正在减少。社会资本指的是社区在不期待报酬的情况下关心个体的意愿。比如送餐上门、护送小学生过马路、公民参与，以及组成一个社会的其他所有小事。所以，不管你已经离开了工作岗位，还是正在通过工作领取薪水，你都应该想办法贡献一些社会资本。为了你的边缘健康，你应该这样做。你需要对群体发挥作用。当你年纪变大时，人们常常以含蓄或不太含蓄的方式告诉你，你已经不再重要了。不过，你知道，这很可笑，所以请你做一些重要的事情。如果你拥有信仰，回到你所选择的教堂、庙宇或异教圣坛，去担任少年棒球联合会的教练，驾驶校车，做一名投票监督员，给孩子们读书，充当你想做的任何一种志愿者。重要的是行动。你可能并不总是喜欢这样做，你有时甚至觉得你的工作无聊、沉闷或者令人沮丧。坦白地说，我们并不在意这件事，你的边缘大脑也不在意这件事。你需要发挥作用。

这就引出了我们更为重要的消息之一。你需要每天尊重你自己，重视你的生活。没有人会代替你去做这件事；当你退休时，你无法获得你过去获得的社会强化。所以，你应该为自己的贡献感到自豪，并用边缘货币对其进行衡量。

顺便说一句，我们认为这条路很自然地通向对于精神生活的一些思考。我们两个人都很讨厌布道。不过，说真的，如果你不能用你的人生经历提出一些重要问题，那么变得更年长、更聪明又有什么意义呢？

所以，这就是情感的科学。在合作方面，你的物理大脑和边缘大脑已经领先了一亿年。你的人类大脑永远无法赶上它们，所以不要追了。接受你有三个大脑这一事实，然后努力滋养每一个大脑。与他人建立联系，对他人做出承诺，并且关心他人。

第 19 章　联系和承诺

（克里斯篇）

由于一些在当时看来非常充分的理由，我很早就退休了。不过，我几乎立即感觉自己掉下了悬崖。我感到孤独、悲伤和深深的内疚。别忘了，我当时拥有幸福的婚姻，可以将大量时间用于滑雪，这一直是我的梦想。而且，我终于可以写作了。此外，我已经赚到了这样做所需要的银子。那么，我还有什么可内疚的呢？

当我用哈里的视角回顾过去时，我清晰地意识到，问题在于我失去了过去的那个群体，而且产生了没有履行自身职责的感觉。今天我觉得这种反应很愚蠢，而且觉得我应该重视这段可以尽情玩耍的间歇期。不过，在群体中尽到自身的职责是一种深层次的本能，有意识地"耍小聪明"并不一定能够解决问题。即使是在今天，在非常美好的新生活中，我仍然想念与一群亲密伙伴做律师的紧张工作——你可以称之为共同狩猎。朝着法院狂奔，整天像狗一样对着对方狂吠，一路小跑回到办公室，摇动我们的尾巴或者舔舐我们的伤口，共同工作到深夜。这种事情有何愉快之处？让我告诉你，没有任何事情可以与之相比，我每天都在想念这样的生活。这种想念不足以使我回到过去，但我每天都在想念它。我所想念的主要是联系和承诺。

我写作，我滑雪，我参与各种项目，但我没有找到任何能够与之相比的事情，直到我和哈里开始撰写这本书。这件事在某种程度上与过去的生活类似。我们疯狂地工作，在对方的陪伴中获得乐趣，并且获得了编辑、代理人和发行人的关心和支持——他们与过去的同事和客户类似。最重要的是，你可能已经看到，我和哈里投入到了这项工作之中。这种专注本身就是一种回报。

起初，我不想在谈论联系与承诺的形式时提到这本书的写作。我花了这么长时间才开始真正去做一件事情，这有点可怜。而且，这是一个非常古怪的项目，不太可能成为榜样；不会有许多人通过寻找合作伙伴写一本书来解决他们的"联系与承诺"问题。不过，当我意识到两件事情时，我克服了自己的羞怯。第一，许多人需要挣扎很长时间才能找到退休时的好项目。第二，更重要的是，我这个项目的示范作用并没有我之前想象的那么狭隘。毕竟，我所做的仅仅是想出一个项目，然后招到一个很棒的人跟我合作。然后，我们就开始像疯子一样共同工作。这个项目完全有可能是提供住宿和早餐的客栈、社区图书馆或者热狗摊。它的意义——它的乐趣和回报——是边缘联系和带着激情去做一件事情的承诺。所以，请找到一个合作伙伴，然后写一本书，或者在你们镇上建造一座新的图书馆，或者摆一个热狗摊。

如果让我在我的早期退休生活中挑毛病的话——这不是一种很有用的练习——我会说，我曾将退休看作一种"休假年"或长假期，而不是一种新生活。对于一段持续二三十年的生活来说，这不是一种很好的看待方式。最终，我和希拉里从落基山回到了纽约，几乎重新开始了工作。我们想念我们在纽约的老朋友以及其他一些事情。不过，我们主要是想重新开始工作。我们仍然玩得很疯狂，并将大量时间用于休息。我绝不会为此道歉；我是一个老人，我拥有这种权利，而且玩耍是有益的。不过，在我们的新生活中，最关键的仍然是我们的工作。这些日子，我不再处理法律事务，而是加入了写作的行当。不过，我的工作态度是一样的。和你相比，我可能更加侧重于项目，但是不要低估联系与承诺的重要性。我们是为它而生的。

上面说的是我们终于拼凑出了一种不错的生活。下面我要简单说一下，我现在仍然强烈地感觉到，脱离旧有群体的退休生活是非常艰难的，在"后三分之一"阶段建立新的联系和承诺也是非常艰难的。不过，我突然想到了一件事情：在退休之前将自己完全沉浸在职业生活之中是很愚蠢的。具体地说，在工作生活结束时没有其他爱好、社区和承诺——我所关心的事物以及关心我的人——是很愚蠢的。如果你想在这个国家过上好生活，你需要将大量精力投入到工作之中，这是没有问题的；不过，不要让你的工作成为你唯一的承诺，因为它会离你而去。你需要获得一种持续一生的生活。尽早开始这个项目是有意义的，比如今天就开始。

下面是另一件事情。当你终于退休时，虽然你做了许多努力，但你仍然有可能经历一些波折。在这种情况下，不要对自己过于苛刻。你在 50 岁时一定会遇到一波对你不利的生理浪潮；同样的道理，你一定会几乎同时遇到一波对你不利的社会浪潮，尽管这可能很愚蠢。所以，你可以对你所取得的任何成功感到自豪——包括单纯的尝试给你带来的巨大快乐。实际上，在人生的这一头，你应该忘记传统的"成功"。在我们看来，现在的关键是参与和尝试。永远不要在意你是否实现了目标。和一些使你感到愉快的人参与到一个有价值的项目之中本身就是一种回报。如果你能从中获得金钱和名声，这当然很好。不过，这不是重点。我和哈里希望这些书能够热销，为许多人带去帮助。不过，就算销量不佳，我们也已经在工作过程中获得了大量回报。这听上去很像是讨好，所以你可能认为这是胡扯，但这并不是胡扯——努力是有价值的，联系是有价值的，承诺是有价值的。

▷ 拥抱还是死亡？

这并不是本章原本的开头。在看过这些类似于感悟随笔的文字以后，让我们回过头来，以一种更有条理的方式考虑联系和承诺。

让我们考察一些奇妙的群体研究，这些研究很好地解释了在"后三分之一"阶段不脱离社会、不放弃联系有多么重要。这些研究有数百项之多，它们展示了没能按照哺乳动物的方式生活的可怕后果。你可以在心脏和饮食医生迪安·奥尼什（Dean Ornish）的优秀作品《爱与生存》中读到更多类似的研究以及其他内容。奥尼什的基本观点是，爱可以挽救生命。他说得没错。

第一项研究：20 世纪早期，当微生物理论刚刚出现的时候，人们开始尝试在孤儿院创造出一种无菌环境。这是一次著名的以错误思想为指导的尝试。在最先进的机构中，人们将弃婴放在充分消毒的小隔间里。除非绝对必要，这些婴儿不会被任何人抱起来，也不会被任何人触碰。结果，他们开始大批大批地死亡。在 1915 年一项针对十家此类机构的研究中，所有不到两岁的婴儿都死了，所有！实际上，抱起、抱紧和偎依对于生命是至关重要的。爱可以挽救生命。

这里起作用的是我们作为哺乳动物的特点，对此你不会感到吃惊。它对兔子和婴儿一样有效。在另一项神奇的研究中，兔子被关在堆至天花板的笼子里。为了研究斑块积聚，人们在它们的食物中添加了大量胆固醇之类的物质。不过，实验得到了一些异常结果。下层兔子的表现比上层兔子好得多。原来，实验室里的人喜欢动物。她很矮。她会拍打和抚摸她可以够到的兔子。这些兔子血管中的斑块比高层的兔子低 60%。为了验证这种猜测，科学家将上层和下层的兔子颠倒过来。结果，这一部分被抚摸的兔子也取得了不错的表现。毫无疑问，问题出在拍打和接触上。哈里告诉我，在将动物研究的结论推广到人类身上的时候，我们需要保持谨慎。不过，我的猜测是，如果你想减少斑块，如果你想减少黑黑的碳渍和黏黏的污泥，你应该找人拍打你。如果她很矮，你应该坐下来。

在我们谈论哺乳动物时，你可能会想起，任何哺乳动物的接触都是有帮助的。最近一项对于心脏病患者的研究对拥有和没有宠物狗的人进行了跟踪。正像哈里在前一章提到的那样，没有狗的人死于二次心脏病发作的可能性是狗主人的 6 倍。我有时会对我们那只养起来极为吃力的魏玛猎犬安格斯感到不耐烦。不过，在我读到这些关于狗狗和健康的研究以后，我请它吃了一顿大餐——它心安理得地接受了，它向来如此。

下面是哈里最喜欢的研究之一（原因有很多）。这项研究考察的是服用乙型受体阻滞剂的心脏病患者能否更好地避免二次心脏病发作。由于某种原因，这项研究还考虑和比较了独居和非独居患者的结果。主要的测试结果是，没有服用乙型受体阻滞剂的病人明显更容易出现二次心脏病发作。这不是一种巨大的差异，但很明显。下面是有趣的事情：独居患者二次心脏病发作的可能性是拥有联系的患者的 4 倍！那么，美国医疗机构的反应如何呢？几乎所有的好医院现在都在定期提供乙型受体阻滞剂，但几乎没有人调查或处理孤独和孤立问题。毕竟，这不属于医学的范畴。对此，哈里说，为什么不属于？这使他很痛苦。这也是他如此热情地投入到这本书中的原因之一。

孤独没有固定的形式，是一件很难处理的事情。医生和医院并没有接受过这方面的培训。至少现在还没有。不过，考虑下面这项研究。你会发现，看似平常的努力会带来巨大的改变。加利福尼亚的一项研究考察了患有转移性乳腺癌的女性。她们被分成两个小组，一组在仅仅 6 周时间里每周以互助小组的形式进行 90 分钟的集会，谈论她们的癌症、她们的表现以及其他一些话题。对照组没有这样做。集会的时间并不长，但是这些人之间形成了紧密的联系。坦率地说，她们已经开始喜欢和关心对方了。你猜怎么着？互助组女性存活的时间是对照组的两倍，两倍！她们在相互联系和承诺方面只进行了比较温和的投入，就获得了很大的回报。当你规划"后三分之一"人生的社交结构时，你也许应该记住这一点。

类似的研究还有很多。研究表明，孤独的人患上溃疡的可能性会提高一倍。研究表明，未婚男性死于心脏病的可能性是已婚男性的两到三倍。事实上，一个重要问题是：你的妻子是否喜欢向你展示她的爱？如果答案是肯定的，那么你的身体状况会好得多。所以，请告诉你的伴侣，你爱她。让她拍拍你，你也拍拍她，你们都需要拍打。你把你的展示给我，我也把我的展示给你。

顺便说一句，获得拍打——对了，还有爱——的最佳途径之一就是索要。我一直在这样做。你不需要等待，你可以直接像狗一样去乞求。问问我最喜欢的问题：我呢？不过，还是那句话，如果你能同时展示你的爱，效果要好很多。如果你能慷慨地拍打对方，你就可以获得更多拍打。拥抱也是一样的道理。

众所周知，群体研究缺乏可靠性。你可以为几乎任何观点找到一项支持它的研究。不过，这些研究的总体逻辑是不可否认的。人类的联系和亲昵行为对于健康是至关重要的，它们的缺失是一种毁灭性打击，爱可以挽救生命。

▷ 这个社会使事情变得更加艰难

退休——脱离群体——是很艰难的。最近几十年，这个社会所做的许多事情使其变得更加艰难，而不是更加轻松。想一想我这一生中的重大社会变化，从我的家庭说起。在 20 世纪三四十年代，当我还是一个孩子的时候，家庭是真实的，它们很大，而且非常非常重要。你知道你的身份和位置，因为在大多数时候，你需要深深地参与到家庭之中。

对我来说，这意味着三个充满爱心的姐妹和两个没有离婚的家长，加上一大群支持我们的亲戚，其中许多人在某个时候和我们生活在一起。我的祖母与外祖母和我们一起生活了很长时间。战争期间，本叔叔和他的全家搬了进来，因为他手头拮据。（父亲取得了成功，他认为他有责任将所有人接到家里。）后来，生活不如意的埃斯蒙德叔叔和我们一起度过了生命的最后五六年。

这种包容的观念超出了直系亲属的范围。20 世纪 40 年代中期，本的朋友、幽默的纽约人马克斯·施韦贝尔直接搬了进来，我到现在也不知道这是为什么。我觉得这是因为他为本做了一些事情，而父亲又很照顾本。总之，他在我们的餐桌上出现了将近一年。我们戏谑地称他为"来吃饭的人"。不过，他也是一个极好的伙伴。战争期间，18 岁的海军修建营成员、身高 1.92 米的远房亲戚爱德华出现在了我家门前。他随后住了下来，包括他后来上大学的时候。还有住在附近、经常出入我家的所有亲戚。例如，格拉迪斯姑姑嫁给了费格斯叔叔。你觉得我们偶尔能看到他们和他们的孩子？我想是的。哦，还有狗狗。我们曾经拥有 6 只又大又黑的纽芬兰犬。还有许多猫。我们还养过一头猪——你知道，那是为了应对战争。我告诉你，整件事情是一场边缘盛宴，它为我们所有人带来了快乐。

如果我能重建一个这样的家庭，我会立即去做这件事，而且永远不会为退休生活无事可做而担心。我会招待大家，准备饭菜，召集大家开展娱乐活动，确保每个人获得足够的拍打。不过，这种事情现在似乎不太可能发生了。我的长期项目之一就是看看我能否来得及做一些类似的事情。我想把我们的一些亲密的朋友和亲戚组织成一个退休社区。让我们拭目以待吧。

另一个使退休变得不那么舒服的重大社会变化是小城市和城镇生活的衰落。我是在马萨诸塞州塞勒姆镇长大的。如今，像塞勒姆这样的城镇并没有从地球上消失，不过，购物商场、大型超市和快餐店已经吸走了它们的精髓。当我还是孩子的时候，像塞勒姆这样的小城市是真正的世界中心。它由当地人所有和经营，并为当地居民服务。我们认识所有人，至少父亲是这样，包括警察、老师、商店里的人以及人行道上的许多乡亲。

过去留在这里的人对当地的投入比现在要多。从 17 世纪算起，我的大多数亲戚都生活在塞勒姆和周围的城镇。实际上，只有一个人例外，那就是我那勇敢的爱尔兰祖父，他在两百年后出现在了丹弗斯，使我们所有人获得了新生。现在，我在纽约，我的两个孩子住在西海岸，我的姐妹们在南方，我只有两个亲戚住在距离塞勒姆不到 160 公里的地方。我很庆幸我离开了那里，过上了现在这样的生活。这种生活很迷人，非常有趣。不过，我告诉你，这是有代价的。其中一些代价现在即将显现出来。

也许我的家庭稍微热闹了一些。不过，70 年前，大多数人都生活在类似的城镇和家庭之中。我们后来都走了。我们长大后直接离开了那些地方，改变了整个国家。我们离开了那些地方，成立了自己的核心家庭，搬到了冷漠的城市，比如纽约和洛杉矶。在这里，我们也许可以向陌生人示爱，或者赚到更多的钱，得到更多的东西，但我们在工作圈子和很小的朋友圈子以外认识不了几个人。这是一件奇怪的事情，不是吗？

难怪我们贪婪地阅读关于传统社会的图书，比如彼得·梅尔的《山居岁月》。这本书介绍了法国的一个地区，在那里，所有人相互认识，而且不断出入对方的生活。难怪我们希望到弗朗西丝·梅耶斯位于《托斯卡纳艳阳下》的家中作客，在这片意大利乡村地区，人们对工作不太投入，他们更重视家庭和社区。难怪我们花费几百个小时观看《老友记》和《宋飞正传》的重播，剧中人物过着相互联系的充实生活。我们想念与家人和朋友的联系，因此我们常常独自一人连续几个小时观看电视剧，让剧中人代替我们生活。

下面的实验与看电视有些类似：人们将无父无母的黑猩猩婴儿与包在枕头里的时钟一起放进笼子里，然后观察它的行为。可怜的小东西整天抱着枕头，因为枕头有"心跳"，它认为枕头可能是它的妈妈。另一个原因是它太孤独了。我们就像黑猩猩抱着带有时钟的枕头一样观看着电视上的生活，想到这一点，你可能会哭泣。

好的，伤心的事情就说这么多；我们应该怎样做呢？我们应该创造出自己的生活，不管它有多么艰难。不过，这件事并没有固定的处方和显而易见的方案。而且，一刀切的方法几乎肯定是不行的。所以，下面是一些想法，一些其他人做过的事情，可能还有一些指导原则。在这里，我和哈里远远没有像谈论锻炼和营养时那样有底气。这不是因为这件事不太重要。不是的。这仅仅是因为这方面的答案更加难以获取。我和哈里唯一可以提供的明确信息是：你应该在这方面付出努力。和其他人取得联系，然后坚持下去。自始至终尽最大努力去爱他们，并且尽最大努力获得他们的爱。因为这非常重要。如果你拥有某种好办法，请在 www.youngernextyear.com 上通知我们。我们会把它们传递给别人。

▷ 绝对不要退休

我们听到的最流行的解决方案之一——我们知道许多人无法使用这种方法——是在传统岗位上一直工作下去。如果工作是现代生活的飞轮，那么你应该一直抓住它不放手。不管是兼职工作、全职工作还是偶尔工作，人们似乎都可以从中获得极大的满足，包括年纪很大的人。看起来，几乎所有这样做的人都很喜欢这样做。不是所有人，但很多人都是这样。而且，具体的工作内容似乎并不重要。有一天晚上，我们去了一家我经常光顾的餐厅。我向酒保吉米问好。吉米是个好人，今年70岁出头，我认识他已经20年了。我把这本书的情况告诉了他，并对他的健康和快乐发表了评论。还没等我提问，他就给出了回答："工作？毫无疑问，我不需要在这里工作，但我每周会来三个晚上。这种工作可以维持我的生存。"

我已经不记得下一个故事是在哪里看到的了，也许是《60分钟》。有一家工厂实行招聘老年人的制度，包括一些非常老的老人。显然，这种做法为雇主和员工带来了很大的好处。工厂通过测试老人能否走上台阶来判断他们是否适合工作。仅此而已。如果他们可以走上台阶，他们就可以继续工作，而且他们的确这样做了。我想，经营这家企业的人是一群天才，他们应当得到效仿。

下面是来自下一个 25 岁年龄段的建议。我在法律事务所的指导者曾经是我过去 40 年生活中的乐趣来源之一，他今年 94 岁。他是活力、投入和乐趣的标杆。我同样不需要向他提出问题。当他听说这个项目时，他立即给出了答案。"工作！"他用他那一贯的热情说道，"你需要拥有工作，否则你就会死去。我在 70 岁时不得不退休，但我考虑了一下，发掘出了一些项目，包括环保事务（一项保护哈得孙河的公益诉讼），我的小图书馆（通过集资、规划和政治活动建设一个公共图书馆），等等，它们可以使我保持生机。还有那条船，这有你的一部分功劳。可以说，那条船仍然对我起着很大的作用。"

那条船是一个美好的故事。他喜爱帆船，但他在 85 岁左右的时候决定卖掉那条船。他即将无法适应这项运动。"你知道，"他说，"当我摇动曲柄时，我可能会脚下一滑，从一侧栽下去。"我停了一会儿，然后说："然后呢？"他笑了起来，并且笑了很久。他留下了那条船，他现在仍然经常参与帆船运动。

他今年 94 岁，他每天锻炼身体，他投身于公益案件，他充满热情，他非常风趣……而且他并不害怕。由于某种心脏问题，他去年差点死掉。我问他是否害怕。他对这个问题很感兴趣，想了一会儿。"不，不见得，我当然很担心。不过，奇怪的是，我不是很害怕。"他耸了耸肩，"这件事似乎……无所谓，它并不使我感到吃惊，它只是……我不知道，我对它没有考虑太多。"后来，当我们即将结束对话时，他说："听着，一定要和他们讲讲工作的事情。我知道你很热衷于锻炼。我也是。不过，工作，项目，这才是重要的事情！"

对于即使只在一定程度上比较成功的人来说，这种"工作"解决方案也会存在一个困难之处，那就是他们习惯于承担一定的职责，这种职责很难在退休后的工作中获取。他们的工作强度不像过去那么大，而且相当多的人需要从事粘贴信封之类的工作。不过，对许多人来说，经常从事志愿工作仍然是最能提供满足感的事情之一，而且对他们非常有益。一项关于这一主题的研究表明，在研究期间每周进行一次志愿工作的人去世的可能性会降低 60%。另一项研究考察了更加年轻的女性，发现 52% 的非志愿者在研究期间患上了严重的疾病。在志愿者群体中，这个比例为 36%。奥尼什医生得到了一个漂亮的结论："慢性压力会抑制你的免疫功能，利他、关爱和同情则可以提高你的免疫功能。"你们都已经读到了哈里的论述，所以你们不会对此感到吃惊。不过，我们的边缘生活与我们的身体健康和幸福存在如此密切的联系，这难道不是很令人着迷吗？边缘大脑一直在勤奋地工作。

关于带薪工作，我有许多话想说。当你获得工资时，你知道自己受到了重视。上帝知道，我们所有人在退休时都很缺钱。大多数兼职工作都很普通。对我来说，我很难克服自己的自尊心。不过，我觉得我在这方面想错了。我有一个优秀的连襟，他毕业于哈佛大学，曾在第二次世界大战期间担任战斗机飞行员，获得过海军十字勋章。他现在将近 90 岁，在佛罗里达州的食杂店从事装袋工作，他喜欢这份工作，他喜欢这种人际接触，喜欢有事可做。他可以获得一点报酬，对此他很高兴。他是美国最优秀的个体之一，是一个真正的英雄，而他正在食杂店里装袋。店里的人们喜欢他，他们怎么能不喜欢他呢？

学校是一个很有希望的领域。那里的人们需要运动项目的助理教练，而且他们显然需要导师。老年人的传统工作之一就是关心和指导孩子，这是一项很重要的工作，而且我们几乎不可能在其他领域取得更好的表现。我的一个很有想象力的朋友正在担任校车司机。

下面的建议看似普通，但它可以提供很大的帮助：学会使用电子邮件。你可能不相信，我的高中老同学正在积极地互发电子邮件，对世界上的所有问题进行反复讨论。如果说电视是一种使人孤立的、具有一定毒性的技术进步的话，那么电子邮件就是它的对立面。电子邮件使许多人——包括相当一部分处于"后三分之一"阶段的人——参与到了紧密而有意义的相互联系之中。

▷ 用大脑的另一边过上第二人生

我个人认为，"你不应该承担一份工作，应该根据你的爱好或个人喜好创造出一份工作"是一个值得深入探讨的话题。具体地说，你应该摆脱你的工作生活以及你之前的工作角色，做一些完全不同的新工作。例如，即使你只有一点点的艺术细胞，你也可以不断对其进行培养，并且花一段时间生活在一个不同的世界里。

我自己就采取了这种做法。我摆脱了纽约出庭律师的专注生活，变成了一名山区作家。我说过，我极度想念过去的生活，但我最终还是投入到了新的生活中。我抱怨过这种孤独，但我的新"工作"使我的生活变得有趣，这是继续从事 12 年的法律工作无法取得的效果，尽管我曾经是一名非常优秀的律师，而且我在小说家的道路上没有获得太多的运气。

我尤其喜欢"在你的另一个人生阶段使用大脑另一边的不同天赋"的想法。我们许多人不得不压抑自己的一部分才华，以便在另一个领域取得成功。我们许多人放弃了写作、绘画和研究，以成为律师、商人或者其他某种身份的人。你可以看看你所放弃的这一边是否还剩下什么东西。我有一个在投资银行工作的朋友成了一名优秀的水彩画家。他去各地旅行作画，而且他很喜欢这种生活。一个律师朋友正在成为纽约大都会艺术博物馆的讲解员。其他一些人开始写作，还有几个人成为了学者。

在另一个方向上，我有一个朋友做了 20 年的全职妈妈和看护人，她最近决定走出去，做一名商界精英。以她的年纪，这不是一件容易的事情，但她表现得很不错。原来，她天生具有出众的经商才能。她那个成功的律师丈夫正在快乐地朝着另一个方向前进，进入一种竞争不那么激烈的生活，他似乎进展得不错。顺便说一句，这个世界上一定有许多婴儿潮时期出生的女性不介意在商业领域进行一番尝试，同时让丈夫在家里煮饭写小说。如果你能克服你的成见，那么这也许不是一种糟糕的改变。

转向大脑的另一边不一定意味着艺术。一天晚上，我遇到了一个一生都在做公司律师的家伙。他拥有一整套公司律师的打扮：系扣领衬衫、光头、钢框眼镜，等等。我问他在退休以后正在做什么。他说，他每周三天在一个收容所为临终病人工作。在被问及具体的工作内容时，他说："抱着他们。你基本上只是抱着他们，为他们读书。他们很喜欢这种状态。"哇哦！能够在你陷入困境时抱着你的公司律师不是很多，不过，这正是这个家伙退休以后的工作。他不是一个喜欢自夸的人，但他在谈论这件事时显然非常激动。这与他过去的生活有点不一样，不是吗？而且，他可以获得滋养。这种不同的新工作可以为他提供滋养，这就像是在田地里轮换种植作物一样，请轮换你的作物，你将获得更好的收成。

▷ 将社交生活作为一份工作

我们在六七十岁的时候很喜欢闭门谢客，缩小生活圈子。在大多数情况下，退休已经起到了这种效果，而且我们很容易顺应这种趋势，将生活圈子变得越来越狭窄。不要这样做。这是一种慢性自杀，原因哈里已经解释过了。要想战胜这种讨厌的趋势，我们需要拿出我们锻炼身体的热情"锻炼"我们作为群体动物的社交天赋。这意味着结交新朋友，做更多的事情，走到外面去，参与到活动之中，培养和保持我们与朋友的友谊。当然，还有我们与家庭成员之间的关系。他们并不都是完美的。当我们年纪变大时，我们的挑剔和急躁也会有所增长。我们很想说，让某人和某人见鬼去吧。不要这样做；我们负担不起失去一个联系人的损失。

顺便说一句，你可以打高尔夫球。它可能不是一种很好的有氧运动，但它是你和朋友在悠闲的氛围中相互接触的一种良好途径。

这种运动非常吸引人。而且，在运动过程中，你一直在获得来自朋友的"边缘浴"。人们会取笑打高尔夫球的老家伙。不过，这种做法是错误的。高尔夫球是一种联系。对许多人来说，它也是一种提升心智能力的爱好。

▷ 只管说"是"

当我们年纪变大时，我们很容易对一些事情说"不"。许多事情对我们来说是一种麻烦，我们似乎并不需要去做这些事情。当然，事实并非如此。我们需要去做几乎所有与其他人有关的事情。因为，你知道，联系可以挽救生命。所以，在你的生活再次充实起来之前——甚至在那之后——当任何人建议你做某件事情或者向你寻求帮助时，你应该将"是"作为默认回答。对宴会说"是"，对参与组织土豆赛跑的请求说"是"。对一切事情说"是"。

一个简单的例子：不久前，我被要求组织第五十次高中同学会。这是一份吃力不讨好的枯燥工作。而且，我的高中生活过得不太好，我和许多高中同学失去了联系。不过，我还是应了下来，我把这件事当成了真正的工作。我写了许多许多信件，发出了数百封电子邮件，打了几十通电话，还做了其他一些事情。我甚至在全国范围内组织了6次同学会预备宴会。我自己都感到吃惊。我遇到了一些新朋友，和一些老朋友重新建立了联系。我做了许多工作，它们对于整体计划可能没有太大的影响，但我喜欢这种经历。

▷ 成为组织者

在"默认肯定"模式的基础上前进一步，成为提出建议的人，成为提出邀请的人。你是有时间的。所以，请你来做这个人。行动起来，把电话打出去。如果你的朋友说"是"，然后把这件事抛到脑后，不要生气。这就是组织者的工作。反复提醒他们，将计划变成现实。你在打造一种生活。这很困难，但这是正常的。它当然是困难的，看看赌注……你应该抱有什么期待呢？

将大型活动变成现实只需要一两个人的策划。还记得我提到的那个自行车小组吗？我们现在已经进入了第十年，这是我们许多人一年之中参与的最好的活动之一。这完全是两个人的志同道合和大量工作的结果。他们制定了计划，他们拨打了所有的电话，他们组织了伙食、住宿和交通，然后我们就去了。他们的行动没有任何神奇之处，这件事只需要计划、努力工作和一丝魅力。行动吧！对于你那极为宝贵的时间，你还能用它来做其他什么事情呢？让我猜猜：无事可做。

顺便说一句：钱并不是整件事情中的一个重要组成部分。组织一项自行车活动——或者越野滑雪活动或游泳活动——并不需要太多的钱。你想把它办成什么样的级别，你就可以把它办成什么样的级别。最难的部分是工作和动力，而它们是免费的。一般而言，拥有财富和拥有丰富的社交生活几乎没有相关性。毕竟，刚刚离开大学的孩子在这方面最为擅长，但他们一毛钱也没有。他们所拥有的是巨大的动力——与对方见面并表示爱意的动力。你也拥有这种动力。也许你的动力不是向对方表示爱意，而是将群体聚集在一起——通过建立联系挽救你在"后三分之一"阶段的生命。所以，开始行动吧。创办一个自行车小组，一个读书会，一个扑克之夜俱乐部，一个高尔夫俱乐部，一个政治行动小组……任何类似的组织都是有效的。

另一件重要的事情是精神生活。我和哈里非常清楚它对你的生活以及我们的生活有多重要。不过，在这方面，我们并没有展开论述的信心和胆量。而且，这个主题应该单独写一本书，而不是充当这本书的一个章节。我们只能说，有意义的精神生活也许可以满足你的几乎所有需要，它可能会使你所拥有的其他一切变得更好。我有一个老同学，他曾经是一位伟大的运动员，虽然我尽了最大的努力劝说他，但他最近几年并没有从事太多的体育运动。不过，他拥有高层次的精神生活，这种生活在他和妻子的意识中占据着核心地位。他们表现得不错。我想，如果他能重新开始锻炼，他会表现得更好。不过，请注意，精神生活是很有价值的。

哦，你还记得这本书的第 2 章吗？我询问你的妻子如何、你的情人如何、你的朋友如何或者你的金毛寻回犬如何的那一章？还记得疯狂地爱上某人……以便让她向你反馈爱情的事情吗？你当然记得。让我在此简单回顾一下这些内容，因为如果你碰巧在爱情方面拥有任何天分的话，这种联系和承诺可以发挥出很好的效果。

你已经对你和她的边缘需求获得了新的认识，现在让我重复一遍第 2 章的建议；如果你们之间的关系还算可以，你应该将你的爱倾注进去，并且努力从对方身上把爱赚回来。如果你是单身人士，看看你的周围。向陌生人介绍你自己，与他人建立联系。你所受到的拒绝并不像你曾经认为的那样重要。如果你在亲昵方面缺乏天分，你也应该这样做。在这个年纪，你的笨拙本身就很可爱。只要你还能站立，并且具有边缘感受，你可以随时养一只狗。或者，我觉得你也可以养一只反应非常积极的兔子，它不会伤害你。或者，你可以带一个孙子。小孩子很招人喜爱，而且他们的爱更加缺乏偏见。将他们培养成体面人并不是你的职责，他们的父母可以负责这件事，你只需要爱他们，就像爱金毛寻回犬一样。从需要爱和给予爱的角度看，他们和金毛寻回犬是一样的，你也是如此。选择这样的生活，和他们偎依在一起。你看上去并不像你想象的那样愚蠢，而且你会感到很快乐。

第20章　早上遇见鬼：新的性生活
（克里斯篇）

　　好的，从一开始，你们中的一些人一直在怀着希望或恐惧等待这一章。这一章谈论的是你在"后三分之一"阶段的性生活。我和哈里说过，你将获得非常好的性生活。和以前一样，这个话题既有好消息，也有坏消息，还有更多令你吃惊的消息。我很高兴地宣布，我们的好消息正是你希望听到的消息，我们大多数人将在我们的余生中成为性欲旺盛的感官生物，按照我们的需要愉快而令人满意地作乐，这一过程差不多可以持续到我们去世那一天。感觉好些了吗？好的。你应该如此。情况的确比你之前听说过的要好，比你梦想过的要好，尤其是当你听从我和哈里的建议时。

我们马上就会说到坏消息，但我首先要请你注意一下好消息之中一些狡猾的律师语言。我们将能够"按照我们的需要"作乐。呃，这里有一个问题。事实上，我们未来"需要"的并没有我们过去需要的那么多。过去50年令我们备受愚弄的力比多（libido）终于要减少了。从12岁时起使我们不适合文明社会的汹涌澎湃的睾酮即将退潮，而你这个老糊涂即将对此感到懊丧，因为你一生都在享受身为色情狂的经历，而且你觉得你会疯狂地想念它。也许吧，但我对此持怀疑态度。这件事取决于你到时候对它的看待方式。而且，我想我知道它是怎样平静下来的。让我向你讲述一个令人讨厌的个人故事。幸运的是，在这本书最私密的、可能会令人尴尬的一章里，这是唯一的一个故事。

那是15年前5月的一个温柔的夜晚，时间是凌晨1点，地点是纽约。我站在曼哈顿西区一个黑暗的小公寓里。我在昨天下午结束了一次欧洲商务旅行，坐飞机回到了美国，去了办公室，然后直接参加了一场漫长的晚宴。此时，宴会刚刚结束。我当时55岁，而且已经26个小时没合眼了。我脸色苍白，非常疲惫。幸运的是，附近有一张床。不幸的是，它不是我的床。它属于一个女孩，这个女孩此时正在公寓另一头的浴室里愉快地哼着歌。那段日子是我漫长约会生涯的尾声。我扪心自问，当我恳求她参加那天的晚会时，我到底在想什么？她那愉快的哼唱是一种严肃的提醒。

她住在一个带有上层卧铺的工作室里，这个卧铺由一架木质竖梯连接。我决定在床上等她。当我在黑暗之中光着身子向上爬时，我那裸露的身体触碰着梯子的每一级横档——不是你想象的那样，是我那圆滚滚的肚子，我那圆滚滚的、疲惫的肚子，就像克里斯托夫·罗宾（Christopher Robin）的那只熊"砰砰砰"地走下楼梯一样，不同的是，我是向上走的，而且，我的楼梯很陡峭。我像受到折磨的约伯一样，每走一步都在问自己："主啊，这要到几时呢？我必须攀爬梯子到几时呢？"

到了某个时候，先生……最终，到了某个时候……我们所有人都会感觉自己受够了。我们再也不想了。至少不是现在。而且，我们希望上床睡觉。你也会有这一天，你只想睡觉，其他什么都不想。你不会为力比多的消逝而遗憾或怨恨地嗥叫，你再也不会以那种方式看待这件事情了，你只想要你想要的事情。而且，你可以得到它。这能有多糟糕呢？

记住，性生活绝不会离你而去。正像他们说的那样，当它到来时，它和过去是一样的。这种活动本身常常和过去一样剧烈，一样有趣。哈里和其他人告诉我，这种情况将会永远持续下去。据说，养老院是……"温床"的温床。这很令人吃惊，但它是事实。我的费格斯叔叔在 94 岁时身体状况并不好，但他仍然想要和他的一个护士结婚，使他们已经非常亲密的关系达到婚姻的顶点，这种事情一直在发生。所以，不要认为你会很快与"维格利先生"说再见。他可能不会像过去那样经常露面，但他一定会露面。而且，他会非常有趣。他仍然是过去那个不错的家伙。

让我把好消息说清楚：我对于"后三分之一"阶段性生活和感官生活的强烈和快乐程度感到吃惊和高兴。和你们许多人一样，我曾认为所有这些事情都会消失，或者变得极为讨厌和令人尴尬；你甚至不会想到它，更不要说行动了。事实并非如此。它并不讨厌，它并不令人尴尬。当它到来时，它仍然是 50 年前让我们快乐地咆哮的那个古老的奇迹，尤其是当你身体健康、体型不错时。你有时可能会在上午而不是午夜作乐，以便利用自己的精力高峰期。不过，不管时间如何变换——它经常变换，这很令人愉快——你都可以获得同样精彩的内容。

当它没有到来时，你也不会遭遇世界末日。让我在这里稍微谈论一下古老的拥抱艺术。由于某种原因，哈里非常重视这件事，他是正确的。正像他说的那样，我们是群体动物，身体亲昵对我们的益处和它对小狗小猫的益处一样大。触摸是一种原始而非常重要的快乐，你每天都应该去做这件事情。丢掉你的衣服，然后来回打滚。如果有兴致，你可以作乐，但你一定要触摸对方。如果你很脑腆，你应该将其作为一项工作，它对你是有好处的。或者，如果你幸运地知道它多么有趣，你可以为了单纯的快乐去做这件事。前戏曾经是主活动的缓慢热身。现在，这仍然是一种不错的想法，但它也具有自身的价值。我们是群体动物，你们应该依偎在一起。

对于老家伙的另一条建议：放慢速度。用更多的时间去关心她。你再也不着急了，而她从不着急。让我们共同来到山顶，并向四周眺望一会儿，然后再投入到甜蜜的时刻。你会喜欢的，她也会喜欢的。如果你是一个非常粗俗、自私、粗野的人，在年轻时错过了所有这些风景，那么你现在应该把它们补回来。你是有时间的。

做好应对一些坏消息的准备了吗？好的，我们中的一些人将拥有可怕的勃起功能障碍！就像电视上说的那样。参议员多尔、迈克·迪特卡以及其他数百万人都是这样。这是一个真正的杀手。当你想做而又不能做时，那将是可怕的一天。从少年时起，我们所有人偶尔都会经历这样的时刻，没有人喜欢这种经历，这可怕极了。对于六七十岁以及年纪更大的人来说，这种事情更加常见。真是令人心碎。

不过，你是可以在这条道路上获得帮助的，那是黑暗天空中的两抹蓝色。首先，我们一直在宣传的所有这些有氧锻炼的目的是改善你的血液循环。你还记得这一点，不是吗？你猜怎么着，勃起功能障碍完全是因为小弟弟的血液循环不畅。所以，你通过打造坚实的有氧基础为自己做的所有有益的事情可以对你大腿上那只困倦的小狗起到双倍的作用。这种努力可以使它立即竖起耳朵，摇起尾巴，鼻子变湿。其次，如果这种方法不起作用，那么大多数男性可以通过万艾可和类似药物获得帮助。

实际上，我曾听到一些人对于万艾可提出了抱怨，因为它不会使你变得兴奋，不会增加你的力比多。不过，这种想法是错误的。首先，这并不是它的作用。它的作用是当你兴奋时使你拥有能力。在这方面，它的效果很好。其次，由于我们是一种极易受到暗示的生物，因此它拥有强烈的"氛围"效应：出色的勃起常常会使你兴奋，而且常常会导致美好的性爱。我们不是要在这里插播医药产品的商业广告。不过，万艾可和类似药物的确非常有效。现在，一些孩子也在谈论它们，我想这是有原因的。经过一段时间的使用，只要看到蓝色小药片，你就会兴奋起来，你的脑子里就会产生像狗食一样的淘气想法。这样的人是幸运的。

好了，下面是一个更加严肃的问题：假设你根本不在乎。你没有力比多，然后呢？好的，让我们谈论一下这种情况。这种兴趣的缺乏可能具有许多不同的表现。在稍微有些阴暗的极端情形中，有许许多多的美国人在长达几十年的时间里没有性生活。这是非常健康、非常正常的美国人，他们曾经像兔子一样发情，但他们现在已经不这样了。这不是因为他们年纪大了，或者感到压抑，或者因为其他某种原因，而是因为他们多年前摆脱了这种习惯。他们可能希望或不希望在这个阶段开始考虑这件事，但这不是一个衰老问题，而且不在这本书的考虑范围之内。我和哈里总是在说，你必须这样做或者那样做，所以我现在也许应该提醒你，性不是美好生活的必需品。它具有很大的帮助作用，但它不是不可缺少的。锻炼是不可缺少的，合适饮食也是如此，还有联系和承诺。不过，如果愿意，你可以在没有性元素的情况下过非常令人满意的生活。这不是我们的推荐，但它非常常见，而且完全可行。

话虽如此，我还是要简单说一下，性对你是非常有益的，包括它的所有内容。而且，在合理的范围内，这件事情越多越好。你现在大概知道，锻炼等措施会使你的血液中出现大量具有治疗效果的血清。实际上，身体亲昵活动——不管有没有高潮——会使你的全身产生大量神奇的化学物质。这种活动不仅可以使你在活动中感觉良好，而且可以使你在平时感觉良好。它本身是一种非常好的锻炼，而且会发送与锻炼类似的大量快乐的信号。它不是万灵药，但这已经很不错了。最后，我们就是这样设计的。所以，偶尔做一次不是一个糟糕的主意。它可以使你的皮肤变得更加光滑，并且可以排除你心中的不良情感。这是对你的时间和你的达尔文身体的有效利用。

如果性活动和感官享受对你如此重要——这是事实——那么我们也许应该进一步谈论一下人们在"后三分之一"阶段不这样做的原因以及可以采取的行动（如果有的话）。在这方面，外表的重要程度超出了你的想象。我想，当你想到这一点的时候，你不会感到吃惊；我们对个人外表的许多关注正是为了使自己具有性吸引力。所以，如果你认为自己非常肥胖、丑陋和难看，因而对于和自己上床的想法感到害怕，更不要说别人了，那么这件事就会减少你提出调情建议的意愿。自我形象的提升非常复杂，但锻炼和健身可以带来巨大的改变。当你获得合适的身材时，这个问题可能会自动消失。你无法在 60 岁时获得 35 岁模特的外表，但这没有关系，关键是获得 60 岁健康人的外表。我们之前说过，健康的 60 岁老人和瘫成一堆的老家伙之间存在天壤之别。如果你在七八十岁或者其他年龄阶段拥有像样的体型，那么你将不会在拉开被单时感到不舒服。这是真的。在这个可怜的国家，即使是看上去稍微有些健康的老家伙也会经常受到热烈追捧。如果你在老年时处于单身状态，你可以从中获得很大的帮助。由于男人拥有比女人早死 5 年的愚蠢行为，这个世界上有许多女人正在寻找某个人。这个可爱的人儿可能就是你。

广告主们正在宣传老人仍然具有吸引力的观念，这是一个非常令人愉快的现象。他们正在将越来越多的老男孩和老女孩的形象放在商业广告中。当然，他们拥有隐秘的动机；你们这些出生于婴儿潮时期并且正在变老的人都是具有购买力的。不过，不要在意这件事；这些日子，人们正在以昂贵的代价向我们所有人传授这样的观念：老人看上去还不错。还记得吗？当你年轻时，所有超过 30 岁的人都被认为是不可信任的，更不要说效仿了。现在，看看杂志，看看电影，想一想杰克·尼科尔森和黛安·基顿主演的《爱是妥协》——黛安·基顿已经 50 多岁了，但她却在电影里脱掉了衣服，而且看上去很不错。广告主认为我们所有人看上去都很不错；我也是这样想的。

下面是另一件事情。我们的品味也在发生变化。还记得吗？当你 20 岁的时候，向 40 岁的人示爱的想法会使你失去兴趣。事实证明，这种观点是愚蠢而错误的，否则就太可恶了。如今，我敢说，你认识不少 40 多岁——以及 50 岁以上——的女人，你觉得她们看上去很不错。说起来，你甚至愿意和她们睡觉。对你来说，随着时间的推移和年龄的增长，有吸引力、可以成为伴侣的目标也在发生变化。这不只是可能性和可用性的问题；当你的年龄增长时，你所感觉到的有吸引力和有趣的人也会发生变化。年纪更大的人更能引起你的兴趣。你不需要对此产生这样或那样的担心。它是自然发生的，但它会使你的生活变得更加有趣，而且会超乎你的想象。

我上周去了瑜伽班。我不知道那里是不是正在举行某种奇怪的演员招募活动。不过，那间屋子里到处都是我在很长一段时间以来见过的最健康、最美丽的一部分女性。其中，44 岁的教练科琳是世界上最美丽的女人，这样的人还有很多。由于我今天正在写作这一章的内容，所以我想起了一件事：她们几乎都是 40 多岁、50 多岁和 60 多岁的人。但是，她们都很不错：她们很好看，身材也很好，而且她们显然正在为此而努力。你知道，我倒不是在乎她们，而是这件事使人感到安心。这个世界上有一些好看的人并不年轻，这使人感到安心。

下面是关于感受的最后一件趣事。还记得吗？当你 14 岁左右的时候，你意识到你的父母仍然在"做这件事"。你感到害怕，不是吗？想到他们这个年纪的人还在做这件事，你会觉得很讨厌，因为性事只属于你们这个年龄群体。好消息是，现在，性事仍然只属于你们这个年龄群体以及刚好睡在你旁边的人所在的年龄群体。

总而言之，我们是哺乳动物。我们的天性就是作乐、玩耍、相互偎依。这就是我们的生活方式。我们既是两性生物，也是感官生物。我们渴望性事和亲昵。爬行动物只想交配。哺乳动物则需要亲昵。先生，你既有爬行动物的成分，也有哺乳动物的成分。你有冷淡而急切的需求，但你也是一个柔软可爱的小生物，和伙伴在一起打滚是你的天性。我们的建议是，按照你的需要尽可能多地作乐。当爬行动物的狂热消退时，做一个哺乳动物，和对方偎依在一起。

第21章　坚定的乐观主义

哈里

这是一种非常乐观地看待年纪增长的方式——而且拥有充分的理由。你可以对余生的生活方式进行选择，你可以过得很好。规则很简单：只要努力锻炼，你就可以变得更年轻；只要关心他人，你就可以变得更快乐；只要打造在你看来有一定意义的生活，你就可以变得更充实。

克里斯对于变老这件事极为乐观，而且他是对的。这里总结的新科学与我们十年前的想法存在根本性的区别。归根结底，答案很简单：锻炼和关心。我们努力解释了为什么这件事如此深刻和重要，为什么这是你每天都在做的生物学选择。虽然我们已经脱离了大自然，但我们的身体仍然是大自然的一部分，它们仍然像火车一样在过去几十亿年铺就的铁轨上前进。火车在不断前进，但我们可以控制转轨器。我们可以选择左转或者右转，生长或者衰退。我们通过久坐或孤立做出的选择和我们通过锻炼或联系做出的选择一样有力。在你每天晚上睡觉之前，你都应该知道，你今天选择了一点点的生长或衰退，你明天还要重新做出选择。

我个人认为，这方面的进化生物学是令人欣慰的。当我知道我在自然界拥有自己的位置、我的身体正在根据可以预测的规则运行时，我很高兴。当我知道我对于自己变老的方式拥有如此巨大的控制权时，我当然也很高兴。不过，最让我感到高兴的是，当我环顾自然界时，我发现每个角落都有我自己的生物学投影。我曾在这本书中偏离正题，花了很大的篇幅谈论鱿鱼、驼鹿、蠕虫、蜗牛、果蝇和细菌的生物学原理，这些内容都被克里斯删掉了。不过，我想说的是，我们都是比我们自身范围更大的某种事物的组成部分。你在退休时并不孤独。你的所有祖先都在你的身边为你加油——墙上挂着35亿年前的家庭成员肖像，他们都在督促你前进。这是一笔巨大的遗传性退休存款，你现在可以开始取钱了。

克里斯

哈里说得没错，我很乐观。当这本书进入尾声时，我已经迈过了70岁的门槛。我现在最主要的情绪是对于未来十年甚至十年以后（如果我比较幸运的话）的乐观。在某种程度上，这是我们希望读者通过这本书获得的最重要的东西：关于你的"后三分之一"人生可能变得多么不同——多么美好——的乐观态度。我对于变老曾经持有传统的观念……也就是我在第1章提到的关于孤立和衰老的那条可怕的弧线。有了过去几年的经历，有了对于哈里那些科学知识的理解，我现在的观念已经完全不同了。我很乐观。我无法告诉你这使我感到多么欣慰。这是看待余生的一种很好的方式。我希望我的余生能够长一点，不过，嘿……我可以接受现实。

我在十年前可不是这样。十年前，我很害怕。每个人，每个人，每个人都在担心和惧怕变老，还有退休后可能出现的空虚，还有死亡——这三件事情似乎是一个整体。你在50多岁的时候一直在考虑这个"小型三重奏"——空虚、衰老和死亡。我也是这样，而且我在60岁时仍然在这样想。我在运动方面很活跃，但我很难找到一项爱好，而且我对于自己很快就会变成愚蠢多病的老人这一想法感到非常害怕。我担心自己将无法做任何事情，无法找到足够有价值的事情去做，或者无法找到共同做事的伙伴。

今天，所有这些都消失了。这不只是一种头脑上的体验。我今年70岁，但我在身体上比十年前更加健康。我现在更加强壮，更加灵活……可以做更多的事情。我的个人生活更加充实，更有强度，这是真的。我有更多的事情去做，而且拥有更多的合作伙伴。我真诚而努力地创建项目（比如这本书）以及新的朋友网络。因此，我需要做的事情到死也做不完——它们都是我非常想做的事情。由于我过去并不是这种状态，因此我知道这有多么奢侈。

所以，在刚刚迈进 70 岁门槛的时候，我坐在这里，拥有许多项目，而且非常好奇，非常乐观。我相信我将在最后几年过上有趣甚至有用的生活。我不会像我曾经以为的那样，在闲散、暴躁和焦虑中度过这段日子。这个结果还不错。

我知道，当我某天早上醒来时，我的脑袋里可能会长出一个"橘子"，或者，我可能会在滑雪时撞到树上。没问题。不过，我绝不认为自己十年后的健康状况会比今天晚上差很多。我一定会衰老一些，但不会很明显，而且，我当然不会失去行动能力。关于这些事情的所有核心恐惧已经消失了，取而代之的是乐观和好奇。我敢打赌，在我们七八十岁的时候，以这种思想作为主要情绪的人不是很多，而这种思想的基础就是这个疯狂的锻炼计划。事实上，它是你度过余生的唯一理智的方式。

哈里

锻炼绝对是这本书最重要的信息，因为运动意味着生命，而且它很容易实施。你应该将它作为你的工作。克里斯并不是终身运动员，但他过去几年几乎每天都实现了一点点的生长。他在坚定地逆流而上，每年都在变得更加年轻。70 岁的克里斯表示，他停留在 60 岁的时间比他认识的任何人都要长。这是一种很好的说法。不过，根据他上次的压力测试和健康体检，他现在相当于一个健康的 50 岁个体。

我们所说的衰老主要是指衰退，而衰退是可选的；它处于你的控制之下。生命的一些变化不在你的控制范围之内，衰退则不同。在身体和情感上管理你的人生是对抗正常退休和衰老的最佳解药，而这一切都始于锻炼。锻炼可以扭转我们的社会向老年男女发出的奇怪信息：他们不仅应该在工作上退休，而且应该退出生活；当你变老时，年轻人的生活——强壮，健康，在头脑和两性方面表现活跃，投入情感——对你来说是不太自然的。实际上，这种信息是错误的，生长和生活是世界上最自然的事情。衰退才是不自然的。克里斯很乐观，因为良好的身体状况使他摆脱了这种社会结构的束缚，为他提供了在进入"后三分之一"阶段时在身体和情感上打造充实生活的热情和驱动力。

克里斯

我强烈同意关于锻炼的说法，但联系和承诺显然也是极为重要的。几分钟以前，我回顾了自己刚刚迈进 60 岁门槛时的事情。我记得当时我最害怕的并不是我的身体会散架——尽管我对此非常担心。我最害怕的是我会变得无用、闲散和无聊，并且由于无所事事而感到羞愧。我在刚退休的时候曾在中午时分无所事事地在纽约市的街道上散步，当时我感觉自己就像刚刚走出色情电影院一样。我不想让我的朋友看到我，因为他们知道我没有工作，知道我无事可做。在很长一段时间里，这种奇怪的内疚一直跟随着我。现在想来，这很愚蠢，但我想许多人都是这样看待退休的。我们无法忍受无所事事的状态，但我们并不知道应该做什么。

实际上，这件事并没有那么艰难。我们只是不熟悉这种状态，误以为这很艰难而已。哈里使用了一个神奇的比喻：年轻人的职业道路就像高速公路一样，公路上带有精心设计的大型指示牌，指示牌上清晰地写着：上大学。从这个出口进入宝洁。成为美国经济中一个有用的齿轮。不过，哈里说，退休后的道路变成了乡间小路，没有了告诉你去哪里或者成为谁的指示牌。这里没有角色榜样，也没有行为规范和支持性组织。到了某个时候，当你来到正确区域附近时，你会开始认识到，这些道路是美丽的，它们相对宁静——而且你有许许多多的选择权，可以去做你想做的任何事情。不过，这需要一定的时间和努力。

你需要适应这样的想法：同你在任何蜿蜒的道路上行驶时一样，最重要的不是来到某个地方，而是享受这段旅程。在退休生活中，我们需要重新思考我们的成功思想。事实上，我们需要克服这种思想。我们大多数人为了成功放弃了太多的事情，在生活质量方面获得的回报却很少。最终，你会感到奇怪：为什么你要将生命中这么长的时间投入到吵闹而不得安宁的高速公路上呢？你可以选择风景优美的道路，而且无须过于关心你正在前往什么地方。

哈里

这是一种很好的说法，因为本方案真正的终极目标是打造拥有健康的身体、思想和精神的完整个体。设想由非常健康的老人组成的一代新人，他们不同于之前的任何一代人。他们拥有完整的生活，包括它所包含的所有挑战、成功、悲伤和喜悦。实际上，许许多多的人已经过上了这样的生活，但你很难看到他们，因为他们正在独自行动。他们离开了州际公路，选择在宽松宁静的两车道公路上寻找自己的道路。那里没有交通拥堵，没有高峰时段。如果你加入他们，你起初可能会感到不舒服，似乎你应该回到州际公路上继续飞驰。你会想念过去生活中的一些事情。不过，这是你的全新征程。不管你选择哪一条乡村小路，你都可以过得很自在。

对于这种全新的乡村小路旅行来说，你只需要几样基本的东西。你需要某种交通工具，也就是你的身体——好好照顾它，因为它是你的唯一的交通工具。你还需要一些路上的伙伴——正像克里斯在本书前面说过的那样，在夕阳中独自开车远去只是电影中的情节。如果你幸运地拥有一个同伴，你应该和你的妻子或情人在野外闲逛；如果没有，你应该努力让你的朋友和你一同出行。不要为你的具体目的地过于担心；如果你的妻子或朋友拥有不同的想法，你可以让他们在驾驶席上坐一会儿，看看结果如何。

最后，你需要一些古老的勇气。在没有地图的情况下在乡村小路上开车是很可怕的。你可能会迷路——你会一次又一次地迷路。"后三分之一"阶段是无法预测的。你没有过去那些熟悉的生活结构和生活支撑，但你也不会拥有许多约束和限制。你拥有无尽的可能性。

我们的建议很简单，忘记拿着遥控器缩进安乐椅的生活——那很愚蠢；用你自己的方式努力度过你的余生，获得良好的身体状态；到外面碰碰运气，认识一些新朋友，努力经营友谊，参与到你的社区或者某些项目之中。一开始，也许不是所有的事情都很有趣，或者不是所有的事情都能提供回报。你会转错弯，开到一些坑洞里。不过，你也会拥有不错的冒险机会。

我的父亲退休时开始了绘画。他已经努力了十年，并且举办了几次成功的画展。我的办公室里挂着他的一幅画；那是我在办公室里最喜爱的一个物件。在经历了背部手术、血栓和心房纤颤以后，他开始骑自行车，他现在每天都会骑自行车。我的母亲写了一本小说，虽然她的脖子经历了完全的重建，但她仍然每天散步，不管是冬天还是夏天，不管是晴天还是下雨。他们努力与朋友保持联系，并且努力在孙辈的生活中发挥重要作用。他们都是在富兰克林·德拉诺·罗斯福当总统的时候成长起来的，但他们今天仍然很年轻。

所以，不管发生什么事，你都应该把事情掌握在自己手中，成为组织者，进行一些冒险，建立一些关系。一些关系会失败，在一些关系中，你可能会发现自己不太喜欢对方，但这没有关系，一些关系最终会成为真正的友谊。而且，即使你并不喜欢群体中的每一个人，你仍然需要一个群体。

打造你的爱好。我们总是谈论寻找爱好，但我觉得"打造爱好"的说法更加准确。如果你已经拥有了爱好，那当然很好。如果没有，那么你应该暂时假装你拥有爱好。这是一个认真的建议。假装你很喜欢一些事情，不管是什么，直到你的态度跟上来。过去30年的研究清晰地表明，快乐在很大程度上是一种选择。它是你在边缘大脑中做出的决定，与外部环境的关系很小，与金钱几乎没有关系。快乐地生活也许是你在"后三分之一"阶段能够做出的最重要的承诺。

你在下一个人生阶段应该尝试的道路之一就是利他主义道路，如果你还没有尝试过的话。许多人选择了这条道路，他们都对其称赞有加。他们开始做一些帮助他人的事情——通常是在很短的时间里做一些小事，这些事情随着时间的积累变得越来越多。所以，请提供一些回馈。这是一种自然冲动，而且会使你感觉良好。

我和克里斯对于谈论精神问题感到犹豫。这不是因为它们不重要，而是因为它们与个人的关系非常密切。不过，我们仍然认为我们的人生旅途上存在一个重要的精神成分，而且它会随着年龄的增长变得更加明显。正像克里斯之前引述过的那样，真正充实的生活也是得到充分考察的生活。我们只能说这么多，但我们鼓励你在考虑这件事情的时候追求更加深刻的思想。

克里斯

我完全同意。不过，真是不幸，哈里，我们无法以神圣的论述作为结尾。让我们在合上这本书之前用最后一节谈论一下开心的游戏。我们应该让他们像大孩子一样玩耍，他们现在应该多多地玩耍。

你的一个优秀论点是，玩耍是哺乳动物的伟大发明之一，它对我们是有益的。这种益处来自它本身，无须思考和证实，因为我们是为它而生的，它使我们感到很舒服。哈里，你提出了一个明智的观点：爬行动物、鱼类以及空中的鸟类虽然拥有美丽和技能，但它们不会玩耍，只有我们哺乳动物才会玩耍。我们应该纵情玩耍。在最后的日子里，我们应该像水獭一样打滚，像小狗一样偎依，难道不是吗？

我们的许多建议谈论的是以有用的方式"顺应"我们的本质，也就是我们的达尔文主义特点。"有用"是波士顿北部清教徒惯用的词语。哈里，还记得我们小时候关于"有用的美德"的沉闷布道吗？从这种高级意义上讲，玩耍是"有用"的。它能够以最深刻、最有用的方式锻炼我们的身体和头脑。现在，玩耍是一种美德，它本身就是一种回报。打高尔夫球，现在，男生们打高尔夫球的时间到了；还有扑克之夜；还有去棒球场看扬基队和红袜队的比赛；是时候到外面的院子里抛球了，尽管你们之间只隔着 6 米的距离；是时候和你的孙子跌跌撞撞地滑下初级滑道了。和你 70 岁的一年级朋友奇伯滑下障碍滑雪坡道；在暴风雨过后的海浪中玩耍；在每个生日为自己举办派对；我在 70 岁的时候举办了一场美妙的派对。

简单地说，你需要一些事情，将做事作为你的默认设置，学习烹饪。当你获得良好的身体状态时，投入到某种新的运动项目之中，想做就做，黑暗将会降临，哈里。我们将独自跳下瀑布。不过，不是这个星期。可能也不是这个十年。在这段时间里，让我们通过各种途径尽情玩耍吧。

好的，就这样。最后一个跳下瀑布的人是臭鸡蛋。

附　录

哈里的原则

1

在你的余生中每周锻炼 6 天。

2

在你的余生中每周 4 天进行认真的有氧锻炼。

3

在你的余生中每周 2 天用力量器械进行认真的力量训练。

4

支出低于收入。

5

不再吃垃圾！

6

关心。

7

联系和承诺。

作者附言

▷ 来自克里斯

第 1 章

"……你可以选择按照 50 岁的生活方式生活到 80 多岁。"

我们把这本书的一些早期版本寄给了一些朋友，以征求他们的意见。没想到，这句话引来了这个世界上最令我尊敬的两个人近乎愤怒的评论，他们分别是我认识了大约 40 年的导师和好友——94 岁的 S. 哈泽德·吉莱斯皮以及我的姐姐 82 岁的拉妮·奥斯丁。原来，他们认为这本书太保守了。"克里斯，"哈泽德说，"听你的口气，仿佛整件事情到 80 岁就结束了，但这根本不是事实。哈里的原则……"现在，他的语气中融入了曾在 50 年时间里使法庭上的人感到激动的一部分力量、节奏和强度。"显然，哈里的原则不仅适用于 60 岁，也适用于 80 岁……90 岁……我敢说，它也适用于 100 岁，"他停顿了一会儿，以获得更好的效果，"你必须向人们解释这件事。"我的姐姐也表现出了同样的坚决。在此，我对哈泽德和拉妮的说法表示强烈的支持。事实上，你的年纪越大，哈里原则就越重要，越有力量。哈泽德和我的姐姐就是很好的证据。

第 2 章

"或者你的情人？或者你的好朋友？任何你所拥有的人……任何拥有你的人？"

读到这里时，你可能认为我们在竭尽全力做到政治正确；在某种程度上，这是事实。不过，更重要的是，任何深切的联系都能起到很大的作用，包括你的金毛寻回犬。这不是笑话。所有的联系都很重要；所有的深切联系都非常重要。让我重申一遍，这本书不仅仅是为已婚人士准备的。事实上，说起来，我们认为它对单身群体更加重要。他们可以做出更多的决定，进行更多的思考。

第 4 章

"快速启动方法。"

这些休假（以及第 16 章提到的"抛锚移船"休假）安排起来并没有你想象的那么困难。我的朋友乔治·巴特菲尔德创办了巴特菲尔德和罗宾逊公司，这是世界上最早的自行车旅行公司。只要你给他们写信（加拿大安大略省多伦多市邦德街 70 号，M5B 1X3），或者发送电子邮件（info@butterfield.com），或者拨打电话（1-800-678-1147），他们就会寄给你一个超乎你的想象的小册子。他们会收取一定费用，但他们的服务棒极了。不错的运动，超值的住宿和餐饮，非常尽兴。看一眼他们的网站：www.butterfield.com。

美国各地到处都是超级越野滑雪场地。我最喜欢的是新罕布什尔州埃特纳市凯和彼得·沙姆韦的穆斯芒廷洛奇。这个时尚而壮观的滑雪场是世界上最便宜的滑雪场之一，当然也是世界上最优秀的滑雪场之一。你可以给他们写信，地址是新罕布什尔州埃特纳市 272 号信箱穆斯芒廷洛奇路 33 号 03750，或者给他们打电话，号码是 603-643-3529。

要想了解关于骑自行车、滑雪以及其他运动休假的方案，你可以查看《户外》等一般性杂志或者关于每个运动项目的杂志的最后几页。要想进行更加休闲的休假，你可以试试《漫旅》等主流杂志。森林里有许多快速启动或抛锚移船的好去处。寻找它们是方便而有趣的。实际旅行也是如此。

"不要因为你恰好没有浴缸而拖延……"

在这本书完成几个星期以后，我坐在新罕布什尔湖边小屋的浴缸里阅读伟大作家弗拉基米尔·纳博科夫（Vladimir Nabokov）的自传《说吧，记忆》。纳博科夫在书中提到，他的父亲是一个具有民主倾向的富有的俄罗斯贵族，在 1905 年遭到了沙皇的关押。实际上，他受到了单独监禁。纳博科夫说，他的父亲对此不是很在意，因为他拥有"他的书，他的可折叠浴缸以及 J. J. 穆勒的家居体操指南。"这个可折叠浴缸使我隐约想起了某件事情。我浑身湿淋淋地来到卧室书架前。显然，我的祖父和纳博科夫的父亲一百年前曾在同一个留着大胡子的丹麦人的指导下锻炼身体。能够和我所敬佩的纳博科夫拥有这种联系是一件多么美好的事情啊！遗憾的是，这种训练方法并没有使我们两个人的祖先变得刀枪不入。我的祖父 1904 年由于癌症在塞勒姆去世，纳博科夫的父亲1922年在柏林被刺客开枪打死。

第8章

"在这种训练方案中，打造有氧基础是最重要的事情。"

事实上，"打造有氧基础"具有奇迹般的效果。下面是另一条小小的证据。在我和哈里即将完成这本书的时候，我参与了科罗拉多山区的"骑行落基山"自行车旅行。想想吧，我即将跨进70岁的门槛，我超重10磅，而我唯一的训练就是我们在这里宣传的每日训练方案。下面是我的两个经历：一天，在128公里的骑行过后，我做了一次按摩。按摩师问我这里或那里是否疼痛，肩膀、两条腿等部位是否有灼热感……亲爱的读者，我的回答是"不"。不，没有，一个地方也没有。那个"咚咚咚"地给我按摩的家伙震惊了，因为几乎所有人都有感到灼痛的地方。唯一的解释是：多年来，我通过每天一次的方式打下了坚实的有氧基础。同时，我以同样缓慢的方式打造出了牢固的关节。

第二天是穿越两座山峰的160公里路线，我和我的朋友以24公里／小时的惊人速度完成了这段路程。我们在自行车上度过了大约八九个小时，包括歇脚和吃午饭的时间。在之前的岁月里，我也曾骑行过160公里的路程。当时的速度比现在慢得多，而且累得我筋疲力尽。当我们完成这次骑行时，我没有感到疲惫和疼痛。我想出去吃晚饭，在镇上闲逛……向不走运的陌生人吹嘘自己。老实说，我可以继续骑行80公里。唯一的原因是，我拥有坚实的有氧基础和牢固的关节，它们是我通过这项计划以每天一次的方式打造出来的。

这的确非常有效，而且很容易做到，因为你每天只需要做一次。然后，你就可以带着这种惊人的有氧基础轻快地步入老年，这种有氧基础会使那些只有你一半年龄的年轻人感到羡慕的。

第 10 章

"嗨，让我带你转转……"

这段材料中某些内容的一个早期版本出现在珍妮特·奥格雷迪（Janet O'Grady）的《阿斯彭杂志》中一篇题为《阿斯彭的可爱商店》的文章里。兰斯的故事来自那个时期。我很感谢珍妮特，她允许我使用她过去的材料。更让我感激的是，她最早刊发了我的文章。我认为《阿斯彭杂志》是国内同类杂志中的佼佼者，能在这份杂志上发表文章是一种荣幸。

第 12 章

《丑杖》是我最喜欢的一章。你们之中年纪大一些的人将会知道，这里的"其他趣事"部分介绍得很粗略。如果你可以提供一些补充，请通过我们的网站 www.youngernextyear.com 将其发送给我们。我们可能会将其漏掉——当你变老时，这是经常发生的事情。不过，我们会利用其中的一些材料为所有人提供启迪。顺便说一句，不要隐瞒那些关于情况好转的故事。好消息是有用的。

第 13 章

我的许多朋友认为，让我这样一个靠不住的人向人们传授关于个人理财的知识可笑到了令人吃惊的地步。我曾经挥霍了大量金钱，我感到非常非常羞愧。好吧，有点羞愧，但这很有趣。而且，我现在几乎已经摆脱这种状态了。不过，如果你拥有在 60 岁及以后量入为出的任何严肃建议，请把它们也发送到网站上。一些建议仍然可以对我们起到帮助作用。不包括哈里；他在这方面是个圣徒。不过，我随时有可能脱离正轨，其他许多老家伙也是如此。把你能提供的建议发过来吧。

第 14 ~ 16 章

我和哈里对饮食话题很着迷，这也许是因为世界上有几十本关于这一话题的烂书，好书却只有几本。我最喜欢的是沃尔特·C.威利特的《饮食与健康》和斯蒂芬·古洛的《苗条的感觉比较好》。在我看来，苗条的感觉不是比较好，而是比你想象的要好得多，尤其是在前几个星期的减肥过后。为减肥而受苦是值得的。

下面是一个故事：我们在新罕布什尔北部湖畔的老房子是松鼠的避难所；它们会吃下它们不了解的一切食物。不过，它们拥有自己的标准。你知道每个人都在建议你食用的那些有益的黑麦饼干吗？我买了许多盒黑麦饼干。最近，松鼠发现了这些盒子，它们剥开了所有的纸板和包装纸，但它们没有吃下一块黑麦饼干。一口都没吃。

这些松鼠是否知道我和斯蒂芬·古洛不知道的一些事情？

▷ 来自哈里

生长和衰退的科学涉及许多学科，世界上并没有关于这一主题的标准教材，因此这本书中的具体内容来自几百篇文献，包括文章、论文和参考书。为了以通俗的方式解释科学，我们将所有这些内容提炼成了一个连贯的故事。这个故事是准确的，但它极为简略，极为扼要，因此包含许多不可避免的妥协。这些科学内容中的任何错误都是我一个人的责任。

不过，这并不能使克里斯与这本书脱离关系，因为他从一开始就是这本书的负责人。根据他的说法，你似乎觉得当我们第一次见面时，"哈里原则"已经完全成型了，他只是签约成为了演示模特而已。事实并非如此。在很长一段时间里，我一直在和我的病人谈论生活方式问题，探索相关科学原理，但克里斯在和我见面之前已经在自己的生活中对这些思想进行了多年的实践；当他第一天来到我的办公室时，他就提出了合写这本书的想法。这种想法又经过了几年的沉淀，但《明年更年轻》正是以这种方式起步的。这本书的科学内容出自我的手笔，实用建议来自我们两个人，生活经历则来自克里斯。

这个世界上有几百本关于健康生活各个方面的优秀书籍，以及几千本不太优秀的书籍。我们在我们的网站 www.youngernextyear.com 上对各种不同书籍做出了简短的评论。随着时间的推移，我们还会添加更多书评。不过，一些特别优秀的书籍可以成为帮助你度过余生的核心资源，我们在下面几页列出了这些书籍。如果你喜欢阅读，我建议你将它们全部买下，作为对余生的一笔小额投资。总体而言，我们是书籍的忠实粉丝。相对于你所获得的信息量而言，它们非常便宜，而且它们很有趣。如果你找到了你认为不错的书籍，请在网站上通过电子邮件通知我们。

顺便说一句，如果你在快速启动休假、装备和锻炼计划方面拥有任何好主意或具体建议，也请通过同样的方式通知我们。你只需要给我们留下一段简短的文字，我们会把最好的想法贴到网站上。

锻炼

下面列出的书籍适用于所有运动项目，可以为你提供良好的基础知识。对于你能想到的几乎每一项运动，你都可以找到优秀的书籍。所以，当你对某项运动产生兴趣时，请阅读相关书籍——你可以获得乐趣、动力和建议。（我们也在我们的网站上列出了许多关于具体运动项目的书籍，用于帮助你起步。）我们故意没有在这里提供关于力量训练的书籍，因为我们相信你需要在一位教练的帮助下起步。而且，我们还没有找到一本在我们看来足够可靠、可以推荐给普通人使用的图书。

《精确心率训练》，作者：艾德蒙·伯克（Edmund Burke）

关于使用心率监测器的细节，这本书提供了精彩的指导。你真的应该在购买监测器的同时购买这本书。

《耐力运动员的严肃训练》，作者：罗布·斯里梅克（Rob Sleamaker），雷·布朗宁（Ray Browning）

对于马拉松选手和奥运选手等希望将健身提升到较高层次的人来说，这是一本圣经。令人吃惊的是，这本书非常浅显易懂，你很可能会从中获得乐趣和启迪。至少，它可以帮你认识到你在某项运动中的极限。所以，读读这本书吧，即使你不准备颠覆体育界。

《远距离》，作者：比尔·麦吉本（Bill McKibben）

这本书仅仅是用来娱乐的。它以一种吸引人的方式介绍了快速启动的终极典范。作者是一位二级运动员，他让罗布·斯里梅克用美国奥运越野滑雪队所使用的计划对他进行为期一年的高强度训练。这就像是把克里斯在佛蒙特州参加的滑雪营延长为一年时间一样。

《我们为什么跑步》，作者：贝恩德·海因里希（Bernd Heinrich）

这本书精彩地论述了跑步背后的进化生物学，作者既是生物学家，也是超级马拉松运动员。在我看来，他是世界上最优秀的自然作家之一，这本书也很好地将科学与故事结合在了一起。如果你喜欢这本书，你可以看看海因里希的其他几本书，它们都很值得一读。

营养学

我们在网站上评论了许多烹饪书籍。不过，下面四本营养学方面的书籍可以为你提供坚实的基础知识。

《冲绳计划》，作者：布拉德利·J·威尔科克斯（Bradley J. Willcox）、D.克雷格·威尔科克斯（D. Craig Willcox），铃木诚

（Makoto Suzuki）

这是我最喜欢的营养学图书，也是关于"如何优雅地变老"的定义性图书之一。它考察了一种理想的生活方式。这不是唯一的理想生活方式，你可能不会采用它，但它的思想对我们所有人都很重要。书中的饮食建议非常有道理，作者很好地解释了基本的营养学原理。你应该将它作为教育性书籍，而不是将它作为实用计划来遵守。不过，一定要将它放在你的书架上。

《区域》，作者：巴里·西尔斯（Barry Sears）

跳过这本书的减肥部分，直接阅读营养方面的论述。这是一种非常均衡的饮食方案，其科学原理也很不错，尽管它并不完美。这本书真正的优势是写得很好，西尔斯很好地解释了如何在现代世界中以恰当的方式获取营养。不要尝试区域减肥法的各种形式；相反，你应该直接阅读这本基础读物。

《饮食与健康》，作者：沃尔特·C.威利特

这就是克里斯说过的哈佛营养指南，它很好地考察了目前关于"你应该吃什么"这个问题的最佳建议。

《血糖指数饮食》，作者：里克·盖洛普（Rick Gallop）

这本书根据血糖指数（对于血液中游离糖的一种衡量）将你所吃下的食物划分成了三列——红色表示"避免"，黄色表示"谨慎使用"，绿色表示"尽情吃"。这使整件事情变得非常简单。

余生

《成功地变老》，作者：约翰·W. 罗（John W. Rowe），罗伯特·L. 卡恩（Robert L. Kahn）

我认为这是历史上关于衰老科学最重要的一本书，《冲绳计划》紧随其后。我只说这么多，希望这句话能够在一定程度上挑起你购买这两本书的欲望。

《安度晚年》，作者：乔治·E. 瓦利恩特（George E. Vaillant）

这本书很好地考察了历史上关于健康和幸福的几项最重要的长期研究。这些研究在 20 世纪 30 年代后期记录了来自不同背景的年轻人的大型样本，并且一直对他们跟踪了超过 50 年的时间。这些研究并不完美，但它们是目前同类研究中的佼佼者，而且与我们这本书的原则存在直接的关系。

《狼踪》，作者：法利·莫厄特（Farley Mowat）

这是一位大师级自然作家的经典，也是一场彻头彻尾的边缘盛宴。它有点古老，但它绝对值得你笑着将它读完。

《你的母亲从未跟你说过的性知识》，作者：希尔达·哈彻森（Hilda Hutcherson）

这是一本关于性的好书。它是为女性写的，但是这个世界上并没有为男性而写的关于这一主题的好书，而且这本书中的许多信息也适用于我们。此外，少数男性也开始知道了关于女性的更多事情。其中，"当你变老时的性事"一节尤其值得阅读。

《爱在大脑深处》，作者：托马斯·刘易斯（Thomas Lewis）等

这本书以迷人的视角考察了人类情感背后的一些生物学原理，并且很好地解释了一门新兴科学，这门科学正在改变我们对于"感觉和关心意味着什么"的理解。如果你喜欢情感科学，那么你也会喜欢这本书。

《爱与生存》，作者：迪安·奥尼什（Dean Ornish）

在"生活方式对健康的影响"这一问题上，奥尼什博士是一位开拓者。他很好地总结了关于联系和情感支持重要性的许多研究。这本书完全值得一读。

《心智探奇》，作者：斯蒂芬·平克（Stephen Pinker）

如果你不喜欢阅读科学知识，那么这本书显然并不适合你。不过，如果你喜欢阅读科学知识，那么你可以享用一顿真正的文字大餐。这本书以精彩的视角考察了心智的生物学原理，尤其是脑皮层，也就是"理性的"人类大脑，我们在这本书中几乎跳过了这方面的内容。《心智探奇》读起来具有一定的挑战性，但我认为它是世界上最优秀的图书之一。

《明年更年轻》的通用锻炼计划

你现在应该知道，这不是一本教你锻炼的书籍，而是帮助你改变人生的书籍。不过，由于许多人向我们提出了如何起步的问题，因此我们设计了这个简单的训练方案大纲。你可以用它来起步，并且对其进行修改，使之成为你自己的训练方案。

▷ 第一层级

你的第一个目标是在没有任何不适的情况下进行 45 分钟的"长慢型"有氧锻炼。换句话说，你应该能够在 45 分钟的自行车骑行或徒步旅行过程中一边谈话一边将心率提升到最高心率的 60% ~ 65%，并将其维持住。（如果你忘记了如何计算你的最大心率，不要担心，因为这很简单：你只需要用 220 减掉你的年龄。这很粗略，但你可以暂时使用这个粗略值。）

一开始，只做你能够做到的事情。试试健身房里的有氧运动器械——固定式自行车，跑步机，阶梯踏步机，椭圆训练机。跳进游泳池里游上几圈，散散步。也许 10 分钟就可以将你累得筋疲力尽，也许 5 分钟就能把你累倒。没有关系，你可以停下来。也许你的心率出现了尖峰。停下来。这也没有问题。你只需要第二天爬起来，继续做你能够做到的事情。坚持下去，直到你将锻炼时间延长到 45 分钟。如果这意味着你将在余生中持续进行第一层级的锻炼，这很好。一定要确保每周锻炼 6 天，做你能够做到的事情。

▷ 第二层级

这个层级并不复杂。每周 4 天进行 45 分钟的"长慢型"有氧锻炼。每周 2 天进行 45 分钟的重量训练——不要忘记提前热身。找一个教练，直到你知道自己在举重房里应该做什么。然后，不要把这件事情忘掉。

▷ 第三层级

这是你开始获得乐趣的地方。你仍然每周锻炼 6 天，但你需要将它们混合起来。每周一两天进行 45 分钟的长慢运动。在其他进行有氧运动的日子里（记住，你需要每周至少 4 天进行有氧运动）全力以赴，达到最高心率的 70% ~ 85%。也许你想用一些间歇训练方法玩玩花样，甚至在两三分钟的时间里达到最高心率的 85% ~ 100%，以便体验一下这种感觉。每周进行 2 天的重量训练。你可以在单日将有氧运动与重量训练结合起来。切记，一定要出门锻炼。

作为第三层级的特别奖励，每月至少进行一天超长的长慢运动。你可以进行两个小时的徒步旅行，抵达你最喜欢的钓鱼地点，或者沿着乡村公路进行三个小时的自行车骑行，或者进行你所喜欢的其他任何运动。

不过，一定要出门锻炼，享受这种快乐，并且每周坚持 6 天。

出版后记

　　30 岁以后的职业运动员，常常被人们称为"老将"。从 30 多岁起，人的身体机能开始下降，衰老就在不知不觉中进行着。衰老的过程漫长而令人沮丧，这是规律使然，是不可逆的，不是吗？

　　本书回答："不是"。

　　"明年更年轻"并不在搞玄学，而是通过严谨的科学研究证明：你的身体状态可以越来越好，直至 80 多岁都一直保持盛年时期的精力和精神状态。这个结论似乎与人们的常识违背，为什么会这样呢？原来，人类身体的机能在 20 多万年以前就形成了，是为了适应原始狩猎时期的生活方式而演化成的，对现代人衣食无忧的生活方式难以解读，便加速了身体的衰老。

　　在原始时期，人类总是在春天狩猎，向身体发出生长信号；在冬天挨饿压力大，向身体发出衰退信号。如今，人类久坐不动，心理压力大，都是在向身体发出"过冬"的信号，使身体器官加速衰退，把食物尽量转化为脂肪储存，导致现代人代谢水平下降，体重超标，诱发一系列现代病，身体成了一个混乱的系统。

基于这个认知，本书对症下药，提出一系列解决方案。首先，加强锻炼，通过每周四天的有氧锻炼模拟原始人觅食的行为，向身体发出生长信号；通过力量锻炼，模拟原始人打猎的行为，向身体发出生长的信号，这样一来就使身体加速代谢，一直保持精力充沛的状态。其次，注意饮食尽量模拟自然界环境，使每天摄入的能量约等于或者小于消耗的能量，从而向身体发出生长信号。第三，投入一件让自己持续忙碌的工作，向身体发出"春天"的信号。

本书的两位作者，一位是经验丰富的医学博士，负责提供科学的建议，恰如读者的保健医生；一位是刚刚退休的律师，自带段子手属性，亲测书里提到的训练方法，恰如和你一起用心生活的伙伴。两位作者通力合作，让这本书不仅有很强的指导性，而且妙趣横生，期望读者们能在心情愉悦的状态下，使用本书切实改善身体状况。

本书出版后，旋即登上美国亚马逊排行榜，受到了读者的热烈追捧，为欧美的精英商务人士竞相推荐、应用，并最终发展成了一个响当当的健康图书系列品牌。我司将陆续出版此系列的其他书，敬请期待。

服务热线：133-6631-2326　188-1142-1266

读者信箱：reader@hinabook.com

后浪出版公司

2017 年 7 月

图书在版编目（CIP）数据

明年更年轻 /（美）克里斯·克劳利,（美）亨利·
洛奇著；清浅, 刘清山译 . -- 南昌：江西人民出版社,
2018.3（2022.2 重印）

ISBN 978-7-210-09839-3

Ⅰ . ①明… Ⅱ . ①克… ②亨… ③清… ④刘… Ⅲ .
①抗衰老—基本知识 Ⅳ . ① R339.34

中国版本图书馆 CIP 数据核字 (2017) 第 256704 号

First published in the United States under the title: YOUNGER NEXT YEAR: A Guide to Living
Like 50 Until You' re 80 and Beyond

Copyright © 2004, 2005 by Christopher Crowley and Henry S. Lodge

Preface © 2007 Chris Crowley & Henry S. Lodge,M.D.

Published by arrangement with Workman Publishing Company, Inc., New York.

Simplified Chinese edition copyright © 2018 Ginkgo (Beijing) Book Co., Ltd.

All rights reserved.

本书中文简体版权归属于银杏树下（北京）图书有限责任公司。

版权登记号：14-2017-0483

明年更年轻

著者：［美］克里斯·克劳利　　［美］亨利·洛奇　译者：清浅　刘清山

责任编辑：冯雪松　钱浩　特约编辑：高龙柱　筹划出版：银杏树下

出版统筹：吴兴元　营销推广：ONEBOOK　装帧制造：墨白空间

出版发行：江西人民出版社　印刷：华睿林（天津）印刷有限公司

690 毫米 × 960 毫米　1/16　22.5 印张　字数 236 千字

2018 年 3 月第 1 版　2022 年 2 月第 4 次印刷

ISBN 978-7-210-09839-3

定价：58.00 元

赣版权登字 -01-2017-820